TRAITÉ

DES DISPENSES

DU CARÊME,

DANS LEQUEL ON DÉCOUVRE

la fausseté des prétextes qu'on apporte
pour les obtenir,

EN FAISANT VOIR PAR LA MECANIQUE
du corps, les rapports naturels des alimens maigres,
avec la nature de l'homme :

ET PAR L'HISTOIRE, PAR L'ANALYSE
& par l'observation, leur convenance avec la santé.

SECONDE EDITION.

Revûe, corrigée, & augmentée par l'Auteur, de deux Disser-
tations, l'une sur les MACREUSES, & l'autre sur le TABAC.

TOME SECOND.

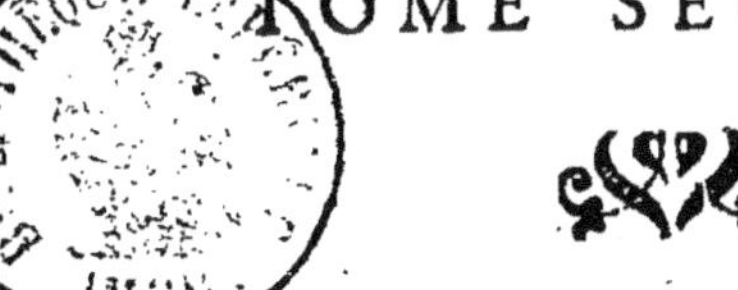

A PARIS,

Chez François Fournier Libraire, en la maison
de Frederic Leonard, Imprimeur du Roi,
rue Saint Jacques, à l'Ecu de Venise.

M. DCC. X.

AVEC PRIVILEGE DE SA MAJESTE'

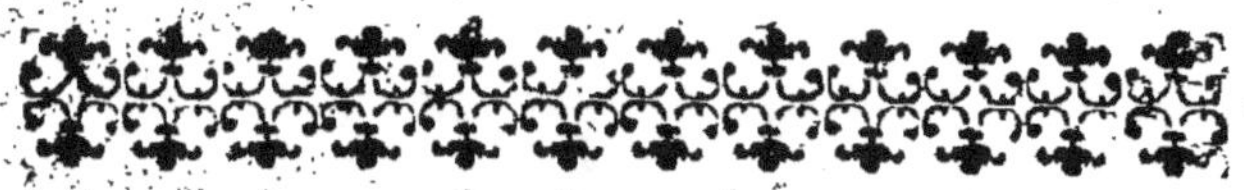

TABLE
DES CHAPITRES

contenus dans ce second tome.

SECONDE PARTIE,

Où l'on traite de la matiere du jeûne.

TABLE

TROISIE'ME PARTIE.

De la boisson en Carême.

DES CHAPITRES.

TABLE DES CHAPITRES.

Fin de la table des chapitres du
second tome.

TRAITE'

TRAITÉ
DES DISPENSES
DU CARÊME.

SECONDE PARTIE.

Où l'on traite la matiere
du jeûne.

CHAPITRE I.

Du jeûne en général.

L'IDE'E qu'on a du jeûne est la cause des frayeurs qu'on s'en fait. On se figure qu'il est contraire à la nature, ou du moins opposé à ses vrais besoins, comme s'il exposoit la santé à des in-

Tome II.   A

firmitez qu'il entretiendroit, ou qu'il feroit naître. Ou s'est encore imaginé que le jeûne est une chose extraordinaire, trop contraignante, & à la portée de peu de personnes, parce qu'on s'est laissé persuader qu'il ruine les forces, & qu'il sappe par là les fondemens de la vie. Ces préjugez sont d'autant plus puissans qu'ils sont universellement reçus, car il est peu d'esprits que la passion de vivre n'ait préoccupez, jusqu'au point que rien ne paroît préférable à la santé ; de sorte qu'on croit pouvoir tout entreprendre en sa faveur, ou se départir de tout pour sa conservation. Mais outre que c'est manifestement outrer les droits de la vie, c'est mal comprendre les causes qui l'entretiennent, & les moyens qui la prolongent ; c'est enfin ignorer la nature, l'usage & les effets du jeûne. L'homme fut fait d'abord pour se contenter de peu de chose ; quelques fruits, au plus encore quelques legumes devoient suffire pour sa subsistance, & tout ce qui est exquis & succulent ne lui fut point destiné : *Ut faciliùs homo ad jejunandum Deo formaretur, paucis, & non gloriosis escis assuefactus (est) nihil de*

a *Polydor. Vergil. l. III. c. 6. p. 426.*

lautioribus efiturus [a]. C'eft pourquoi le créateur commença d'abord par affujettir l'homme à la loi du jeûne, par le premier commandement [b] qu'il lui fit, qui fut celui de s'abftenir d'une forte de fruit. Il étoit donc dès lors certaines chofes dont l'homme auroit toûjours pû fe paffer, dans le temps même où le feul ufage des fruits étoit permis ; & aujourd'hui que les fruits, les légumes & les poiffons font permis fans referve, on craindra de n'en ufer qu'avec mefure pendant un petit nombre de jours. Mais fi cette mefure prefcrite par le jeûne eft celle de la nature même, ou pour le dire plus clairement, s'il eft auffi naturel de jeûner que de vivre, tout ce qu'on publie contre le jeûne, & tout ce qu'on en fait appréhender à la fanté, eft injufte & mal entendu. C'eft cependant de quoi voici plus d'une preuve.

La coûtume de ne manger qu'une fois [c] dans 24. heures paroît fi ancienne dans le monde, & elle eft tellement répandue parmi les nations [d], qu'elle pourroit bien avoir été originairement

a *Tertullian.* adverf. Marcion. l. 11. p. 391. | b *Polydor. Vergil.* l. vi. c. vi. p. 426. | c *Viring.* de jejun. p. 312. | d *Polydor. Vergil.* ibid. p. 428.

celle de tous les siecles & de tous les païs. Or le repas unique [a] dans un jour est ce qui fait l'essence du jeûne, & ce fut principalement ce que l'Eglise exigea des fideles [b].

Les *Hébreux*, le plus ancien des peuples, ne mangeoient qu'aprés avoir travaillé [c], & assez tard. C'est pourquoi manger & boire dès le matin, sont marquez dans les livres saints [d], pour signifier le desordre & la débauche. On sait encore la coûtume qu'avoient les Egyptiens de n'accorder à leurs enfans la liberté de manger, qu'après les avoir exercez à une sorte de travail, c'étoit de les faire courir à jeun [e] un assez long espace de chemin. Une semblable coûtume passa aux Grecs, & en particulier à Lacédémone [f], où on exerçoit la jeunesse à la faim & à la soif. Cette coûtume étoit fondée sur cette maxime, qu'un Lacédémonien ne devoit avoir d'embonpoint [g], qu'autant qu'il en falloit pour soûtenir les fatigues d'une vie laborieuse; qu'à cela près,

---

a *Viring*. de jejun. *Pasmans*. thes. VII. *Polydor. Verg.* p. 427. | b *Thomass. Baillet, Lancelot, &c.* | c *M. Fleury,* Mœurs des israélites. | d *Ecclesiast.* c. X.V.16. | e *Alexand. ab Alexand.* l. 2. c. 25. | f *Cragius Ripens.* derepub. Laced. p. 147. | g *Ex Æliano,* l. 14. c. VII. apud *Cragium.* ibid.

la graisse & la réplétion dans un homme devenoit blâmable [a], parce qu'il étoit mal-aisé, qu'étant occupé de se faire beaucoup de corps, il fît amas de beaucoup d'esprit ; que le courage, au contraire, se trouvoit plus rarement dans un corps épais. Leur prévoyance alloit si loin sur ce sujet, que *Lycurgue* [b] avoit fait une loi, de faire comparoître tous les 10. mois les enfans pardevant les *ephores*, [c] pour juger de leur embonpoint. Pour cela on leur présentoit les enfans tout nuds ; & s'ils s'appercevoient qu'ils devinssent trop gras & trop charnus, ils les condamnoient au jeûne & à l'abstinence. Les *Gaulois* [d] dans la suite pratiquerent quelque chose de semblable envers leurs enfans, mais avec plus de décence & de modestie. Ils les obligeoient à porter une certaine ceinture, au de-là de laquelle il ne leur étoit pas permis de grossir, s'ils ne vouloient s'exposer à un châtiment.

Que si l'on joint à ceci ce qu'on a dit ailleurs de la sobrieté & de la frugalité des anciens peuples, on conviendra que les peres avoient bien pro-

---

a *Cragius*, ibid. p. 183. | b *Alexand. ab Alex* l. 2. c. 25. | c *Sortes de magistrats, ou d'intendans.* | d *Id.* ibid.

fité des leçons d'abſtinence & de jeûne
qu'on leur avoit données dans leur jeu-
neſſe. L'amour pour cette vertu fut
tel, qu'Homére appella ſaints & religieux les Scythes, parce qu'ils ne ſe
nourriſſoient que de lait; & que les Lacédémoniens ſe perſuaderent que ce
n'êtoit qu'à force d'abſtinence, de jeûne & de frugalité, qu'on ſe formoit
des corps forts, ſains & vigoureux. On
dira peut-être que la ſobrieté d'alors
n'alloit pas juſqu'à ne faire qu'un repas dans 24. heures. Cependant un ſavant auteur [c] le donne à penſer, &
Hippocrate parle de cette unité du repas, comme d'une coûtume qui êtoit
commune de ſon temps. Il eſt vrai que
Celſe, qui fut un ſavant médecin depuis lui, a fait mention d'une ſorte de
dîner qui s'êtabliſſoit de ſon temps,
mais il n'en parle que comme d'un
uſage particulier à quelques perſonnes, & qu'il n'approuve [c] qu'autant
qu'il ſera tres-frugal : *Si prandet [d] ali-*
quis, utilius eſt exiguum aliquod, & ipſum
ſiccum ſine carne, ſine potione ſumere. Ser-

<hr>

a *Pios.* | b *Cragius Ripenſ* de republ. Laced. p. 145.
| c *Caſaubon.* in 2. Athen. c. 8. Multi cœnâ tantùm vel
prandio erant contenti, ii nempe qui vel ſtudio virtutis,
vel amore litterarum, aut propter valetudinem genium
defraudabant ſuum. | d *Celſus*, l. 7.

vius a rend le même témoignage, car il dit que le dîner étoit fort rare parmi les *Romains*. Les *Grecs* b étoient aussi dans la même pratique, puisque le repas qu'ils s'accordoient le matin, n'êtoit qu'en faveur des gens qui avoient à fatiguer beaucoup, encore n'étoit-il que de tres-peu de choses : *Si docent illos, cùm & laboribus dediti, & temperantes essent, manè panem intinctum mero ediss., aliud nihil.* Il étoit même si leger, qu'il se faisoit comme en courant, au milieu des affaires & des exercices ordinaires ; & par cette raison, ils l'appelloient *ambulatorium* c. Mais quand bien même il seroit certain que les anciens n'auroient pas poussé la temperance jusqu'à n'admettre qu'un repas par jour, il seroit toûjours constant que leur sobrieté étoit tres-grande ; car il semble qu'à mesure qu'on s'est accordé le manger plus d'une fois dans un jour, l'on se soit fait une loi de rendre ces repas si legers, qu'ils ne puissent aucunement préjudicier à la frugalité. C'est pourquoi un grammairien d latin qui vivoit à Athenes, nous marque que ce n'êtoit pas par une in-

a *Dans Polydor. Vergil.* p. 427. | b *Plutarch.* sympos. q. 6. | c *Apuleius*, 1. Metam. | d *Aul. Gell.*

A iiij

clination particuliere à quelques Romains, que la frugalité êtoit recommandable parmi eux, puisqu'elle êtoit enjointe à toute la nation par de séveres loix, qui ordonnoient des chastimens à l'égard de ceux qui y manquoient : *Parcimonia [a] apud veteres Romanos, & victûs atque cœnarum tenuitas, non domesticâ solùm observatione ac disciplinâ, sed publicâ quoque animadversione, legumque plurium sanctionibus custodita est.* Mais supposant même qu'il fût vrai que les anciens fissent plus d'un repas en 24. heures, on ne seroit pas plus autorisé à se récrier si fort contre les jeûnes de nos jours, qui ne vont qu'à défendre plus de deux repas dans 24. heures.

Il ne doit donc plus être permis de dire que le jeûne soit une chose extraordinaire, puisque l'usage des nations [b] a été d'y accoûtumer la jeunesse, & de le pratiquer elles-mêmes.

Il est aussi peu vrai que ce soit une chose contraignante ; car enfin en vûe de quoi ces anciens peuples se seroient-ils contraints, eux qui ne s'y

<hr>

a *Polydor. Verg.* p. 427. | b *Laurentii Polymath.* p. 30.

affujettiffoient, ni par religion, ni par piété ? C'étoit donc uniquement parce qu'ils croyoient par là fe ménager plus de fanté & plus de force ?

Ils étoient fi parfaitement perfuadez de cet avantage du jeûne, que c'étoit par une forte de jeûne & d'abftinence, que les *Athletes*, les plus forts hommes de l'antiquité, s'étudioient à fe rendre fains & vigoureux : *Qui in fladio* [a] *currunt, ab omnibus abflinent.* Ils s'abftenoient de tous les plaifirs & des viandes délicieufes, fe condamnant au régime le plus auftére pour fe donner des forces : de forte que dans cette vûe, il n'étoit de contrainte, de tourment, ni de fatigue aufquels ils ne s'affujettîffent : *Nempe* [b] *cùm athletæ fegregentur ad flrictiorem difciplinam, ut robori ædificando valent, continentur à luxuria, à cibis lautioribus, à potu jucundiore : coguntur, cruciantur, fatigantur.* Voilà à quel prix ces difciples de la vanité fe préparoient à un miférable triomphe. Il falloit d'ailleurs qu'ils fuffent fortement perfuadez, que pour y parvenir ils devoient fe contenter d'alimens les plus fimples [c] les plus méprifables, puifqu'ils avoient d'abord

a *S. Paul.* | b *Tertullianus.* | c *Plutarch.* 4. 4. Sympof.

poussé l'abstinence jusqu'à se contenter de vivre de *fruits secs*, & particulierement *de figues* . Il est vrai qu'ils
s'accorderent dans la suite les chairs
des animaux, mais ce n'étoit ni des
plus delicieux, ni des plus propres à
la santé ; ils preferoient les plus grossiers & les plus méprisables, comme
s'ils eussent été moins occupez de se
nourrir, que de se remplir. Apparemment pourtant que tous *les athletes* ne
se nourrissoient pas de viandes grossieres, & que quelques-uns usoient
d'alimens legers, puisqu'un grand médecin de l'antiquité ordonne dans les
maux de côté devenus habituels & in-
vétérez, le régime des athletes qui
devoit être par consequent d'alimens
fort legers, & peut-être étoit-ce un
régime de figues qu'il entendoit, parce
que les figues ont passé de tous temps
pour être amies de la poitrine.

Mais on conviendra encore que le
jeûne bien entendu, n'est point capable
de ruiner la santé ; ce sera en exami-
nant les avantages & les bons effets
qu'on peut s'en promettre.

a *Plin.* l. 1. *Oribas*, l. 6. coll. | b *Celsus.* | c Victum
athleticum.

CHAPITRE II.

Des avantages & des bons effets du jeûne.

SOUTENIR l'esprit sans abattre le corps, assûrer également la santé & le salut, sont les plus grands avantages qu'on puisse se promettre, & ce sont précisément ceux que promet [a] le jeûne : *Jejunium est vitiorum mors, vita virtutum, pax corporis, membrorum decus, ornamentum vitæ, robur mentium, vigor animarum, castitatis murus, pudicitiæ propugnaculum, &c.* Un autre pere de l'Eglise appelle le jeûne la pâture des vertus [b], *virtutum cibus ;* S. Basile [c] le nomme une source de santé, *sanitatis mater ;* & S. Jerôme le croyoit le soûtien & l'appuy des vertus chrétiennes, *basis virtutum.* On pourroit prendre ceci pour des éxagérations de saintes ames plus touchées des interests de l'ame, que sensibles à ceux du corps ; mais l'oracle de la Médecine avoit long-temps auparavant recommandé le jeû-

a *Vid. Lessii Hygiastic. & Cornar. de vita sobria commodis.* | b *S. Petr. Chrysol.* | c *S. Leo.* | d *Serm. de jejun.*

ne pour la conservation de la santé : *Optima sunt ad sanitatem, quæ modicè ingesta sufficiunt, ut & fames & sitis sint medela* [a]. Il confirme ce sentiment encore ailleurs [b], en promettant la santé à ceux qui boiront & mangeront peu : *Si homo parum edit & parum bibit, nullum morbum hoc inducit.* Sur les mêmes principes, *Aristote* [c] conseille de manger peu, & de travailler beaucoup, à ceux qui voudront se bien porter ; *Platon* [d] trouvoit insupportable qu'on fist deux repas dans un jour ; & *Galien* [e] assûre que le moyen le plus certain pour éviter les maladies, c'est d'être si sobre qu'il ne reste jamais de cruditez. C'étoit encore d'une sorte de jeûne dont *Philon* avoit coûtume de dire que dépendoit la force & la santé : *Continentiæ proprium est sanitatem & robur gignere, &c.* Les poetes enfin mirent cette vérité en maxime, que rien ne contribue tant à la longue vie, que le jeûne & la fuite du plaisir.

Sperne [f] *voluptates, nocet empta dolore voluptas.*

a *Hipocrat.* l. de affect. | b l. 4. de morb. | c 1. Problem. 47. | d Apud *Gell.* noct. attic. l.7. c.19. | e L. 1. de aliment. | f *Horat.*

Aspice nunc tenuis victus, quæ quantaque secum

Afferat, in primis valeas bene.

Ce n'étoit donc pas sans raison que l'Ecriture avertit [a] que rien n'assûroit tant d'une longue vie, que le jeûne : *Qui abstinens est adjiciet vitam :* & que S. Jerôme, ce grand maître en matiere de jeûne, a remarqué qu'il falloit s'en prendre à l'amour du plaisir de ce que l'on étoit infirme, & que ce n'étoit que du jeûne qu'il falloit attendre la santé ; *Mater sanitatis est abstinentia, ægritudinis voluptas.* Mais la marque la plus sensible de l'avantage qui en revient au corps, est la liberté [b] que l'esprit en retire ; c'est pourquoi *Agésilaus* [c] voulant justifier l'extrême frugalité avec laquelle il vivoit, le fit en disant que la sobrieté lui avoit valu l'indépendance & la liberté de l'esprit dont il jouissoit. *Epicure* lui-même, au rapport de *S. Jérôme* [d], ne recommandoit rien tant que la sobrieté & l'usage des légumes par rapport à la santé. Ce pere ajoûte que ç'a été la vie non

a *Ecclesiastiq.* c. 37. v. 34. | b Vid. *Cornar.* de vitæ sobriæ commodis. | c Apud *Cragium Ripens.* de republ. Laced. p. 145. | d Dans *M. Baillet,* p. 215.

seulement des hermites & de plusieurs
vierges de l'antiquité, mais encore
des anciens philosophes, des prêtres
d'Egypte, & des mages de Perse : &
l'on sait encore que les *brachmanes*
dans les Indes font de la sobrieté &
du jeûne un remede à tous maux *a*.
Mais sans remonter si avant dans les
siecles passez, & sans aller jusques aux
Indes, où trouve-t-on plus de santé,
ou de longue vie, que dans les cloîtres de religieux ou de religieuses,
qui desaprennent presque de vivre en
se desaccoûtumant de manger ? Cependant les plus sobres & les plus aus-
téres vieillissent plus que les gens du
siecle ; & quoique quelques-uns, tels
que sont les chartreux, ne s'accordent
pas même le gras au milieu des plus
affreuses maladies, ils en guérissent
aussi sûrement que les gens du monde. Ces austéritez cependant ne sont
plus que des ombres des jeûnes affreux
des *Therapeutes* dont Eusebe *b* après
Philon fait l'histoire ; des *anachoretes*
d'Egypte & des solitaires d'orient,
dont saint Augustin *d* releve si fort le

---

*a Porphyr. Authan. de morib. gent. p. 89. | b L. 2. Hift.
c. 17. | c de virâ contemplat. Caffian. Inftit. | d Des mœurs
de l'Eglife, c. 31.*

courage & la fidélité. L'occident n'a
été guere moins fécond en héros de la
penitence de l'un & de l'autre sexe ;
tels furent tant de saints & de saintes
que donnerent les monasteres de *Cluny* [a], de *Cisteaux* de *Clairvaux*, les *Feuillans*, les *Carmes* & les *Carmelites* qui ont
fait trembler la nature humaine par
les jeûnes extraordinaires dont ils ont
fait voir qu'elle étoit capable. Au reste
il ne faut pas croire que ces exemples
de pénitence ne regardassent que quelques particuliers ; on en comtoit des
milliers, que le même zele & la même ardeur animoient. Les séculiers
ont poussé presqu'aussi loin l'abstinence à dessein de raffermir leur santé,
ou de prolonger leur vie. On a vû
presque de nos jours le célebre *Cornaro Vénitien* & le savant *Lessius*, s'imposer une sobrieté infiniment au dessus
de nos jeûnes, en vûe de leur santé,
que la Médecine n'avoit pû rétablir.
Ce dernier sur tout charmé du succès
de son régime, a entrepris de montrer que c'est à l'aide d'une abstinence
extraordinaire, que dans tous les temps
on a vû des personnes de tout sexe &
de tout état vivre des siecles entiers.

[a] Tr. de l'hemine. p. 170. | [b] Vid. *Hygiastic.*

Que penser après cela de quelques médecins, qui auroient voulu décrier le jeûne & le faire craindre ? Que peut-on penser de sentimens si contraires à tant d'exemples & d'observations ? Ne seroient-ils pas du nombre de ceux, qu'un pere de l'Eglise condamne comme ennemis de la loi de Dieu, parce qu'ils vont à détourner de l'abstinen-ce ? *Contra divinæ conditionis præcepta sunt ea medicina quæ à jejunio revocant* [a]. Aussi ces sortes d'opinions ont-elles été traitées de blasphématoires [b] & de criminelles par d'autres médecins, qui ont entrepris de traiter à fond cette matiere.

Fuchsius médecin d'Allemagne, est celui qui s'est déclaré plus ouvertement contre les jeûnes de l'Eglise ; mais on ne pouvoit s'attendre à rien de mieux là-dessus de la part d'un luthérien zelé, d'autant plus prévenu contre la religion catholique, qu'il paroît par l'historien [c] de sa vie, qu'il avoit abandonné sa doctrine pour adopter celle de Luther. C'étoit donc apparemment un apostat, grand déclama-

a *S. Ambros.* super psalm. | b *Paul Zach.* q. med. leg. p. 352. *Codron.* de christiana medendi rat. p. 84. *Joan. Alphons.* christ. medici specul. passim. | c *Melchior Adamus*, de vitio medic. p. 175.

teur contre l'Eglife romaine ; ce qui lui attira le mépris des catholiques, & le rendit indigne des grands emplois « aufquels fon érudition le deftinoit. Certainement une autorité femblable ne mérite nulle confidération en matiere de religion. *Cornarus* & *Montanus* paroiffent encore relâchez fur le même fujet, mais fans doute que l'amour de la fanté les avoit féduits. Ce font de ces fautes qui échapent à des efprits prévenus, mais dont on revient d'abord quand le cœur n'eft pas corrompu, & que la vérité vient à paroître. Les réfléxions fuivantes auroient pû les rappeller, du moins aiderontelles à déprendre de ces erreurs, ceux que de faux préjugez, ou de mauvais penchans y auroient aujourd'hui fait entrer.

Il n'eft prefque pas poffible de connoître la machine du corps humain, fans fe perfuader non feulement de l'avantage, mais encore de la néceffité du jeûne pour fa confervation. Elle confifte cette confervation dans le jufte recouvrement des fucs qui fe perdent tous les jours, de forte que fi par impoffible le corps pouvoit autant rega-

a Ibid. p. 177.

gner qu'il perd à toute heure, la vie deviendroit presque immortelle. Mais ce recouvrement ne se fait pas sans qu'il en coûte beaucoup à la nature, ou aux ressorts qui travaillent à la reproduction de ces sucs, parce que ces ressorts s'usent & s'affoiblissent d'autant plus qu'on les employe souvent ; & alors les sucs qui en viennent se reproduisent ou en moindre quantité, ou moins parfaits. De là on doit conclure que le jeûne est le préservatif de la vie, & que rien n'est si propre à prolonger les jours : car d'une part il épargne les forces de l'estomac, qui étant mis à des épreuves moins réitérées se conservera en vigueur, & les digestions qui en viendront seront plus accomplies. La santé par conséquent sera plus ferme, puisque la même observation qui a fait connoître, que les vices de la premiere digestion sont rarement réparez, dans celles qui la suivent, prouve que la perfection de la premiere digestion répond du bon succès des autres. C'est par ces raisons que la sobrieté, la diéte & le jeûne ont toûjours passé pour d'excellens remedes. Supposons à présent que l'estomac puisse digérer par jour *quatre*

livres pesant d'alimens, & que la distribution s'en fasse exactement. Quelle
ressource de force & de vigueur ne
trouvera-t-on pas dans une sorte de
jeûne, qui retrancheroit tout d'un coup
deux livres pesant de nourriture? Ce seroit un moyen d'épargner la moitié du
travail à ce viscere, & de prolonger
la vie de moitié, supposé que les deux
livres restantes pussent suffire à sa conservation, ce qu'il n'est pas impossible de prouver. Voici comment.

Peut-on s'imaginer que cette personne qui consomme tous les jours
quatre livres de nourriture, ne prenne
en cela que son nécessaire, c'est-à-dire
ce qu'il faut uniquement pour entretenir la souplesse des parties, & sup-
pléer à la perte des esprits qui s'échapent à toute heure? Cette précision est
mal-aisée à concevoir, vû que c'est
plus l'avidité & l'appétit qui reglent
la mesure des repas, que la raison &
le veritable besoin. Il est donc à présumer qu'il y aura quelque chose au
dessus du nécessaire dans cette mesure.
Cet excès se prouve quand dans les
voyages de long cours sur mer, ou
par d'autres accidens de la vie on
vient à tomber dans la disette ; car

alors on soûtient la vie & la fatigue, avec beaucoup moins que la moitié des nourritures qu'on avoit accoûtumé de s'accorder. On peut donc certainement manger moins qu'on fait ordinairement, sans tomber malade, & ce moins peut même souvent aller à plus de la moitié de ce que l'on s'accordoit, puisqu'on se trouve encore en état de survivre & de se bien porter, après avoir passé quatorze jours dans des tempêtes ^a sans avoir rien pris. Or le Carême ne propose que quarante jours de jeûne, & ne retranche pas la moitié de la nourriture ordinaire, à des conditions d'ailleurs moins pénibles certainement, & moins dangereuses que celles ausquelles nous exposent de longs voyages ou de rudes tempêtes. On peut donc vivre & se bien porter en jeûnant, c'est-à-dire en mangeant peut-être moins de la moitié de ce que l'on prend par jour pour sa subsistance, & par conséquent le jeûne du Carême n'est pas si redoutable.

Mais d'ailleurs à quoi bon tant de nourriture dans les adultes (car c'est d'eux dont il est question) s'ils ne man-

a Act. Apost. c. v.

gent que pour diffiper , & s'ils n'ont
de la fanté qu'entant qu'ils perdent
autant qu'ils prennent? Cette diffipa-
tion journaliere tournera en pure perte à la nature, fi le corps n'en profite
pas davantage, & fi elle n'en a que la
fatigue & la peine , fans en retirer
plus de profit; or c'eft manifeftement
ce qui arrive, quand on mange au-
de-là du neceffaire.

Le corps dans un adulte ayant pris,
comme on l'a montré, toutes fes di-
menfions, & n'ayant plus à croître,
n'a guere befoin de nourriture que
comme en paffant, car les fucs nourriciers ne doivent plus s'y accumuler.
Ils ne lui deviennent néceffaires que
pour arrofer fes parties, pour les humecter, & les préferver du defféche-
ment, en quoi confifte la vieilleffe ;
or il faut bien moins que la quantité
ordinaire de nourriture pour remplir
ces befoins. Le jeûne lui devient donc
néceffaire ; car fi quatre livres de nourriture lui fuffifoient auparavant pour
fournir à fes accroiffemens, elles doivent lui devenir à charge dès que le
temps de l'accroiffement eft paffé ,
comme il arrive dans l'âge des adultes. Ce fera même prévenir bien des

maux, & en tarir la source, que de diminuer de la nourriture, qui menace de dégénérer dans un superflu dangereux, si à force de fatigues, de purgations, & de semblables secours on ne travaille dans cet âge, à consumer le trop d'alimens qu'on se seroit accordé.

Le defaut de cette preuve est peut-être qu'elle mene trop loin, parce qu'elle iroit à prouver qu'il faudroit toûjours faire jeûner les adultes. On apperçoit ce defaut, & on y remedie, en ajoûtant que l'on comprend du moins, que les hommes se trouveroient mieux de mener une vie plus sobre, dès qu'ils ont pris leur croissance, & qu'ils s'en porteroient mieux. Mais comme alors ils commencent à être abandonnez à eux-mêmes, & que souvent ils s'éloignent beaucoup de cette sage mediocrité, du moins paroît-il prouvé, que dans cet âge un jeûne de quarante jours ne peut être que fort utile, comme étant un moyen de laisser consumer à la nature, tous les mauvais restes qu'une nourriture trop abondante, a dû accumuler pendant l'année dans les vaisseaux. Ainsi il faudra considérer le Carême comme un temps aussi nécessaire à la santé, que propre à la pénitence ; car l'estomac moins chargé d'alimens les broyera plus parfaitement, & les sucs nourriciers moins abondans, mieux pétris, & plus légers iront moins remplir les vaisseaux, & les combler de sang, que délayer celui qui y est déja amassé, le tempérer, le détremper, l'affiner enfin, & par là en faciliter la *circulation*. Par le même moyen la *dépuration* du sang deviendra plus parfaite, ses *sécrétions* plus aisées, & la *transpiration* mieux accomplie. Tous les organes d'ailleurs trouvant moins de résistance, & plus de legereté dans les sucs qu'ils auront à travailler, les domteront parfaitement, & se les soumettront au point qu'ils se laisseront broyer sans résistance, qu'ils se distribueront sans peine, & s'échaperont sans violence, laissant dans le corps cette uniformité & cet *équilibre* entre toutes les parties, qui fait la bonne constitution & la santé.

Il n'est plus possible après cela de regarder le jeûne du Carême comme dangereux à la santé ; il en fera au contraire l'affermissement & la sûreté, comme l'éprouvent tant de parti-

culiers , lesquels n'ayant commencé
le Carême qu'en tremblant pour leur
santé , se trouvent guéris après Pâques , & de leurs frayeurs & de leurs
infirmitez. Ce qu'on pourroit même
le plus justement craindre du jeûne , se
trouve prévenu par la sagesse du commandement de l'Eglise ; elle ne l'ordonne que de quarante jours ; un si
court intervalle de temps est plus propre à délasser , pour ainsi dire , les res-
forts qui opérent les digestions , qu'à
les affoiblir ; & il est moins capable
de trop vuider les vaisseaux , que de
les soulager de leur superflu.

Ajoûtez à ces avantages corporels
que procure le jeûne , ceux qui reviennent à l'esprit & au cœur. Le sang retenu dans une juste mesure , & réglé
dans son cours , ne remue & ne sollicite plus l'imagination , l'esprit s'entretient calme , & le cœur tranquille :
l'homme pense librement , & les passions soumises n'ont plus la force d'en
troubler les idées ou d'en suggérer
d'importunes. Ce ne sont plus les saillies d'un tempérament impétueux qui
agitent & qui emportent le cœur , une
juste médiocrité dans le sang , & le calme dans les esprits en reglent les mouvemens.

vemens. L'homme enfin maître de son esprit & de son cœur , & rendu à lui-même , se trouve en pouvoir de disposer de ses inclinations , & la religion écoutée peut les régler. Il s'en faut donc beaucoup que le jeûne soit aussi nuisible qu'on le croiroit ; car sans intéresser la santé il aide à la religion, & sans trop gêner la créature il la soumet parfaitement au créateur.

CHAPITRE III.

Qu'il vaut mieux pour la santé manger peu que beaucoup , & faire deux repas qu'un seul. Que le repas du soir doit être plus ample que celui de midi.

Tout ce qu'on vient d'avancer se confirme , parce que la santé se conserve d'autant mieux , que l'on mange moins. En effet, on ne peut s'accorder un peu trop d'alimens, sans s'exposer à grossir le volume du sang, & par conséquent à rompre l'équilibre entre les liqueurs & les solides, en quoi consiste la santé. Pour s'en per-

Tome II. B

suader, il suffit de se souvenir que l'intention de la nature est, qu'il n'y ait
qu'un tres-petit volume de sang dans
l'état naturel. L'homme le plus fort
n'en doit avoir que 24. livres, le sur-
plus passe en maladie. Or 24. livres
en comparaison du volume de tout le
corps, est au plus, comme d'un à huit,
c'est-à-dire, dans une proportion tres-
inférieure, telle qu'elle se trouve entre huit & un. Mais un adulte n'ayant
plus à croître ni à grossir, doit amasser d'autant moins de sang, qu'il a
moins de volume à se donner. Il se
met par conséquent en danger de remplir ses veines au-delà du nécessaire,
& de tomber malade, pour peu qu'il
mange trop. Le secret pour prévenir
ce malheur est de se tenir au dessous
du nécessaire, & de s'accorder moins
que ce que l'appetit demanderoit, pour
se conformer à cette regle de santé,
qu'il faut encore sentir sa faim en sor-
tant de table. La raison de cette maxime paroît d'abord, en comparant la
force de l'estomac avec celle des autres organes. La nature pour ne pas
manquer au nécessaire dans une affaire
de cette importance, a donné à l'estomac une force supérieure à la puis-

sance de chacune des autres parties. Il n'est donc pas impossible que l'estomac digére tout ce qu'on lui présente ; mais il ne sera pas sûr, que les autres parties perfectionnent cette digestion, parce qu'elles sont inférieures en force. Les distributions, les *sécrétions* & les *dépurations* en ce cas deviendront imparfaites, parce que les sucs abordant en foule dans les organes, qui doivent achever de les travailler, leur opposent trop de volume & trop de résistance ; ils demeurent donc grossiers & mal paîtris, & deviennent les sources de mille maux. Il n'en est pas de même, si l'estomac fournit moins de sucs, car le jeu de toutes les parties & leurs *oscillations* se conservent plus promtes, plus legeres & plus libres ; & la trituration étant plus parfaite, il ne s'amasse point de mauvais restes ; & la transpiration est mieux accomplie.

Mais on demande s'il est plus à propos de faire deux repas, qu'un seul, dans le jour. L'antiquité étoit partagée sur cette question, suivant le témoignage d'*Hippocrate*, qui rapporte " que de son temps les uns mangeoient deux fois,

a *Hippocrat.* l. 11. de vict. rat.

& d'autres mangeoient une fois feulement. Mais ce grand médecin con-
feille deux repas préférablement à un
feul. Ce conseil passa en usage ; & *Cel-
fe* [a], qu'on nomme l'*Hippocrate latin*,
êtoit de ce même fentiment. Cette maxime ne fut pourtant pas conftante ni
univerfelle dans la fuite ; car les anciens moines [b], qui avoient retenu beaucoup des anciens ufages , ne mangeoient qu'une fois , qui êtoit au foir ;
& ils êtoient fi fideles à cette pratique , que la grace qu'ils s'accordoient
les jours de fêtes, confiftoit à manger
à midi [c]. Mais il faut convenir que
l'amour de la pénitence avoit plus de
part à cet ufage des cloîtres, que l'étude de la fanté. Ainfi l'opinion qui a
prévalu, eft qu'il eft plus utile de manger deux fois , & la raifon le confirme.
Une forte de régime devient d'autant
préférable, qu'il ménage mieux la force de l'eftomac, parce que ce vifcere
eft comme le premier mobile qui in-
flue fur tous les autres , & qui en regle
l'action. C'eft l'*agent* principal, la force maîtresse qui ménage toutes les autres. Refte à examiner fi l'eftomac
fouffre moins de deux repas que d'un

2 *L. 1. c. 1.* | b *Baillet*, p. 146. | c *Ibid.*

feul, & c'eft ce qu'il eft tres-aifé de
prouver.

L'eftomac n'a de force qu'autant
que fes fibres mufculeufes en confervent, & elles n'en confervent que felon qu'on force moins leur reffort.
Imaginons à prefent les fibres de l'eftomac, comme autant de cordes, ou
de filets nerveux, qui perdent leur ré-
fiftance, à proportion qu'elles s'éloignent de leur point d'appui, & qui
s'en éloignent d'autant plus qu'elles
s'allongent. Selon ces principes, dont
on doit convenir, moins l'eftomac fera plein, moins fes fibres auront à
s'étendre ; elles auront donc d'autant
plus de force qu'elles auront moins
de longueur. Au contraire plus l'eftomac contiendra de nourriture, plus il
fe dilatera, fes fibres par conféquent
fe donneront plus de longueur, & par
là perdront plus de leur force. Puis
donc qu'un feul repas rempliroit beaucoup plus l'eftomac, que le même partagé en deux, il eft évident qu'il conferve plus de force quand on en fait
deux, que quand on n'en fait qu'un.
L'ufage de manger deux fois eft donc
préférable.

B iij

Il se présente encore une autre question, c'est de savoir lequel de ces deux
repas doit être le plus ample.

Quelques-uns croiroient décider la
question, ou l'éluder en proposant de
faire les deux repas égaux, c'est-à-dire,
de manger à peu près autant à midi
qu'au soir ; car c'est dans ces heures
qu'on conseille de placer ces repas.
Mais s'il est vrai que l'estomac est mieux
préparé à la digestion dans l'une de ces
heures que dans l'autre, ce sera dans
celle-là qu'il faudra placer le plus gros
repas. Or il paroît que l'estomac est
plus en état de digérer sur le soir qu'à
midi, & en ce cas le repas du soir doit
être plus ample que celui du midi : en
voici les raisons.

Il n'est jamais plus sûr de prendre
de la nourriture, que quand les *coc-*
tions, les *dépurations*, & les *distributions*
sont achevées ; en un mot, que lorsque
les vaisseaux vuides des sucs dont ils s'é-
toient remplis, sont en état de recevoir & de travailler un nouveau chyle.
Si l'estomac se trouve en même temps
parfaitement vuide, & en état de ne
s'occuper que des alimens qu'on lui
donne à broyer, on aura trouvé l'heu-

té où il sera permis de manger davantage : or cette heure est celle du soir [a].

A midi, que l'on n'a encore fait que la moitié de ce qu'on a à faire dans le jour, l'action & l'exercice du corps n'ont qu'à demi vuidé les vaisseaux des sucs, dont souvent on les a remplis jusqu'à cette heure, l'estomac lui-même n'a pû encore parfaitement achever sa digestion. Ce sera donc surcharger celui-ci, & gorger les vaisseaux, que de prendre alors beaucoup d'alimens : car l'estomac plein encore & occupé, ne les broyera qu'imparfaitement. Le sang se trouvera donc comme empâté par quantité de sucs grossiers, pesans, & mal apprétez. Sur le soir au contraire les occupations de la vie, & l'exercice du corps ayant d'une part aidé à digérer, & à distribuer les sucs nourriciers du jour ou de la veille, & la *transpiration* de l'autre part en ayant vuidé les vaisseaux, rien ne s'oppose à l'action de l'estomac, & tout le corps vuide, peut sans inconvénient se remplir de nouveau. C'est que la force musculeuse étant alors dans toute

a Voyez *Rob. Montan.* de salubr. vict. rat. p. 204. 208.

B iiij

sa vigueur, elle a toute son aisance &
sa liberté dans toutes les parties ; & les
fibres motrices sont en état de briser,
plus parfaitement que jamais les alimens. En effet, le broyement doit être
d'autant plus parfait dans les vaisseaux
ou dans les visceres, que leurs fibres
musculeuses s'allongent davantage,
pour rendre leur systole ou leur con-
traction plus parfaite ; mais c'est ce
qui arrive à l'estomac & aux vaisseaux quand ils sont vuides. Alors les
parois des vaisseaux s'approchent plus
aisément vers leur centre, d'où il arrive que les sucs qui y sont reçûs, y
sont plus exactement broyez, par la
raison, que plus la systole ou la con-
traction d'un tuyau approche les parois du centre, plus les coups qui battent les sucs qui y sont contenus, par-
tent de plus haut, & doivent être par
conséquent plus forts. Ils frappent
donc avec plus de vigueur, & broyent
plus exactement. Ainsi de ce que l'estomac & les vaisseaux sont plus vuides
sur le soir, il s'ensuit que les sucs nourriciers seront alors mieux brisez, &
que c'est le temps de s'en accorder une
plus grande quantité.

Ceci paroît d'autant plus vray-sem-

blable, que fi le foir eſt proche de la
nuit, qui eſt le temps où la tranſpiration eſt plus abondante, ſuivant le calcul du celebre *Sanctorius* [a], qui a trouvé
que cette évacuation eſt de beaucoup
plus copieuſe pendant la nuit, que pendant le jour. Ce ſera donc placer la
plus forte nourriture tout-à-la-fois dans
le temps où les vaiſſeaux ſont plus vuides, où la force muſculeuſe eſt plus
libre & plus puiſſante, & où les diſtri-
butions ſont plus abondantes. Il ſeroit
mal-aiſé d'imaginer de plus heureuſes
conjonctures pour placer un gros repas, pour en aſſurer le ſuccès, & pour
en prévenir les mauvaiſes ſuites. Mais
après toutes ces réfléxions il faudra
convenir que le jeûne du Carême, pratiqué même dans ſon exactitude, pourroit bien ne pas devenir ſi pernicieux
à la ſanté, ſi on eſſayoit de s'y accoûtumer, puiſqu'il ne va qu'à placer le
dîner au ſoir, & peut-être a-t-on là-
deſſus plus de frayeur que de raiſon.
Du moins eſt-il manifeſte par tout ce
qu'on vient d'avancer, que le jeûne
mitigé, qui accorde un repas & une
collation, n'eſt preſque d'aucun danger pour la ſanté, ſi l'on joint à ces

[a] De med. ſtatic.

raiſons ce que nous avons dit ailleurs
ſur la frugalité, & ſur le petit nombre
de repas des anciennes nations.

CHAPITRE IV.

De l'antiquité du jeûne. Qu'il eſt de tous les temps & de toutes les religions.

QUAND il reſteroit quelque doute ſur l'utilité & l'avantage du
jeûne, l'antiquité de ſon uſage ache-
veroit de raſſurer les eſprits. Ce fut la
premiere leçon que l'homme reçut en
ſortant des mains du créateur, *Ne co-
medas* [a] ; & il ſeroit reſté innocent &
heureux s'il avoit ſû jeûner. *Moiſe* [b] ne
connut rien de plus propre que le jeûne, pour obtenir de Dieu la connoiſſance de ſa loi, & le jeûne entra dans
la ſuite preſque dans toutes les pratiques, qui compoſoient le culte de la religion du peuple Hébreu. N'étoit-ce
pas en effet accoûtumer ce peuple à
un jeûne de tous les jours, que de
l'obliger à tant de privations, & le
ſoumettre à tant d'obſervances [c] léga-

a *Geneſ.* c. 2. v. 17. | b *Exod.* c. 24. | c *Levit.* c. 11.

les, touchant le choix des choses qui devoient servir à nourrir leurs corps & leur pieté ? De là vint la coutume des Juifs, d'employer le jeûne dans toutes les occasions [a] périlleuses ou difficiles, tant pour le bien de l'état que pour celui de la religion. S'ils avoient à fléchir Dieu, à le prier ou à le remercier, ils s'imposoient des jeûnes, car ils les croyoient également utiles pour témoigner leur reconnoissance, pour expier leurs péchez, & pour obtenir des graces. On vit *David* [b] le plus saint des rois s'humilier devant Dieu par le jeûne. L'impie *Achab* [c] s'en servit à propos, pour éviter le juste châtiment dont il étoit menacé ; & le jeûne mérita au pieux *Josaphat* [d] une victoire, qui paroissoit impossible sans le secours du ciel. Ce fut encore par le jeûne qu'*Esther* [e] sauva son peuple, & *Judith* [f] Bétulie ; qu'*Esdras* [g] & *Nehémie* [h] garantirent le peuple, & rétablirent Jérusalem. Le peuple lui-même s'y condamnoit dans les calamitez [i], il y trouvoit une ressource assurée, & nulle pratique ne lui paroissoit si pro-

a *Polydor. Vergil.* p. 414. | b *Rois*, 2. l. c. 12. v. 16. | c *Rois*, 3. l. c. 21. | d *Paralipp.* l. 2. c. 20. v. 16. | e *Esther*, c. 4. | f *Judith*, c. 4. | g *Esdr.* 1. l. c. 8. | h *Nehem.* c. 1. | i *Juges*, c. 20.

pre, pour témoigner son respect pour la loi de Dieu ; ainsi on le vit gémir & jeûner en écoutant lire cette loi par la bouche d'un prophete [a]. On se préparoit encore par le jeûne aux grandes fêtes & aux actions d'éclat, d'où vinrent les jeûnes des 4. 5. 7. & dixiéme mois [b] parmi les Hébreux ; les femmes Juives faisoient du jeûne l'objet de leur pieté, ou la matiere de leurs vœux. [c] Ce ne fut enfin qu'après un long & pénible jeûne, que tant de merveilles furent révélées au prophete *Daniel* [d], & qu'*Elie* [e] en opera tant d'autres. La pieté dès lors trouvoit sa sûreté & sa force dans le jeûne. Ce fut par son moyen, par exemple, que les enfans de *Jonadab* [f] se rendirent si estimables, & que les *Esseniens* [g] se firent dans la suite si fort admirer, qu'on les a même soupçonnez [h] d'avoir moins été les disciples de la synagogue, que ceux de *Jesus-Christ*. Mais les chrétiens auroient-ils pû eux-mêmes faire davantage, en matiere de jeûne, que les Juifs, si on en jugeoit uniquement par les dehors, veu que ceux-ci n'en

---

a *Baruch.* c. 1. | b *Zachar.* c. 8. 19. | c *Nombr.* c. 30. v. 14. | d *Dan.* 10. | e *Rois*, l. 3. c. 19. &c. | f *Jerem.* c. 35. | g *Philo.* | h *Hieronym.* adverf. Joyin.

craignoient rien pour leur santé, &
qu'ils aimoient mieux mourir que d'y
manquer ? Car ce fut par respect pour
une sorte de jeûne, que *Daniel* [a] refusa au péril de sa vie d'user de viandes défendues, pour se faire de l'embonpoint : ce fut encore pour n'avoir
point voulu manger de la chair de
porc, que le saint vieillard *Eléazar* [b] se
condamna généreusement à perdre la
vie ; la moindre dissimulation même
lui parut un crime en cette occasion ;
de sorte qu'il aima mieux mourir que
de prévariquer, en feignant d'obéir.
Ce fut à de pareilles épreuves qu'on
mit les généreux Machabées & leur
sainte mere [c] ; mais la vie leur parut
méprisable, comparée au plaisir de
mourir fidéles.

Les idées que les payens s'étoient
faites du jeûne, ressembloient assez à
celles des Hébreux. Comme eux ils
jeûnoient pour honorer leurs dieux,
pour les appaiser, pour leur rendre
graces : *Et apud paganos sunt jejunia* [d]. A
l'imitation peut-être du saint législa-
teur des Juifs, (car combien de choses avoient-ils empruntées du peuple

a *Dan.* c. 1. v. 11. | b *Macchab.* l. 2. c. 6. | c *Ibid.* c. 7.
&c. | d *S. Leo*, serm. 2. de jejun.

Hébreu ?) peut-être, dis-je, sur ce modele, ils n'entreprenoient point de consulter *a* leurs oracles, sans s'y préparer par le jeûne. Long-temps auparavant, la coûtume étoit établie parmi les Egyptiens, de se disposer aux fêtes *b* de leurs idoles par plus d'une sorte d'abstinence. Le peuple jeûnoit, & les prêtres se privoient *c* pendant plusieurs jours de vin & de viande. Les Grecs ne furent pas moins religieux en ce point, car le peuple d'Athénes se privoit du vin quand il offroit des sacrifices, parce qu'autant persuadez qu'ils l'étoient, qu'on ne pouvoit être trop pur pour participer à ces cérémonies, ils éloignoient alors d'eux tout ce qui pouvoit exciter des passions : *Vino in sacris abstinebant, utpote quo virginitatis secreta tentabantur* *d*. Les prêtres de l'isle de Crete *e* alloient jusqu'à s'interdire tout ce qui étoit cuit, & tout ce qui venoit des animaux. *Elian* *f* rapporte les fêtes où se pratiquoit ce jeûne rigoureux parmi les Grecs ; mais celles de *Cerés* & sur tout obligeoient à un jeûne de dix

a *Tertull.* de anima. | b *Polydor. Vergil.* p. 422. *Alexand. ab Alexand.* l. iv. c. 17. | c *Alexand. ab Alexand.* l. iv. c. 17. | d *Alexand. ab Alexand.* l. 4. c. 17. | e *Ex Euripid.* | f *L.* v. Var. histor. | g *Apul.* l. 2.

jours, & à une continence parfaite ; aussi cette cérémonie étoit-elle honorée du beau nom de *Castum Cereris*, & les femmes n'y participoient qu'en enchérissant sur le jeûne ; c'étoit en poussant la mortification [a] jusqu'à coucher sur la dure. Les *Lacédémoniens* [b] enfin allerent si loin en matiere de jeûne, qu'ils le faisoient observer à leurs valets & à leurs troupeaux. Cette pratique leur venoit apparemment de plus loin, puisque les *Assyriens*, un des plus anciens peuples du monde, faisoient jeûner les hommes & les bêtes. Tel fut le jeûne des *Ninivites*, rapporté dans les livres saints [c]. Le peuple Romain, qui copia toutes les superstitions des Grecs, embrassa à peu près les mêmes rits qu'ils suivoient pour les jeûnes. On vit ses rois & ses empereurs faire valoir par eux-mêmes cette dévotion. *Numa* commença, & *Jules-César* suivit son exemple. Les oracles en ordonnoient [d] dans les calamitez publiques. Tels furent ceux que les *décemvirs* rapporterent, qu'il falloit dorénavant observer tous les cinq ans en l'honneur de *Cérès*, comme ils l'avoient appris

a *Polymath.* p. 139. | b *Ibid.* 138. | c *Joras*, c. 3. v. 7.
| d *Livius*, l. 6. Bell. Macéd.

des livres des *Sibilles*. L'ufage des jeûnes paffa aux particuliers, qui les employerent pour les befoins de leurs familles. *Horace* tout impie qu'il êtoit
en rapporte un exemple, dans la perfonne d'une mere affligée, par l'opiniâ-
treté d'une fiévre quarte qui ménaçoit
fon fils. Cette femme promet à *Jupiter*, que fon fils célébrera les jours de
jeûne êtablis en fon honneur, & qu'il
y ajoûtera du fien.

> *Frigida fi puerum quartana reliquerit,*
> *illo*
> *Mane die, quo tu indicis jejunia,*
> *nudus*
> *In tiberi ftabit.*

Voici un autre exemple de la fuperftition des femmes payennes. *Tite-
Live* [a] rapporte qu'une mere, qui vouloit mériter d'avoir un fils initié aux
fêtes de *Bacchus*, ne parvenoit à cet
honneur qu'en s'obligeant à dix jours
de continence. Les peuples voifins de
Rome n'avoient pas moins de confiance aux jeûnes, puifque les *Taren-
tins* [b] en reconnoiffance de la grace que
les dieux leur avoient faite, de les

[a] Apud *Polydor. Vergil.* 431. | [b] *Ælian.* l. 11.

délivrer du siége dont les Romains avoient affligé leur ville, vouerent un jeûne à perpétuité. Cet usage des jeûnes constamment établi, dans la plûpart des grands *empires*, des *républiques* & des *religions*, forme dans l'esprit une sorte de conviction, qui en prouve la necessité. Mais la réfléxion suivante la rend démonstrative.

On pourroit n'être que foiblement touché, de l'uniformité des nations sur la pratique du jeûne, si ces nations, telles que sont les *Hébreux*, les *Assyriens*, les *Egyptiens*, les *Grecs* & les *Romains*, se sont ou succedées, ou mêlées par le commerce, & par les guerres qu'elles ont eues entre elles. Car on conçoit en ce cas, qu'elles ont pû s'entrecommuniquer leurs mœurs, leurs coûtumes & leurs superstitions. Mais la preuve tiendra de la démonstration, si l'on jeûne aussi par religion, parmi des peuples autant éloignez de ceux qu'on vient de nommer, par le manque de commerce, que par la distance des lieux, & par la diversité des humeurs. Or c'est ce qui est arrivé au jeûne, qui se trouve aussi religieusement établi aux *Indes* qu'à *Athénes* & à *Rome*. Car la vie des *ma-*

ges ou prêtres [a] Indiens, & celle de leurs *gimnofophiftes*, eft un jeûne continuel. Jeûne d'ailleurs tres-férieux, puifqu'il les oblige à fe paffer de vin & de viande, & à coucher fur la dure, fans leur laiffer que l'ufage des légumes & des fruits. Notre Carême oblige-t-il à davantage ? Ou approche-t-il de cette févérité ?

Il paroît donc par tout ce qu'on vient de rapporter, que c'eft comme un fentiment naturel, que celui de la néceffité de jeûner, ou une notion née avec les hommes, qu'ils doivent moins au choix ou à la réfléxion, qu'à une difpofition naturelle qui les y porte : *Jejunium in communi cadit fub præcepto legis naturæ* [b]. Seroit-ce que l'idée de la néceffité d'un premier être renfermeroit celle de la néceffité de jeûner en fon honneur ? On le croiroit prefque, puifque l'idée de créateur renferme le néant de la créature. Car comme la même connoiffance qui nous fait appercevoir un être au deffus de nous, nous fait auffi fentir notre dépendance envers lui ; l'idée de ce qui nous furpaffe fouverainement, renferme celle

a *Polydor. Verg.* 186. *Laurent. Polymath.* p. 138.
b *S. Thom.* 2. 2. q. 47. art. 3.

de notre néant. L'une nous porte au
respect, l'autre à l'adoration., c'est-à-
dire, au sentiment d'une soumission
profonde, & d'une dépendance parfaite, qui nous dépouillant du préju-
jugé de nous-mêmes, nous confond
& nous anéantit devant ce souverain
être, en qui, & par qui seul nous sub-
sistons : *In illo enim vivimus, movemur &*
sumus [a]. De tels sentimens nous déta-
chent d'autant plus d'avec nous-mêmes, qu'on se déprend plus aisément
des choses qu'on ne tient que d'em-
prunt. Ces sentimens portent donc à
la desapropriation & au renoncement :
& la vie elle-même paroît toute dûe,
parce qu'elle est moins un bien propre qu'un dépôt, moins une jouis-
sance qu'un usage. Mais le jeûne renferme tous ces sentimens : c'est un aveu
de notre dépendance, un hommage à
la divinité, un renoncement, un sacrifice ; car s'il ménage la victime, ce
n'est que pour en prolonger l'immola-
tion. C'est donc l'art de souffrir sans
se quitter, de s'abandonner sans se
perdre, de se consumer sans se détruire ; c'est un retour de la créature vers
le créateur, un devoir naturel de re-

a *S. Paul.*

connoiſſance, d'anéantiſſement & d'adoration.

Cette penſée paroît d'autant plus vraye, que le plus célebre des jeûnes, dont les livres ſaints nous ont laiſſé l'exemple, a été entrepris par Moïſe, ſans aucun ordre de la part de Dieu. Ce fut auſſi volontairement[a], & ſans y être obligé par aucune loi, que *Judith*[b], *Eſther*[c], *Eſdras*[d], & les *Maccabées*[e], ſe condamnerent au jeûne. Il eſt pourtant vrai que ce fut de la part de Dieu, que *Jonas* fut envoyé prêcher le jeûne aux *Ninivites*; mais des peuples que le débordement & la licence avoient emportez au-delà des devoirs naturels, avoient beſoin d'un ordre exprès pour rentrer dans celui du jeûne, dont ils avoient beſoin pour appaiſer la colere de Dieu. Il eſt encore parlé d'un jeûne commandé chaque année dans le Lévitique; mais à ces exemples près, il ſe trouve dans l'ancien teſtament peu de jeûnes commandez. Ceux mêmes qu'on vouoit[f] volontairement, étoient ſi peu de précepte, qu'il dépendoit de la volonté

a *Thomaſſ.* p. 3. | b *Judith*, c. 4. | c *Eſther*, c. 9. & 14. | d *Eſdras*, l. 1. c. 8. | e *Machab.* l. 1. c. 3. l. 2. c. 13. | f *Nomb.* c. 30. v. 14.

d'un mari ou d'un pere de les laisser pratiquer , ou de les interdire à leurs femmes ou à leurs enfans.

Ce n'étoit pas non plus par l'ordre des dieux ou des oracles , qui étoient leurs organes , que la plûpart des jeûnes se pratiquoient dans le paganisme, puisque c'étoit après des abstinences volontaires , & non inspirées , que les payens les consultoient. ᵃ Il n'y a donc pas de raison de se faire une idée si étrange du jeûne , comme s'il étoit d'invention nouvelle , & peu conforme à la nature. Les principales nations l'ont si constamment & si universellement pratiqué , qu'il doit moins passer pour une pratique dangereuse , que pour un usage commun , qui va plus à assujettir & à contenir la nature dans ses devoirs , qu'à l'altérer ou à la détruire.

a *Tertull.* de anima.

CHAPITRE V.

Du jeûne des chrétiens.

MAIS rien ne rehausse tant le prix du jeûne, que l'usage & le cas qu'en fit la religion chrétienne. Ce que l'instinct, le caprice & la superstition avoient inspiré aux payens, devint l'exercice de la foi des disciples de Jesus-Christ. Ce ne fut plus un culte superstitieux & aveugle pour eux, la foi en consacra l'usage, la pieté s'en nourrit; il devint enfin la base & le soûtien de la vertu : *Jejunium non solùm perfecta virtus est, sed cæterarum virtutum fundamentum & sanctificatio* [a]. Ils comprirent qu'un Dieu humilié pour eux, demandoit des adorateurs qui s'anéantissent, & que ce seroit mal reconnoître le prix de la mort d'un Dieu fait homme, que de ne mourir qu'une fois pour lui; qu'il falloit donc en son honneur se faire un supplice de la vie, & mourir tous les jours par reconnoissance : & ce fut dans le jeûne qu'ils en trouverent le moyen. Ils s'étudie-

[a] S. Jerôme.

rent donc à le rendre continuel : *Sint tibi jejunia continua, id est, quotidie esurire* [a] : & dans cette vûe il n'y eut partie dans le corps, qu'ils ne condamnassent à jeûner : *Jejunet oculus, jejunet auris, jejunet lingua, jejunet manus, jejunet stomachus* [b]. L'esprit même n'en devoit pas être exemt : *Anima ipsa jejunet à vitiis* [c]. Car convaincus qu'ils étoient, que tout devoit honorer Dieu dans un chrétien, le jeûne leur auroit paru imparfait, s'il n'eût exercé que le corps : *Cave me jejunii utilitatem solâ ciborum abstinentiâ metiaris* [d]. Il devoit aussi être intérieur, afin que le cœur ne démentît point les actions : *Carnem non comedis, & comedis fratrem ; cultrum nec in gallinas, nec in vitulos expedimus, & gladium adversùs fratrem stringimus.* C'est le reproche qu'un pere [e] de l'Eglise addresse à ceux, qui contens des apparences du jeûne, se permettoient de persécuter leurs freres, & de les haïr en même temps qu'ils se mortifioient par la pénitence. Cette sévérité à l'égard du jeûne, étoit fondée encore sur cette maxime, que l'homme s'étant perdu par la sensualité & par l'intemperance, il devoit se

a Apud *Viring.* p. 54. | b *S. Bernard.* serm. 3. de quadrag. | c *Id.* ibid. | d *S. Basil.* | e *Id.*

racheter par l'abstinence & par le jeûne : *Quos saturitas de paradiso expulit, reducat esuries* [a].

De là vint que la vie des premiers fideles fut d'abord un jeûne perpétuel. Telle fut celle du saint précurseur [b] qui ne vivoit que de sauterelles & de miel sauvage au milieu du desert, & sous le triste habit d'une peau de chameau. La sainte veuve *Anne* [c] la prophétesse, nourrit son espérance touchant la venue du *Messie* par un jeûne de tous les jours, & par là mérita à l'âge de 84. ans, de voir de ses yeux la consolation d'Israel. Le Sauveur lui-même ayant consacré le jeûne par une abstinence de 40. jours, les apôtres [d] à son exemple, jeûnerent ensuite pour se préparer aux grandes actions. Les historiens [e] ajoûtent qu'ils ne buvoient point ordinairement de vin, & qu'ils ne mangeoient point de viande. En effet, l'on trouve [f] que saint *Pierre* ne vivoit que de lupins, que saint *Paul* [g] & *Timothée* [h] son disciple, ne buvoient point de vin. Tout de même saint *Matthieu* [i] ne vivoit que de légumes & de

a S. *Hieron.* epist. ad Eustoch. | b S. *Matth.* c. 3. | c *Luc.* c. 2. v. 36. | d *Act. Apost.* 13. 14. | e *Baren.* ann. | f S. *Gregor. Naz.* oraf. de l'amour de la pauvreté. | g *Baren.* ann. | h 1. *Timoth* 5. 33. | i S. *Clem. Alex.*

fruits ;

fruits ; & saint *Jacques* [a] le frere du Seigneur ne se permettoit rien de ce qui
pouvoit enyvrer, ou de ce qui avoit
eu vie. Ce fut sur ces modeles, que les
disciples [b] & les chrétiens [c] de ces premiers temps, se condamnerent à se passer de vin & de viande ; & la vie admirable des *Therapeutes* [d] en est une
preuve, eux qui estimoient que le vin
étoit le poison de la vertu, & que les
viandes étoient la pâture du crime &
l'appas des vices.

Il est vrai qu'il est douteux que ces
Therapeutes ayent été chrétiens ; mais
outre qu'il nous suffit que de bons
historiens, & la tradition l'ayent crû
après Eusebe, leur exemple ne prouveroit pas moins en faveur des chrétiens, quand ils auroient été juifs ;
car si des juifs qui n'avoient que l'ombre de la vertu, avoient poussé la pénitence si loin, de combien des chrétiens auront-ils dû les surpasser, eux
qui ont la vérité en partage ? *Judæi
quippe habebant umbram rerum, (christiani) veritatem* [e]. En effet, quelque sévérité exterieure que les juifs ayent pû
affecter, ils s'accordoient encore beau-

a *Euseb.* histor. | b *Id.* demonst. evang. | c *Baron.* ann.
| d *Phil. de la vie contempl.* | e *Salv.* l. 2. *à l'Egl. cathol.*

coup plus que ne faisoient les chrétiens : *Plus indulgentiæ tunc erat, plus licentiæ* [a]. Car les juifs se permettoient certaines viandes, & les chrétiens se les refusoient toutes ; ceux-là jeûnoient quelquefois, & ceux-ci le faisoient toûjours : *Tunc esus* [b] *carnium prædicabatur, nunc abstinentia ; tunc in omni vita jejuniorum pauciſſimi dies, nunc quaſi unum jejunium vitæ omnis.*

Ce jeûne de tous les jours ne satisfit pourtant point le zele dés premiers chrétiens, ils en ajoûterent d'extraordinaires en certains temps, dès le deuxiéme siecle de l'Eglise, lesquels parurent si rigoureux aux payens, que *Lucien*, impie comme il êtoit, en faisoit des railleries.

Le jeûne du Carême qui commença peu de temps après le siecle des apôtres, fut le plus considérable, & c'est la preuve de l'amour qu'on avoit pour le jeûne ; preuve d'autant plus convaincante, que celui-ci êtoit volontaire dans ces temps, où le zele & l'amour de la religion tenoient lieu de loi. Il est vrai que d'abord le nombre

a *Ibid.* | b **Dialog.** *On doute que ce dialogue soit de Lucien, mais l'auteur est de son temps, & auſſi impie.* **Bail**let*, hiſt. du Carême.*

des jours de jeûne en Carême ne fut
pas le même par toute l'Eglise ; mais
il falloit que la rigueur en fût bien
étrange , puisque lorsqu'on mit le Carême en regle, & qu'on en fixa la durée, ce qui arriva vers le septiéme siecle, dans le concile de Constantinople ᵃ on ordonna la *xérophagie* pour les
Grecs. Les *occidentaux* n'allérent pas
si loin-à-la vérité, mais dès avant le
cinquiéme siecle, ils se privoient de
viandes & de vin ᵇ. Que si l'on ajoûte
au Carême les jeûnes des *stations* ᶜ, des
quatre-tems ᵈ, de l'*avent* ᵉ, des *roga-
tions* ᶠ ; car c'étoient autrefois de vrais
jeûnes ᵍ, ceux enfin que les évêques ʰ
indiquoient pour les besoins de l'Eglise ; on reconnoîtra que le jeûne des
chrétiens, est une pratique tres-ancien-
ne, autorisée par l'Eglise, reçue par
tous les fideles, & commune à tous
les états, comme on le verra ailleurs.

Cette pratique fut si essentielle à la
piété chrétienne, qu'elle parut le
moyen le plus sûr, pour entretenir le
zele parmi les fideles, ou pour l'y re-

a En 692. | b *Baillet*, p. 122. *Thomass*. p. 64. | c *Id.*
p. 136. | d *Id.* p. 162. | e *Id.* 171. | f *Id.* p. 174.
| g *Ibid.* p. 176. | h *ibid* p. 182.

C ij

lever. Par cette raison, on la vit devenir la principale étude des *solitaires*, des *moines* & des *cénobites*, parce qu'ils ne se croyoient faits, que pour pleurer leurs pechez, ou ceux des autres : *Monachus plangentis habet officium, qui vel se, vel mundum lugeat* [a]. Cette vertu ne fut pourtant pas seulement celle des anciens monasteres, elle passa encore en ceux qui se sont établis dans les derniers siecles. Ainsi le même jeûne qui fit l'honneur des anciennes maisons religieuses, a consacré la pénitence de toutes celles qui sont venues depuis ; témoin les *Bénédictins*, les *Bernardins*, les *Chartreux*, les *Feuillans*, les *Carmes* & les *Carmélites*, &c. qui se sont condamnez à un jeûne non moins pénible, & aussi continuel que ceux des anciens temps.

Les particuliers ont trouvé de pareilles ressources dans le jeûne, l'expérience & l'exemple de tant de saintes ames, leur ayant fait comprendre, que la pénitence fait la sûreté de la vertu, & qu'un chrétien doit moins s'étudier à vivre, que s'apprendre à mourir : *Christiani, expeditum est morti genus* [b]. C'est donc aussi par le jeûne

a *Hieron.* epist. |b *Tertull.* de spectac. c. 1.

qu'ils expient leurs fautes paſſées, &
c'eſt par ſon moyen, qu'ils ſe fortifient
contre les dangers à venir, parce qu'en
lui ſur tout, ſe trouve de quoi ſoûtenir
ou préſerver la vertu. C'eſt pourquoi
l'on voit aujourd'hui, comme autrefois, jeûner les pécheurs & les juſtes,
parce que rien n'honore tant le créateur, & n'humilie ſi parfaitement &
ſi utilement la créature.

Mais rien auſſi n'intereſſe ſi peu la
ſanté, ou rien, pour mieux dire, ne
lui ſera ſi peu préjudiciable, que le
jeûne bien entendu; outre que l'ancienne ᵃ Médecine en fit une de ſes
principales maximes, les exemples de
nos jours, & les obſervations modernes en prouvent l'innocence, & en re-
levent l'utilité. Il ne ſera donc pas
moins ſûr de jeûner aujourd'hui qu'autrefois. La fameuſe hiſtoire de *Cornaro* ᵇ qui raffermit ſa ſanté, juſqu'à ſe
prolonger la vie au-delà des bornes
ordinaires, eſt l'apologie la plus autentique du jeûne, puiſqu'il s'accordoit beaucoup moins de nourriture ᶜ
tous les jours de ſa vie, que le Carê-

<hr>

a *Hippoc.* l. epid. ſ. 4. Gal. l. 1. de cib. boni & maſ́
ſucci. | b *Régime de vivre*, nombr. 5. &c. | c *Il ne pré-
noit que 12. onces de ſolide, & 14. de boiſſon.*

C iij

me n'en donne à tous les fideles. Le favant jéfuite Leffius [a] y trouva le même avantage, & peu d'entre ceux qui ont fagement fuivi leurs maximes, s'en font repentis. La longue vie de ceux qui fe font vouez à la penitence, & qui ont retrouvé au fervice de Dieu, la fanté, qu'ils avoient perdue en fe livrant au monde, en eft une autre preuve : mais la Médecine moderne le confirme [b], & en donne les raifons fuivantes.

On a déja apporté plufieurs de ces raifons, mais celle-ci fe préfente à propos.

C'eft moins par le volume des alimens, que par la maniere de fe placer dans nos corps & de s'y arranger, que la nourriture fe fait & tourne à profit. Pour le comprendre, imaginons que le tiffu des parties qui nous compofent, eft un affemblage d'un million de filets creux, imperceptibles aux fens, mais tous capables de fe gonfler, de s'étendre & de s'allonger. La matiere donc qui doit pénétrer & remplir ces tuyaux, qui font d'une fineffe immenfe, & d'une multiplicité inima-

___

a *Leffius, régime de vivre*, nombr. 4. | b Vid. **Fri**deric. *Hofman.* Differt. VIII.

ginable, doit être par conſequent d'un affinement, & d'une ſubtilité preſque infinie. C'eſt donc quelque choſe de moins groſſier encore, que la plus fine liqueur, que ce qui doit paſſer par des voyes ſi étroites ; ce ſera comme une vapeur tres-déliée, qui ſeule en ſera capable. Or, parce qu'on connoît des ſubſtances, comme l'*encens* & le *muſc*, leſquelles ſous un tres-petit volume, répandent une vapeur qui remplit d'immenſes eſpaces ; on doit auſſi concevoir qu'un aliment, quoi qu'en petite quantité, pourra remplir, nourrir par conſequent, & groſſir toutes les parties, pourvû qu'il ſoit bien digéré, & parfaitement broyé. Car enfin, ſi un atome de muſc groſſiérement diviſé, pénetre toutes les parties de l'air d'une vaſte étendue, une petite partie d'alimens broyée & affinée dans nos corps, par une force ſi conſiderable, tant multipliée, & ſi univerſellement répandue dans tous les organes, pourra ſe répandre par tout le corps, & s'inſinuer dans tous le filets qui le compoſent. On s'en perſuadera par cette réfléxion, qu'une tres-petite quantité de matiere réduite en fumée, reçoit une ſurface ou une étendue infiniment au deſſus de son volume naturel. On croit cette division incomprehensible, parce que l'imagination s'y perd, & qu'on confond l'imagination avec l'esprit. Mais combien de choses dont on peut avoir des idées claires & certaines, & qu'on ne peut imaginer ? c'est-à-dire, dont on ne peut peindre à l'esprit, ni les representations, ni les images. Il n'en est pourtant pas tout-à-fait de même de la division des sucs, qui se fait dans nos corps. Quoi qu'elle soit immense, cette division, puisque son terme est de rendre le suc divisé, insensible par la transpiration : on peut du moins l'imaginer, avant qu'elle soit venuë à ce terme, sous un volume assez sensible, pour en conclure que la matiere ayant été divisée dans nos corps, autant qu'elle peut l'être, a infiniment moins de masse que la cent quarante quatre milliéme partie d'un grain ; puisqu'on peut se réprésenter sensiblement cette cent quarante quatre milliéme partie, sans pouvoir se figurer le poids ou le volume infiniment petit, que prend le suc nerveux, quand il se resout en vapeur. Voici comment.

Un grain pesant de soye qui sort

de fon *cocon*, ou de l'enveloppe du ver qui l'a produite : ce grain, fuivant lé calcul du célebre & favant Anglois Monfieur *Boyle*, peut prendre jufqu'à fix - vingt aunes de longueur. Or, en tirant [a] une ligne de fix - vingt aunes, autant déliée puiffe - t - elle être, on peut marquer deffus avec la pointe d'une plume, qui ne fera pas même bien fine, cent quarante quatre mille points d'encre tres-diftinguez & tres-fenfibles. Voilà donc un grain de matiere partagé en cent quarante quatre mille parties tres-fenfibles. Or, l'encre eft un liquide compofé de galle, de vitriol, de vin blanc, &c. au lieu que le fuc nerveux eft un fuc fimple & homogene. Ainfi le fuc nerveux au poids d'un grain, fera capable d'une divifion de beaucoup fuperieure à celle-ci ; il pourra donc remplir fous un volume imperceptible, mais réel, de vaftes efpaces, & s'allonger prefque à l'infini. L'étendue donc en ce cas croît à mefure que la matiere eft plus ou moins divifée. Mais parce qu'il n'eft ni art ni force dans la nature, qu'on conçoive capable d'affiner une matiere, autant que la force qui digere & divife les ali-

[a] Voyez *Santorini*. Opufc. p. 100. art. XXX.

C v

mens dans le corps humain, on doit reconnoître qu'il peut se nourrir de tres-peu de chose. On ne peut en douter, puisqu'une petite quantité de matiere peut s'y diviser, jusqu'à s'anéantir, & s'en aller presqu'à rien, tant que les forces qui y sont destinées sont dans leur entier, comme on le doit supposer dans l'état de santé, qui est celui où l'on oblige principalement au jeûne. Merveilleuse œconomie de la nature ! Preuve admirable de la sagesse du créateur ! qui ne conserve nos corps, qu'en les recréant presque à tous les momens de la vie, tant au moyen des loix qu'il a établies, il employe peu de matiere pour les faire vivre. La végétation des plantes confirme ce qu'on vient d'avancer ; une rosée legere, un peu de pluye, rend fécondes des campagnes entieres ; de gros arbres subsistent, & croissent dans des endroits arides & pierreux ; & à voir un million de plantes qui croissent, fleurissent & pullulent dans des rochers & sur des murailles, peut-on imaginer que ce soit à force de sucs nourriciers, que les corps s'entretiennent & se nourrissent ? Les histoires rapportent quelque chose de semblable, touchant

la nourriture de ces saints hermites,
qui paſſoient les journées entieres, ſouvent des ſemaines, ſans d'autre nourriture que de quelques dattes, ou de
ſemblables fruits ſecs, dont ils ne faiſoient preſque que goûter. Ce n'eſt
pas cependant qu'on voulût faire revivre ni rappeller ces affreuſes auſtéri-
tez, mais du moins ſont-elles des
preuves, de ce que peut la nature en
matiere de jeûne, & que nos corps
ſeroient moins bleſſez qu'on ne penſe
de celui du Carême. En effet, ces jeûnes êtant aujourd'hui beaucoup au deſ-
ſous de ceux de nos peres, qui ne voit
que nos corps êtant les mêmes en force, & nos paſſions auſſi vives, le jeûne n'a rien des dangers dont on l'accuſe, & que le joug du Carême eſt moins
dur qu'importun ?

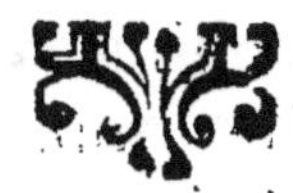

CHAPITRE VI.

Ce que c'est que jeûner.

UU auteur [a] célebre par son érudition, mais que l'interêt d'un malheureux schisme, engageoit à se déclarer contre les pratiques de l'Eglise Romaine, a entrepris de prouver dans un ouvrage [b] fait exprès, que l'idée que les catholiques se font du jeûne, est fausse & mal entendue. Tout occupé du mot de jeûne, il croit qu'il signifie uniquement l'abstinence du boire & du manger [c], & que c'est le mal entendre que de l'appliquer à la privation de la viande, &c. Mais par cela seul il paroîtroit que ce savant homme, auroit eu plus de goût & d'habileté dans les belles lettres, que de lumiere dans la science ecclesiastique. Le trop de savoir [d] l'avoit enyvré d'une autre folie [e] que de celle de la croix ; & plus instruit des regles de la grammaire que de celles de la vérita-

a *Dallæus*. | b De jejunio & quadrages. | c *Ibid.* c. 1. & 2. | d Multæ te litteræ ad insaniam convertunt. Act. c. 26. v. 24. | e Nos stulti propter Christum, 1. ad Corinth. c. 4. v. 10.

ble Eglife, il s'eft occupé dans fon ouvrage d'un *paralogifme* continuel. Tout fon difcours, en effet, eft un étalage d'une érudition mal fondée, qui peut bien faire voir la vanité d'une fcience, qui n'eft pas reglée par la charité, mais qui ne peut ébranler le dogme d'une Eglife, que l'enfer *a* même ne fauroit affoiblir.

On fait, & on lui accorde que jeûner, & s'abftenir du boire & du manger eft la même chofe parmi les grammairiens; mais s'en tenir ici à la rigueur du terme, c'eft s'arrêter à une lettre capable d'affoiblir ou d'éteindre la pieté, parce qu'elle éloigne de l'efprit de l'Eglife qui en fait le foûtien. Si donc l'Eglife & fes docteurs ont étendu la force de ce terme, à quelqu'autre abftinence que celle du boire & du manger, ou ce qui prouve encore davantage, fi à l'idée litterale de jeûne, ils en ont ajoûté une autre plus parfaite; celui des catholiques ne différera de celui de M. *Daillé*, qu'en ce qu'il obligera à quelque chofe de plus parfait. Or, c'eft ce qu'on fera voir dans la fuite, en montrant que le jeûne eccléfiaftique, oblige non feulement

a *Matth,* c. 16. V. 18.

à se priver de boire & de manger de quoi que ce soit pendant un certain temps, mais à ne s'accorder après ce temps rien de ce qui a eu vie, ou qui pût enyvrer.

Il ne paroît pas même que dans les siecles passez, on ait interpreté si rigoureusement le mot de jeûne, ou qu'on l'ait renfermé dans des bornes si étroites ; car peu s'en sont tenus à la seule idée de la privation du boire & du manger ; la plûpart y ont ajoûté d'autres pratiques. *David* [a] joignit les gémissemens, les prosternations & la retraite à celui qu'il s'imposa pour obtenir la guérison de son fils : l'impie *Achab* [b] ajoûta le cilice au sien : les *Ninivites* [c] firent à peu prés de même : *Esther* [d] ordonna à *Mardochée* de faire prier les juifs, tandis qu'elle s'humilieroit devant Dieu par le jeûne. Le jeûne de *Daniel* [e] pendant trois semaines, consistoit dans l'abstinence de la chair des animaux & du vin. Le saint homme *Tobie* [f] accompagnoit le sien de la priere, & son fils [g] avec sa nouvelle épouse se préparerent au mariage

a *Reg.* l. 2. c. 12. v. 16. | b *Reg.* l. 3. c. 21. v. 27. | c *Jonas*, c. 3. | d *Esther*, c. v. | e *Daniel*, c. 10. | f *Tob.* c. 12. v. 8. | g C. 8. v. 4.

par la continence. *Esdras* [a] jeûna &
pria pour se rendre le ciel favorable.
Les prophétes [b] eux-mêmes ne parlent guere de jeûne, sans ordonner la
priere, l'humiliation & les larmes,
tel que fut celui des Macabées [c]. Les
reproches enfin qu'*Isaïe* [d] fait aux juifs
qui jeûnoient mal, font assez voir
qu'il faut autre chose pour bien jeûner, que de s'abstenir du boire & du
manger ; car il y joint les œuvres de
charité, de justice, de misericorde,
le renoncement à sa propre volonté,
& tout ce qui peut rendre le jeûne
spirituel & interieur. La description
que *Tertullien* [e] fait des jeûnes des
payens, montre manifestement qu'ils
se condamnoient aussi dans leurs jeûnes, à bien d'autres choses qu'à se priver du boire & du manger. Il rapporte
que dans les occasions graves, telles
que sont les calamitez publiques, les
payens alloient nuds pieds, qu'ils quit-
toient toutes les marques de dignité,

a *L.* 1. c. 8. v. 21. | b *Joel*, c. 2. v. 12. | c. L. 2. c. 13.
v. 12. | d C. 53. v. 3. &c. | e Omnem tapinophronesim
ethnici agnoscunt, cùm cœlum stupet, & aret annus,
nudipedalia denuntiantur, magistratus purpuras ponunt,
fasces retro avertunt, precem indigitant, hostiam instau-
rant... saccis velati & cinere conspersi... Casto Isidis &
Cybeles xerophagias adæquat, &c. *Tertul.* de jejunio
ethnicorum, c. 16.

qu'on ordonnoit alors des prieres &
des sacrifices ; que d'autres se cou-
vroient de sacs & de cendre, & que
quelques - uns imitoient les *xérophagies* des chrétiens.

L'opinion que M. *Daillé* avoit du
jeûne auroit épargné toutes ces cor-
vées à ces pauvres malheureux, qui se
tourmentoient mal-à-propos le corps,
faute d'être mieux instruits de la grammaire. Mais cette prétendue simplicité, ou cette ignorance se trouvoit
répandue, parmi des nations qui n'en
ont jamais été accusées. *Plutarque* rapporte que les femmes en certaines fêtes des Athéniens, se contentoient si
peu de ce jeûne *grammatical*, que l'on
fait consister dans l'abstinence du manger, qu'elles couchoient encore sur
la dure, en quoi elles imitoient les
Egyptiens, plus anciens que les Grecs,
& non moins éclairez. Les prêtres de
Crete ᵃ s'interdisoient tout ce qui étoit
cuit. Cette mere dans Horace ᵇ, comme on l'a déja dit, ajoûtoit un vœu
au jeûne, pour engager Jupiter à guérir son fils. Cette autre mere, dans *Ti-
te-Live* ᶜ, s'engageoit à la continence,

a *Polyd. Vergil.* p. 190. | b *Satyr.* l. 2. Sat. 3. | c *Apud*
Polyd. Vergil. p. 431.

pour obtenir des dieux une autre grace encore pour son fils. *Numa* leur en permettoit autant pour obtenir d'heureuses récoltes. Les *Turcs* [a] encore aujourd'hui ne séparent point la continence du jeûne. Ajoûtez à tout ceci, les exemples de *Zoroastres* [b], qui ne se permettoit que l'usage du fromage, de *Diogene*, qui ne s'accordoit que du pain, de *Pithagore*, qui craignoit tout, même jusqu'aux féves, d'*Apollon de Tyane*, qui ne vivoit que de fruits & de légumes ; & on aura de quoy se persuader que les plus grands esprits ont senti, que la perfection du jeûne dépendoit d'autre chose, que de la simple privation du boire & du manger, puisque la plûpart y ont au moins ajoûté le choix des viandes, & d'autres semblables moyens de se mortifier.

Il est aisé de conclure de tout ce qu'on vient de rapporter, que l'intention du jeûne, est bien moins de faire mourir de faim & de soif, que d'affliger l'esprit, & de l'humilier en mortifiant le corps, pour rendre hommage à la divinité, & se la rendre propice ou favorable. En effet, ce ne fut pas en vûe du jeûne & de l'abstinence, que

a *Boemus Aubanus*, p. 126. | b *Apud Viring.* p. 29.

Dieu se laissa fléchir par l'impie *Achab*, mais parce qu'il le vit humilié. *N'avez-vous pas vû*, dit Dieu ª lui-même à Elie, *Achab humilié devant moi ? Puis donc qu'il s'est humilié à cause de moy, je ne ferai point tomber sur sa personne les maux dont je l'ai menacé* Cette même idée paroît avoir êté celle de tous ceux, qui ont jeûné dans la religion juive, & dans le paganisme, à en juger par toutes les pratiques humiliantes qu'on joignoit, à l'abstinence du boire & du manger. Les chrétiens qui sont venus depuis ont encheri de beaucoup sur les juifs & sur les payens, tant par les austéritez qu'ils ont ajoûtées à leurs jeûnes, que par les vûes humbles & pieuses dont ils les ont accompagnez.

On dira peut-être que l'esprit du jeûne n'est pas du ressort de la Médecine, qui ne doit connoître que de ce qu'il a de corporel. Nous en convenons, & nous nous renfermerons dans ces bornes : mais il ne messied pas à un médecin catholique, de prendre les intérêts de la véritable Eglise sa mere, quand ils se trouvent mêlez avec ceux de sa profession.

ª *Rois*, l. 3. c. 21. v. 29.

CHAPITRE VII.

Ce que c'est que le jeûne eccle-siastique.

LEs jeûnes qu'on observe aujour-d'hui en certains temps, ne font que de foibles restes [a] de celui, que les premiers chrétiens observoient tous les jours. La mort encore récente du Sauveur, l'exemple de sa vie, la sainteté de sa morale, le sang des martyrs qui fumoit encore, la fin de la vie que la persecution annonçoit, celle du monde que l'on croyoit déja proche ; toutes ces considerations desoccupoient tellement de la vie les premiers fideles, que tout pleins des années éternelles, ils ne s'occupoient guere des jours de l'homme. De si saintes dispositions nourrissoient en eux d'autres espérances ; ils n'en avoient que pour l'éternité ; rien de passager n'interressoit leurs cœurs ni leurs affections ; les commoditez mêmes & les plaisirs étoient moins des appas pour eux, que des sujets de crainte. La péniten-

[a] *Thomass.* p. 296.

ce toute seule leur paroissoit sûre, parce qu'elle seule ressembloit à la vie du Sauveur, aux souffrances des martyrs, & à l'exemple des saints. Ils ne se regardoient donc que comme des hosties [a], qui avoient déja reçû l'aspersion, qui étoient toujours prêtes à être immolées. Cependant une vie si sainte, & une pénitence habituelle, ne répondant qu'imparfaitement à l'ardeur de leur zele, ils l'exciterent de temps en temps, & le renouvellerent en s'imposant de nouvelles [b] austeritez en certains temps, durant lesquels ils s'assujertissoient à d'affreuses abstinences; ce fut ainsi que l'on vit naître le jeûne du Carême, en même temps que le christianisme. Cette antiquité [c] paroît en ce que dès le commencement de l'Eglise, les *Montanistes* affectoient de se distinguer des catholiques, par l'observance de plusieurs Carêmes; preuve indubitable que deslors les catholiques en observoient un. Il est vrai que les premieres loix qui se firent, pour établir sa durée & son uniformité, ne commencerent que vers le troisiéme siecle; mais ces loix elles-mêmes font

a *S. Paul.* | b *S. Jerôme*, epist. à Ste Eustoq. à S. Marcel. *S. Benoist*, regl. | c *Baillet*, p. 73.

voir l'ancienneté de cette pratique, puisqu'elles furent moins faites pour ordonner le jeûne du Carême, que pour en confirmer où en renouveller l'obfervance. Ce furent des moyens qu'on employa, tantôt pour ranimer le zele des fideles, tantôt pour le foûtenir contre des hérétiques ou des libertins; de forte que les ordonnances qui fe firent depuis le troifiéme fiecle jufques bien avant dans l'onziéme, où l'on fixa le Carême à quarante jours, doivent être moins confidérées comme des établiffemens nouveaux, que comme un renouvellement de loix qui fe fit, ou pour arrêter la licence & prévenir le relâchement, ou pour calmer des inquietudes, & appaifer des difputes, pour donner enfin une mefure au zele, & des bornes à la ferveur.

Ces reglemens regardent encore la qualité des alimens, qu'on pouvoit s'accorder dans les jours de jeûne; car quoi qu'on convinft du peu qu'on en devoit prendre, tous ne s'accordoient pas fur la forte de nourriture, qu'on pouvoit fe permettre.

L'effence du jeûne, felon faint Auguftin, confiftoit dans l'unité du repas qui devoit se faire le soir, & il tenoit cette maxime [a] des anciens, qui appelloient jeûne la privation du dîner. Saint Jérôme étoit persuadé, qu'il n'y avoit point de jeûne plus sévere, que celui qui se fait au pain & à l'eau. Saint Basile y ajoûtoit quelques légumes. Saint Chrysostome avoit la même indulgence, mais saint Gregoire de Nysse défendoit les légumes assaisonnez, conformément au sentiment de saint Jérôme, qui trouvoit du crime à manger un jour de jeûne quelque chose de cuit : *Coctum aliquid accepisse, luxuria sit* [b]. On trouve une pratique semblable parmi les payens, car les prêtres de l'isle de Crete ne mangeoient rien que de crud [c]. Mais avant que l'Eglise eût rien prescrit sur la sorte d'aliment, qu'on pouvoit s'accorder en Carême, les chrétiens dès le second siecle s'étoient obligez à la *xérophagie* [d]. On l'observa d'abord dans tous les jeûnes, puis seulement dans la semaine sainte. Elle consistoit dans l'abstinence, non seulement de la viande & du vin, mais de tout ce qui étoit apprêté ou agréable, jusques-là qu'on se privoit

[a] Epist. 86. ad Casulan. | [b] S. Jérôme, epist. | [c] Laurent. Polymath. p. 138. | [d] Baillet, p. 116.

des fruits qui avoient quelque chofe de vineux : *Xerophagiam obfervamus*, dit Tertullien [a], *ficcantes cibum ab omni carne & juralentia, & vuidioribus quibufcunque pomis, ne quid vinofitatis vel edamus, vel potemus.*

Cette forte de jeûne ne fut point de commande dans fes commencemens, mais à devotion [b]; on la trouve cependant confeillée dans la fuite par des évêques [c], & un concile [d] l'ordonna à tous les fideles pendant le Carême. Il faut encore convenir que la *xérophagie* fut plus commune parmi les Grecs [e] que parmi les Latins, & que l'Eglife apporta toûjours beaucoup de précaution dans l'ufage des *xérophagies*; mais ce fut pour préferver les fideles, contre les jeûnes fuperftitieux & mal entendus des *Montaniftes*. Cependant la pratique des folitaires, & des perfonnes zélées des premiers fiecles, prouve que fi l'Eglife defaprouvòit les vifions libertines, & les jeûnes déreglez de ces hérétiques, elle conferva toûjours l'efprit de la plus févere abftinencé. C'eft pourquoi les

---

a L. 1. adverf. Pfych. | b *Baillet.* p. 117. | c P. 118. | d *Concil. Laod.* | e Vid. *S. Epiph.* in compend. Doct. cathol.

constitutions apostoliques *a* bornent les *xérophagies* aux six jours de la semaine sainte, & ces *xérophagies* consistoient dans le seul usage du pain, des légumes, du sel & de l'eau. Que si quelques-uns porterent la *xérophagie* plus loin, soit pour le nombre des jours, soit pour la qualité des nourritures, ce ne fut pas en vertu d'aucune ordonnance de l'Eglise, mais par l'amour qu'ils eurent pour la pénitence : *Ex arbitrio (agebantur) non ex imperio b.* Tel fut le zele de ces solitaires dont parle *Cassien c*, qui ne se permettoient les jours de jeûne que deux petits pains, qui pesoient à peine une livre de douze onces. Or ces pains étoient secs ; c'étoit une sorte de biscuit qu'il falloit tremper dans l'eau pour les pouvoir manger, *Biscoctus panis qui apud Romanos dicitur paximas d.* Il seroit malaisé de trouver un exemple de *xérophagie* plus sévere & plus exacte.

Mais ce qui s'établit universellement dans dans l'Eglise *e*, fut que le jeûne du Carême seroit de quarante jours, qu'on s'abstiendroit pendant tout ce temps de viande, de vin, de

a L. 5. c. 17. | b *Tertul.* de jejun. | c Collat. 2. c. 17. 19. | d *Suidas.* | e *Thomass.* p. 64.

ragoûts

ragoûts & de liqueurs ; & que la nourriture ne seroit que de légumes , de
fruits , de pain & d'eau. Ce fut cependant moins encore dans ces observances qu'on mit l'essence [a] du jeûne du
Carême , que dans l'obligation de ne
manger qu'une fois dans vingt-quatre
heures , & cet unique repas ne se permettoit qu'au soir. Cette obligation
étoit même telle, que ce n'étoit plus
jeûner que de manger avant ce temps.

Il est vrai qu'on étoit encore partagé [b] en Italie du temps de Bede , vers
le milieu du huitiéme siecle, sur le nombre de quarante jours de jeûne ; car
quoique l'on convinst de quarante-
deux jours d'abstinence dans plusieurs
églises, on n'y jeûnoit que trente-six
jours. Mais on y ajoûta quatre jours
de surcroît dans le neuviéme siecle,
& le nombre de quarante jours se
trouve fixé , & universellement établi dans l'onziéme [c]. Les regles mêmes touchant l'abstinence, ne se trouvent bien fixées que vers le septiéme
siecle [d] ; car ce fut vers ce temps que
les conciles s'en expliquerent , & qu'il
fut arrêté qu'on se priveroit de viande

a *Dissert. sur l'hemin.* p. 84. | b *Baillet* , p. 83. | c *Id.*
p. 86. | d *Id.* p. 119. *Thomass.* c. 6.

pendant le temps du Carême, & par
cette abstinence on entendoit principalement celle des animaux à quatre
pieds, & des oiseaux [a], quoi que les
plus exacts l'entendîssent aussi de la
chair des poissons, dont ils défendoient
l'usage [b].

Ce qui paroît certain, c'est que dans
le huitiéme siecle la permission [c] de
manger du poisson, n'étoit que pour
les malades. Cette pratique sur tout
fut celle des Grecs [d] & des orientaux [e], car ils se refusoient le poisson
quand ils jeûnoient, & le permettoient
uniquement à leurs malades [f]. Il se
trouvoit aussi des vestiges de cette sévérité dans l'Eglise latine ; car saint
Martin [g] n'en usoit que dans les grandes fêtes, telle que celle de pâques ;
& saint Jerôme en accordoit aux religieuses [h] dans leurs jeûnes ordinaires,
& non dans ceux du Carême, encore
ces poissons ne devoient-ils être, ni
délicats, ni apprétez ; ils devoient être
de la nature de ceux qu'on nomme imparfaits, comme les *hûitres*, les *séches*,
les *écrevisses*, que les Grecs permettoient

a *Ibid.* p. 116. | b *Thomass.* c. x. | c *Baillet*, 123. | d *Tho-
mass* p. 281. | e *Cardinal. Brancat.* Dissert. de chocolat.
p. 176. | f *Thomass* p. 282. | g *Sulpic. Sever.* dialog.
h Ad Lætam, de instit. fil.

aux infirmes & aux vieillards, peut-
être quand ils étoient en dignité &
perfonnes publiques, comme on le vit
dans la perfonne de l'empereur An-
dronic, qui dans un âge fort avancé,
n'ufoit que de cette forte de poiffon [a].

C'êtoit donc une forte d'indulgence
alors, que d'ufer de poiffon [b], par où
l'on doit juger de la méprife de ceux,
qui auroient voulu fe donner la liberté
de manger de la volaille [c], perfuadez
que les oifeaux ayant été produits de
l'eau, comme les poiffons, ils devoient
être de même nature. Mais c'êtoit raf-
finer en matiere de fenfualité, que
de renoncer ainfi à la groffe viande,
pour fe ménager l'ufage d'une plus délicate ; car qui ne voit combien la volupté gagnoit à cet échange ? *Non mihi
videntur illi refecare delectationes corporis,
fed mutare* [d]. Auffi faint Jerôme a-t-il
fait voir le ridicule de cette mauvaife
pratique : *Procul fint à conviviis aves.....
nec ideo te carnibus vefci non putes, fi.....
quadrupedum efculentias reprobes: non enim
hæc pedum numero, fed fuavitate guftûs ju-
dicantur* [e]. Ainfi, quoique cette permif-

a *Thomaff.* p. 282. | b *Id.* c. x. | c *Ibid* | d *Julien Po-
mere, dans Thomaff* p. 63. | e Fpift. ad Salv. deviduu.

fion de manger de la volaille paroiffe fondée fur la regle *a* de faint Benoiſt, & fur une pratique de faint Céfaire *b*, qui accordoit la volaille aux religieufes infirmes : *Pulli*, dit-il, *pro infirmis præbeantur*, l'ufage de l'Eglife a été contraire : & ce fentiment s'eft trouvé négligé. La raifon de cette indulgence venoit de la facilité qu'il falloit procurer aux monafteres d'alors, par rapport aux malades ; car éloignez comme ils étoient des villes, c'étoit plûtôt fait pour eux, & d'une moindre dépenfe, de tuer des volailles que des moutons & des veaux. Il falloit d'ailleurs fi peu de vainde dans ces monafteres, où elle s'accordoit rarement, & à peu de perfonnes, qu'il auroit été fuperflu de tuer un bœuf, & qu'il fuffifoit de tuer une volaille. L'amour du filence & de la retraite, ou la crainte de frequenter les villes les aura engagez infenfiblement dans cette opinion, & leur fimplicité a pû l'excufer, mais la raifon ne la favorife pas, comme on s'en perfuadera par la réfléxion fuivante.

Quand il feroit autant certain qu'il eft douteux, que les oifeaux foient fortis des eaux, & qu'ils en ayent été pro-

a C. 45. 48. | *b* Recapitul. c. 17.

duits, on ne pourroit pas en conclure
qu'ils duſſent être de la nature des poiſſons. Ce ſeroit indignement confondre nos manieres d'imaginer, avec celle
dont le créateur agit. Nos ſens mal
inſtruits du fond des choſes, nous les
repréſentent reſſemblantes aux matieres d'où elles ſont ſorties : mais c'eſt
s'oublier ou ſe livrer à une mépriſe, dont
la phyſique peut nous faire revenir. En
effet, c'eſt l'arrangement & le mouvement de la matiere, établis & re-
glez par le créateur, qui ont fait la
nature & la difference des choſes ; &
de là viennent leurs manieres d'êtres,
& leurs qualitez. Or, la même idée
qui nous perſuade que le ſouverain
être, a pû former de rien des milliers
de corps & de ſubſtances admirables,
nous convainc que tout eſt indifférent
dans ſes mains pour les vûes qu'il ſe
propoſe, puiſque ſa volonté ſeule les
exécute en ſouveraine. Après cela,
n'auroit-il pû former que des ſubſtances de même nature que les poiſſons,
parce qu'il les auroit tirées de l'eau,
lui qui venoit d'animer un peu de limon, & en faire la plus parfaite des
créatures ? Lui auroit-il été moins poſ-
ſible de tirer des eaux des êtres autant

D iij

differens de cet élement, que l'homme l'est du limon dont il est forti? Comme donc il feroit infenfé de conclure que l'homme n'est que terre & que matiere, parce que la terre fut le fond dont il fut tiré, ce fera fans raifon, & mal à propos, qu'on conclura que les oifeaux ne tiendront leur nature que de celle l'eau, parce qu'ils en feroient fortis. Suivant cette comparaifon dans d'autres productions de la terre, on fe trouvera convaincu, de combien peu elle contribue de fes qualitez fenfibles & connues aux fubftances qui en naiffent, ou qui s'y produifent. Rien, par exemple, ne lui reffemble fi peu, que les plantes qui en fortent; & l'or qui fe produit dans fon fein, eft autant différent du fer qui s'y engendre, que ces deux métaux le font d'elle-même.

Il eft vrai que de nos jours le botanifte du monde le plus eftimé, & le plus digne de l'être [a], a trouvé dans la terre un *fel effentiel* qui lui eft propre; d'où l'on pourroit foupçonner que chaque élement auroit le fien, capable de faire paffer fes qualitez dans les pro-

[a] *Monfieur Tournefort, préface de fon hift. des plantes des environs de Paris.*

ductions qui en fortent. Mais ce fel prend tant de différentes faces, & fe trouve fi étrangement varié & confondu dans les plantes, qu'on appercoit d'abord, qu'il n'eft point deftiné à faire des fubftances purement terreftres. D'ailleurs, ce fentiment fi ancien dans les auteurs ecclefiaftiques, que les oifeaux font fortis des eaux, eft fondé fur une interprétation de l'Ecriture, qui n'eft pas exemte de difficulté. En voici l'endroit [a].

Producant aqua reptile anima viventis, & volatile fuper terram fub firmamento cœli. Que les eaux produifent des poiffons vivans (car les hébreux mettoient les poiffons au rang des reptiles) & des oifeaux qui volent dans l'air. Ce paffage fembleroit faire en effet, fortir les oifeaux de l'eau, fi l'hebreu laiffoit cette équivoque, mais il l'ôte, en difant : *Et que les oifeaux volent fur la terre.* Par où l'on voit que Dieu ordonne que les poiffons foient produits dans l'eau, & que les oifeaux volent dans l'air. Or, le commandement de voler de la part du créateur à des oifeaux qu'il crée, eft la même chofe que de les faire naître parfaits, lui des

[a] *Genef.* c. 1. v. 20.

D iiij

mains de qui rien ne fortit que d'ache-vé. C'eft donc comme fi l'Ecriture di-foit, que Dieu ordonna aux poiffons de naître dans l'eau, & aux oifeaux de fe former fur la terre & de voler dans l'air, pour faire entendre qu'ils furent les uns & les autres parfaits, dès l'inf-tant de leur création.

Cette explication eft tirée de l'Ecri-ture même, qui marque pofitivement ailleurs [b], que les oifeaux furent for-mez de la terre, *formatis de humo.... vo-latilibus.* Par où l'on voit que ce qu'on a empruné de l'hébreu, eft une jufte in-terprétation de la vulgate, puifque dans ce dernier paffage elle eft con-forme à l'hébreu.. Ce n'êtoit donc que des poiffons, tout au plus, qu'on s'accordoit en Carême avec les légu-mes, en quoi confiftoit une grande partie du jeûne ; l'unité du repas y êtoit cependant du moins auffi nécef-faire, comme on s'en perfuadera par le chapitre fuivant.

[b] C. 1. v. 19.

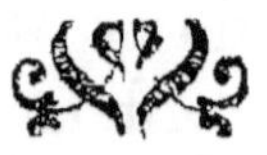

CHAPITRE VIII.

Que l'unité du repas entroit dans l'essence du jeûne des chrétiens : que ce repas devoit se faire le soir.

L'ESSENCE du jeûne, suivant le témoignage d'un savant évêque [a] d'Orleans, ne consiste pas tant dans l'abstinence de certaines viandes, que dans l'observance à ne manger que le soir. Ceci est si vrai, que *dîner* & *jeûner* sont des termes contraires ou opposez dans les anciens peres [b]. C'est pourquoi on trouve dans saint Jérôme [c], que les moines dînoient à midi au lieu de souper le soir, dans les temps qu'ils ne jeûnoient pas, tel qu'étoit celui de pâques. Saint Paulin [d] évêque de Nole, racontant à un de ses amis qu'il avoit fait jeûner avec lui la personne qu'il lui avoit envoyé, lui dit qu'ils avoient soupé ensemble. Enfin, l'on voit dans Cassien [e], que

---

a *Theodulph.* capitul. n. 40. | b *Thomaff.* p. 98. | c Ad Eustoch. de custod. virgin. | d Epist. ad Amand. | e L. 3. instit. c. 12.

les jours de dimanche, & semblables,
dans lesquels on ne jeûnoit pas, les
religieux ne mangeoient qu'une fois,
savoir à midi, quoi qu'on préparât
un autre repas le soir, pour ceux qui
voudroient en user ; mais que ce repas ne servoit qu'aux infirmes & aux
hostes. Saint Grégoire de Nysse [a] marque l'heure du repas, du jour de jeûne, qui êtoit le coucher du soleil. Les
jeûnes des juifs duroient aussi jusqu'au
soir [b] ; & les Turcs encore aujourd'hui
prolongent le leur jusqu'à ce temps [c].
La regle [d] générale a donc toujours
êté de ne rompre le jeûne en Carême
que sur le soir. A quoi sert, dit saint
Jean Chrysostome [e], de ne pas manger pendant tout le jour, si on le passe
à jouer, à jurer, à blasphémer ? Théo-
dulphe [f] disoit à peu prés la même chose dans le neuviéme siecle ; il reproche à plusieurs personnes l'empresse-
ment avec lequel ils couroient à table
dès l'heure de nones : Mais ce n'est pas
jeûner, ajoûte - t - il, que de manger
avant l'heure de vêpres. C'êtoit encore à cette même heure qu'on rompoit

<hr>

[a] Orat. in princip. jejun. | b *Polydor. Vergil.* p. 427.
Judith, c. *Rois*, 2. c. 1. | c *Roëmus Auban.* p. 126.
d *Baillet*, p. 133. | e Homil. 6. | f Capitul.

le jeûne du temps de saint Epiphane, & de saint Irenée [a]; coutume qui subsistoit encore dans le siecle de saint Bernard [b] : *Jusques à présent, dit-il,* (parlant des petits jeûnes qu'on rompoit à nones) *nous avons jeûné seuls jusqu'à nones ; mais en ce temps (c'étoit celui du Carême) nous allons jeûner jusqu'au soir avec tout le monde, avec les rois & les princes, le clergé & le peuple, les bourgeois & les nobles, les pauvres & les riches.*

Mais vers le milieu du treiziéme siecle, l'heure de l'unique repas se trouva approchée [c] à nones, & dans le quatorziéme à midi [d]. Ce ne fut pas sans regret, pour les gens de bien, qui crurent que le changement du souper en dîner, alloit devenir le tombeau [e] du jeûne ecclésiastique ; c'est pourquoi les évêques [f], & en particulier celui de Paris, recommandoient encore à leurs peuples, dans le seiziéme siecle, l'ancienne discipline du jeûne. Charlemagne & sa cour, donnerent peut-être occasion à cette anticipation [g] du souper ; car pour ne pas obliger ses offi-

---

a *Pasmans.* thes. 7. | b Serm. 5. in quadrag. | c *Pasmans* thes. 7. | d *Ibid* | e *Baillet*, p. 134. | f *Ibid.*
g *Baillet*, p. 135. *Hemine*, p. 82.

ciers à manger trop tard, il fit avancer son repas vers midi. Il se pratiquoit aussi une pareille anticipation du souper vers ce temps dans toute l'Italie [a] ; mais on demeura plus fidele & plus exact là-dessus en France & en Angleterre [b], jusqu'à ce qu'enfin on transfera le souper à midi dans le quinziéme siecle.

Ce relâchement n'arriva pas tout d'un coup, il eut ses degrez insensibles, mais toujours en s'éloignant de la regle ; car il n'en est plus, dès qu'une fois on s'est laissé aller au penchant de la nature [c]. On commença par croire qu'on pouvoit en Carême, comme dans les demi jeûnes, manger à nones, c'est-à-dire, à trois heures après midi [d]. D'autres crurent que la regle de ne rompre le jeûne qu'après vêpres, ne regardoit que ceux qui assistoient aux offices, & que les autres satisfaisoient à l'obligation du jeûne, en ne mangeant qu'à trois heures [e].

Ce qui aida beaucoup les peuples à se défaire du scrupule de rompre le jeûne à cette heure, fut la doctine que

a *Bail'et*, p. 136. | b *P.smans.* thes. 7. | c Nihil stabile ubi naturæ corruptæ ceditur. *Pasmans.* thes. 7. d *Baillet*, p. 135. | e *Ibid.*

les *fcholaftiques* commencerent d'établir dans le treiziéme fiecle, qu'il n'êtoit point néceffaire d'attendre en Carême à ne manger que le foir. *Alexandre de Hales* [a], qui a paffé pour le maître de faint *Thomas* & de faint *Bonaventure*, autorifa ce qui avoit paffé jufques-là pour un relâchement. Il enfeigna [b] fur des raifons de fpiritualité & de convenance [c] inouyes jufqu'alors, que l'heure la plus convenable pour rompre le jeûne, êtoit celle de trois heures, fans attendre jufqu'au foir. Saint Thomas [d], & les autres fcholaftiques, à leur exemple, entrerent dans le même fentiment ; & on enfeigna tout communément dans les écoles, qu'il n'êtoit pas néceffaire [e] de jeûner jufqu'au foir, que l'heure de nones [f] êtoit celle où finiffoient tous les jeûnes ; de forte que dans le feiziéme fiecle on ne faifoit plus mention de l'ancienne coutume, de ne les rompre que fur le foir, que comme d'un ufage furanné dont on êtoit revenu ; jufques-là qu'il n'en reftoit plus de veftiges parmi les moines [g]. On fe

a *Diff. de l'hemin.* p. 86. | b Part. 4. q. 103. memb. 2. | c *Diff. de l'hemin.* 87. | d *Ibid.* 88. | e *Baillet*, p. 141. | f *Diff. de l'hemin.* p. 104. | g *Ibid.* p. 107.

laissa aller enfin, non seulement à manger à midi en Carême, mais on essaya encore d'insinuer qu'on pouvoit le faire à onze heures [a] ; & quelques-uns oserent dire, qu'il suffisoit de jeûner jusqu'à neuf [b] heures du matin.

Deux maximes qu'établirent les scholastiques, leverent tous les scrupules de ceux qui se laisserent persuader de rompre le jeûne à l'heure de nones. Il fut 1° enseigné qu'il n'étoit pas nécessaire d'attendre précisément [b] cette heure, & qu'on ne rompoit pas son jeûne en la prévenant. 2°, L'autre maxime, aussi moderne, acheva de calmer les consciences de ceux qui avoient appris, qu'on ne pouvoit rompre le jeûne qu'après vêpres ; on leur fournit l'expédient d'avancer l'office de vêpres à nones [c] ; & par la même liberté qu'on s'étoit donnée, d'avancer la fin du jeûne à nones, & de nones à midi, on avança aussi vêpres à midi, afin qu'il fût dit qu'on ne rompoit le jeûne, comme autrefois, qu'après vêpres. C'étoit manifestement confondre les heures du jeûne & de l'office ; mais il n'en fallut pas davantage pour

a *Ibid* | b *Baillet*, p. 144. *Pasmanf.* thef. 7. | c *Diff. de l'hemin.* p. 104.] d *Baillet*, p. 140. *Pasmanf.* thef. 7.

appaiſer les ſcrupules des uns, tandis que les autres ſe laiſſerent aller à l'autorité des docteurs. Cette ſoumiſſion aux nouvelles déciſions des *ſcholaſtiques* alla ſi loin, que tranquilles ſur ce qu'ils enſeignoient alors, on oublia preſque tout ce qui s'obſervoit dans la primitive Egliſe. On parvint à ne plus ſavoir *a* ſi la meſſe, les vêpres & le repas des jours de jeûne, avoient jamais été differez juſqu'au ſoir. Les canons qui ordonnoient de ne rompre le jeûne qu'après vêpres, s'éludoient en les interprétant de l'office de vêpres, avancé à l'heure de nones, au lieu que les canons l'entendoient de la vraie heure de vêpres, qui étoit ſur le ſoir. Ce fut ainſi que l'on établit qu'il ſeroit permis de ne jeûner que juſqu'à midi, pourvû qu'on avançât vêpres à cette heure ; de ſorte que l'heure de vêpres, qui étoit anciennement après le coucher du ſoleil, ſe trouva en Carême lorſqu'il eſt à peine au milieu de ſa courſe.

L'Egliſe fut comme forcée de légitimer *b* l'heure de midi, en ſouffrant qu'on rompît le jeûne à cette heure, comme il ſe pratique aujourd'hui. Mais

---

a *Baillet*, p. 141. | b *Baillet*, p. 143.

en même temps qu'elle tolera ce relâchement, elle fut si éloignée de l'approuver, ou d'en faire une loy, que ses ordonnances y sont contraires [a] : *Nec juxta canones quadragesimaliter jejunare censemur, si ante vesperum reficimur* ; & la regle la plus constante de l'Eglise a toujours été de jeûner jusqu'au soir : *Jejunia quadragesimæ protrahantur in vesperam, id est post lucernaria reficiatur* : car *vespera* signifie en cet endroit le soir, & *lucernaria* vêpres, qui se disoient le soir : ce que Cassien appelle *lucernalis hora* ; & saint Jérôme, *lucernâ accensâ reddere sacrificium vespertinum* [b].

Mais ceux même qui donnerent cours à l'opinion, que ce n'êtoit pas aller contre les loix du jeûne, que de manger à midi en Carême, soûtinrent toujours qu'il n'êtoit permis alors de faire qu'un seul repas par jour [c]. C'est pourquoi ces docteurs ne craignoient pas de donner la préférence au jeûne des Latins, au dessus de celui des Grecs ; par cette raison [d], que les Grecs faisoient plusieurs petits repas dans le

a *Microl.* c. 49. *Theodulph.* | b *V. diss. sur l'hemin.* p. 90. | c *Ibid.* p. 109. | d *Baillet*, p. 145. *Thomass.* p. 308.

jour, & que les Latins n'en faisoient qu'un seul. Saint Thomas en particulier, décide que l'intention de l'Eglise, & que l'usage reçu, *communis consuetudo populi christiani*, est qu'on ne doit faire qu'un repas les jours de jeûne : *Ecclesia moderatione statutum est, ut semel in die à jejunantibus comedatur* [a]. Cette coutume subsistoit encore dans le quinziéme siecle, dans le diocese de Paris, où l'évêque d'alors ordonnoit de ne manger qu'une fois par jour, *semel in die refectionem... capiatis* [b] : mais on déchut insensiblement de ce reste d'exactitude. Peut-être [c] l'exemple des Grecs, qui faisoient consister leurs jeûnes à manger tres-peu, mais plusieurs [d] fois dans 24. heures, porta-t-il les Latins à se permettre un second repas, pourvû qu'il fût fort petit ; mais le penchant où l'on se trouve d'avancer vers le mal, dès qu'on s'est donné quelque licence, en fut la principale cause ; car les Grecs ne pratiquoient pas ces sortes de jeûnes en Carême, & ces petits repas n'étoient autorisez parmi eux que dans les petits jeûnes, qui obligeoient moins que

a 2. 2. q. 147. art. 6. | b *Synod. Paris.* p. 243. c *Baillet*, p. 245. | d *Thomass.* part. 2. c. XI.

ceux qu'on appelloit grands jeûnes. Le même prétexte donc qui fit avancer le souper au dîner , parce qu'on trouvoit trop de distance du matin au soir , & trop de risque pour la santé, d'être si long-temps sans manger , persuada que le besoin du corps demandoit, qu'on ne fût pas d'un midi à un autre midi , sans faire au moins un petit repas. Cependant on croyoit du temps de saint Thomas [a] , qu'on pouvoit se bien porter en ne mangeant qu'une fois en 24. heures ; & ce fut la raison qui fit décider ce grand docteur en faveur de l'unité du repas. Ceux qui sont venus après , soit que la charité & le zele se soient refroidis , soit qu'on ait crû devoir pousser plus loin la condescendance , ont accordé plus que lui : la colation du soir leur a paru , ou nécessaire, ou supportable ; du moins n'en a-t-on plus fait un crime, & l'usage s'en est établi.

[a] *Thomass.* p. 311.

CHAPITRE IX.

De la colation des jours de jeûne.

CE fut par de foibles commencemens qu'on vit naître l'ufage de
la colation en Carême, dans les lieux
même où s'obfervoit le jeûne avec plus
de févérité. On pourroit en appercevoir quelques traces dans la permiffion qu'on accordoit dans les Monafteres, au frere qui lifoit, & à celui
qui fervoit à table, de manger un morceau, & de boire un coup avant que
de fervir les autres [a], car c'étoit leur
accorder deux repas. Mais on trouve
une autre forte de colation dès le fep-
tiéme fiecle, où l'on permettoit aux
moines de boire le foir, les jours
qu'ils ne jeûnoient pas, ou qu'ils n'ob-
fervoient que les jeûnes de regle [b] : on
leur donnoit cette même permiffion
en Carême, mais feulement après le
repas du foir, c'eft-à-dire, avant
complies [c]. Comme les moines re-

a *Thomaff.* p. 312. | b *Id.* p. 2. c. x. *diff.* fur l'hemin.
num. 49. | c *M. l'Abbé de la Trappe,* comm. 1. 2.
p. 226.

tournoient au travail après le repas du soir, ils se trouvoient altérez [a] à leur retour, soit par la fatigue, soit par la nature des alimens qu'ils avoient pris dans ce repas, dans ces temps, sur tout, où les *xérophagies* [b] se pratiquoient. On leur permit donc de boire après le souper. Cette permission passa dans l'ordre de saint Benoît au huitiéme siecle, & elle fut autorisée dans le neuviéme, même pour le Carême, par le concile d'Aix-la-chapelle ; elle fut reçue enfin, dans *Cluny* & dans *Cisteaux*, au dixiéme & onziéme siecles [c]. La maxime qu'il seroit dangereux de boire sans manger, accrut cette indulgence ; de sorte que dans la suite les moines eux-mêmes crurent seulement devoir ajoûter un morceau de pain, à ce qu'ils avoient à boire avant complies [d]. Pour ne point perdre [e] le moment de temps qu'ils employoient à ce petit rafraîchissement, qu'ils s'accordoient, ils s'aviserent de faire ces jours-là leur lecture du soir dans le cloître. En voici le détail, rapporté par l'auteur [f] des coutumes de Cluny.

a *Pasmans.* th. VIII. | b *Baillet*, p. 145. | c *Ib.* p. 146. & *Baillet*, p. 147. | e *Id. ibid.* | f *Udalric. Pasm.* th. VIII.

Il dit qu'on demeuroit après vêprès dans le cloître, où l'on faisoit quelque lecture ; qu'on sonnoit ensuite une cloche pour laver les mains (que le travail avoit salies) pour ensuite aller boire au réfectoire ; qu'on lisoit encore, & qu'on donnoit ensuite le signal pour la *colation*. Mais cette boisson étoit seulement d'eau, dont on ne beuvoit qu'un coup à la mesure d'une tasse, & non à la cruche : *aquam non ab urceo, uno haustu, ad calicis bibat mensuram* [a]. Car il fut inouy d'abord qu'on y ajoûta la moindre chose à manger : exactitude qui subsista jusqu'au temps de saint Bonaventure, puisqu'il ne parle pas de manger à la colation [b]. Un des premiers qui a agité la question, si on pouvoit manger à colation, est *Tostat* [c] évêque d'Avila en Espagne, dans le quinziéme siecle ; mais ce prélat décide qu'on ne peut, sans rompre son jeûne, user de conserve, qu'autant qu'on n'en prendra qu'en tres-petite quantité, uniquement par maniere de remede, jamais pour se nourrir. Ce ne fut donc que dans le seiziéme siecle, que l'on permit un petit morceau de

a *Regul. mag.* c. 27. | b *Thomass.* p. 324. | c *Tostat*, in Matth. c. 6.

pain avec la boisson , pour empêcher qu'elle n'affoiblît l'estomac , *frustulum panis ne potus noceat* , comme il est porté dans les dernieres constitutions des Chartreux *a*. Cette permission n'étoit pourtant pas universelle du temps du cardinal Cajetan , car il témoigne qu'il y avoit encore plusieurs endroits , où on ne s'accordoit qu'un peu d'eau *b* à la colation.

On voit par tout ce qu'on vient de dire , combien cette colation fut peu de chose d'abord. Ce mot même de *colation* *c* s'entendit moins du soulagement corporel que les moines s'accordoient en beuvant , que de l'assistance aux lectures *d* spirituelles , pendant lesquelles ils avoient établi de boire , comme s'ils avoient voulu se dissimuler l'action qu'ils alloient faire , contre l'usage des anciens moines , en faisant concourir le moment de ce repas avec les temps de la lecture. Et parce que ces lectures se tiroient ordinairement des conférences des saints , ils appellerent aller à la colation, *ire ad collationem* *e*,

a Diss. sur l'hemin p. 112. | b *Thom. ss.* p. 320. | c *Baillet*. p. 147. *Thomass* p. 2. c. xi. &c. | d *Diss* sur l'hemin. p. 111. | c *Ibid.* p. 109. *V. l'explication des ceremonies de l'Eglise , par le celebre & savant Benedictin , Dom Claude de Vert. t.* 2. p. 102.

l'action d'aller boire un coup en même temps qu'on alloit à la conférence, ou à la lecture des écrits des faints.

L'exemple des moines paffa dans le monde ; celui des Chartreux en particulier, & de Cluny, donna à penfer qu'on pourroit manger en beuvant. Tous ne s'accorderent pourtant pas d'abord l'ufage du pain, *a* que ces religieux avoient trouvé à propos de fe permettre, mais ils fe contenterent de quelques fruits fecs. Saint Thomas les permit, à condition qu'on n'en uferoit que tres-fobrement pour la pure néceffité. On ne tarda plus à exceder cette réferve ; on fit entrer le pain & le vin *b* dans la colation, qui devint une forte de repas. L'Eglife le toléra encore, & les évêques ne trouverent plus d'autres remedes pour arrêter cette licence, que de la moderer, & de lui donner les plus étroites bornes *c* qu'il feroit poffible. Quelques cafuites ne les ont, ni aidé en cela, ni imité ; ils ont, au contraire, élargi encore la voye, enfeignant qu'on pouvoit fans péché, manger à colation toute forte de *fruits*, d'*herbes* & de *racines*. Ils y ont ajoûté les *foupes aux*

a *Baillet*, p. 148. | b *Id* p. 149. | c *Ibid.*

herbes, les amandez, les petits poissons frits ou rotis, le lait, le fromage, la pâtisserie. Il est vrai qu'ils n'ont pas été suivis là-dessus par tout le monde chrétien ; mais de-là est venue la permission du vin, des fruits & des salades. Des communautez religieuses adopterent ces indulgences, & ne tarderent pas à faire de la colation une sorte de repas en forme, auquel on devoit s'asseoir, & faire la lecture, comme le porte la regle des *Théatins* : *Jejuniorum tempore ad serotinam cœnulam simul accedant, cibum sedentes sumant ; spiritalis lectionis cibo reficiantur* [a]. Que si l'on demande après cela à quoi l'on doit s'en tenir en matiere de colation, *Gerson* [b] répond qu'il faut suivre les coutumes des lieux, & se garder de la sensualité. Les canonistes & *Bellarmin* disent la même chose. Saint *Charles* [c], cardinal & archevêque, est plus décisif, & réduit ces colations à une once & demie de pain, & à un verre de vin, si on en a besoin, à condition qu'on ne fera qu'un vrai repas vers nones ? *Semel tantùm in die post meridiem cibum capiant ; quòd si aliquid alicui ampliùs opus erit,*

a Regle des *Théatins*. | b Tom. 2. p. 25. | c *Acta eccles. Mediol.*

vesperi

vesperi panis unciam cum dimidia, & vini
poculum tantùm capere liceat. Mais c'est
pour des domestiques [a], & par conséquent pour des personnes obligées
au travail, qu'il accorde cette indulgence ; par où l'on voit à combien peu
de chose elle se doit réduire. C'est sur
quoi cependant on ne trouve nulle
autre décision [b] ecclésiastique ; mais
comme la raison de nécessité [c] a servi
de prétexte à la colation, & que ce
n'est que par indulgence que l'Eglise
l'a tolerée, on doit comprendre que
l'on ne peut s'accorder trop peu de
chose dans ce repas, qu'il ne faudroit
même faire qu'en cachete, & à la dé-
robée, à peu près comme il se pratique en certaines communautez religieuses, où on ne dit, ni *benedicite*, ni
graces à la colation, parce qu'on n'a
point encore osé la faire passer pour
un repas. L'indiscrétion de quelques
casuistes a été jusqu'à oser déterminer,
qu'on pouvoit se permettre la quantité [d] de dix onces d'alimens solides à
la colation : mais c'est ce qu'il est impossible ou dangereux de définir [e]. La
diversité des tempéramens, des com-

a *Thomass.* p. 325. | b *Pasmanf.* th. VIII. | c *Ibid.*
d *Baillet* t. p. 350. | e *Pasmanf.* th. VIII.

plexions & des appétits, empêche de rien fixer là-dessus, à moins que ce ne fût à l'exemple de saint Charles, en assignant une tres-petite quantité de nourriture, pour prévenir la licence. La liberté que les casuiftes ont laissé de boire à discrétion[a] en colationnant, est aussi peu raisonnable, car on voit d'abord à quels inconvéniens cette liberté peut exposer, puisqu'elle est fondée sur la fausse maxime : Que le boire ne romt pas le jeûne : maxime dont on fera voir l'erreur & le ridicule[b], dans la troisiéme partie de ce Traité. On trouve dès l'onziéme siecle[c], que les Grecs s'accordoient sur le soir un petit repas d'herbes & de fruits ; & sur cela peut-être les casuiftes sont-ils venus à croire, qu'on pouvoit se les permettre à la colation. Mais on sait qu'on en faisoit un reproche à l'églife grecque, & que les docteurs de l'églife latine s'éloignoient fort de cette maxime[d]. C'étoit selon eux manger deux fois ; or, manger deux fois n'étoit pas jeûner, *bis in die edere jejunaturum non puto*[e], disoit un cardinal qui vivoit avant saint Thomas. Le cardi-

a *Baillet*, p. 150. | b *Thomass.* p. 320. | c *Thomass.* p. 322. | d *Ibid.* | *Ibid.* p. 323.

nal Cajetan, qui est venu beaucoup
après, ne favorisoit pas davantage l'u-
fage d'un second repas, puisqu'il con-
seilloit de n'user que d'eau, dans les
lieux où on se contentoit d'un verre
d'eau à la colation [a]. Enfin, la pratique des Grecs ne tiroit pas à conséquence pour les Latins, parce qu'ils
ne faisoient qu'un tres - petit [b] repas
dans le jour, tandis que les Latins le
faisoient assez fort ; ajoûtez que ceux-
là n'accordoient ce repas qu'à la pure
nécessité, au lieu que les scholastiques
en ont fait pour ceux-cy un repas ordinaire, & de tous les jours.

Il paroît par tout ce qu'on vient de
rapporter, que le relâchement, plûtôt que le besoin, a donné occasion à
la colation ; mais la raison y aura eu
aussi peu de part, s'il est vrai qu'on
peut vivre, & se bien porter en ne
mangeant qu'une fois le jour. Or, il
y en a plus d'un exemple, puisque toute l'antiquité êtoit dans cet usage ; &
on s'y laisseroit persuader encore, si
l'on vouloit sur tout, faire attention
qu'il n'est pas question ici d'obliger, ni
tout le monde, ni pour toute la vie,
à ne faire qu'un seul repas par jour.

a *Dissert. sur l'hemin.* p. 113. | b *Thomass.* p. 322.

Quand bien même donc on accorderoit qu'il y a des perfonnes, qui ont
ordinairement befoin de plus d'un repas, peut-être pourroient-ils pour quarante jours, ce qui leur feroit impoffible pendant leur vie. Ainfi, la plûpart
des hommes en général fe trouveroit
en état de fe contenter d'un feul repas, parce que ce ne feroit que pendant un tres-petit nombre de jours.
Mais ce n'eft pas à un feul repas que
le Carême d'aujourd'hui oblige, il en
permet un fecond, quoi que fort leger, fur le foir; donc prefque tous les
catholiques, pour peu qu'ils ayent de
fanté & d'amour pour la pénitence,
pourroient fe paffer de difpenfe pour
le jeûne, tel qu'il fe pratique, & fe
tolere aujourd'hui. C'eft la même chofe que fi l'on avançoit qu'on peut fans
intéreffer fa fanté, fe contenter pendant quarante jours d'un bon repas à
midi, dans lequel on s'accorde le poiffon, les légumes, le lait, le beurre &
le vin; & d'un petit fur le foir, où
l'on tolere les fruits, le vin, la falade,
&c. Ce retranchement fera certainement tres-médiocre, fuppofé que les
viandes qu'on fert à dîner en Carême
foient faines, & fuffifamment nour-

riffantes, comme on l'a montré dans la premiere partie, fuppofé encore que les nourritures qu'on tolere à la colation ne foient, ni moins fûres, ni moins fuffifantes, comme on va bientôt le prouver.

Mais ce qui montre parfaitement la poffibilité du jeûne, & fon utilité même pendant fi peu de jours, c'eft la preuve que l'on a, que prefque tous les hommes mangent ordinairement beaucoup plus qu'il ne faudroit pour fe bien porter. Or, ceci eft fi vrai, que le premier fentiment où l'on fe trouve à la premiere menace de maladie, eft celui de faire diéte. A quoi, en effet, attribuer raifonnablement cette multitude infinie de maux qui attaquent les hommes, qu'à l'excès de la nourriture, puifqu'il n'en fut jamais tant, ni de plus étranges, que depuis que les hommes, devenus fenfuels & gourmands, fe font livrez à l'attrait du vin, & à l'appas des ragoûts ? En retranchant donc du régime ordinaire, ce qu'il a de trop & de voluptueux, les hommes fe trouveront en état encore, en fatisfaifant à la loi du jeûne, de ménager leur fanté.

CHAPITRE X.

Des conséquences qu'on doit tirer de tout ce qu'on vient de rapporter touchant le jeûne.

LE détail historique qu'on vient de faire des observances, & des variations du jeûne ecclesiastique, est une sorte de parallele entre celui des anciens chrétiens & le nôtre : car, comme le but de cet ouvrage n'est que de donner des regles, & des mesures aux dispenses du Carême, il étoit nécessaire de faire bien sentir à quoi oblige le jeûne d'aujourd'hui, pour mieux juger des raisons sur lesquelles on demande à s'en exemter. Pour cela on a comparé ce qu'ont pû nos peres en matiere de jeûne, & ce qu'ils ont pratiqué pendant douze cens ans & davantage, avec plus de sévérité, & moins d'attention que nous sur leur santé. On oppose la scrupuleuse austérité de ces premiers chrétiens, au peu qui nous reste de cette ancienne exactitude : & par là on donne à comprendre, que demander aujourd'hui à être dispensé du jeûne, eſt demander l'exemtion d'une ombre d'auſterité, au milieu ſouvent, d'une ſanté plus que ſuffiſante, tandis que les premiers fideles ſe refuſoient les moindres graces, & les plus legeres permiſſions dans les maladies mortelles, ou au milieu de pénibles infirmitez. Ce ne ſont pourtant pas des uſages abolis, ni des coutumes abrogées qu'on ſe propoſe ici de remettre en vigueur; on s'en tient à l'uſage préſentement toléré, & on ne veut pas troubler les conſciences; mais il étoit beſoin de rappeller au moins le ſouvenir des regles de l'Egliſe, & de ſon ancienne diſcipline, pour empêcher que ce qui en reſte, venant à s'affoiblir par les diſpenſes, le jeûne du Carême ne devînt arbitraire, ſujet aux caprices, à l'ignorance & à la lâcheté des hommes.

Un médecin catholique a double obligation d'entrer dans ces vûes ; car, outre qu'il doit ménager les intérêts de la religion, il eſt auſſi obligé de juſtifier ſa profeſſion des ſoupçons deſobligeans & injuſtes d'irreligion, qu'on craint ſi peu de répandre dans le monde contre elle. C'eſt pourquoi il doit s'occuper de perſuader qu'il tient aux regles de l'Eglise dont il professe la foi ; & par cette raison il lui convient d'en rappeller du moins la mémoire, & d'inspirer le respect qu'on leur doit. Que si après cela il ne se promet, ni ne se propose d'obliger les fideles à les observer, ce sera du moins un témoignage autentique de son zele & de sa discrétion, lors qu'après avoir fait remarquer l'extrême différence de nos jeûnes, d'avec ceux de la primitive Eglise, & combien la santé s'accommode de manger peu, il se contentera de montrer qu'un jeûne aussi imparfait que le nôtre, épargne plus de maux qu'il n'en attire.

Mais cette obligation dans un médecin devient indispensable, s'il a de quoi prouver que les pratiques d'un jeûne, quoi qu'austére, sont plus affligeantes & plus importunes que dangereuses à la santé, ou plus propres à exercer la patience qu'à abréger la vie : si enfin il trouve de quoi faire croire qu'il y a plus de préjugez que de vérité, dans tout ce qu'on publie contre le jeûne. Or, s'il est vrai qu'on a pû vivre sainement & long-temps en jeûnant sévérement, que restera-t-il à craindre de nos jeûnes mitigez pour notre santé & pour notre vie ? Rien par conséquent ne sera plus capable de faire sentir le foible des raisons, sur lesquelles on appuye les dispenses. En effet, si jeûner aujourd'hui n'est que se priver pour peu de jours d'une quantité de nourriture, laquelle le plus souvent est superflue dans le régime ordinaire ; si jeûner est se renfermer dans l'usage d'alimens sains, & dans une mesure qui pourroit suffire le reste de la vie ; ne sera-ce point prouver, que le jeûne d'aprésent est moins un exercice de pénitence, qu'une diéte plus exacte, suffisante cependant, pour soutenir nos forces, & entretenir notre vie ? Fut-il moyen plus propre pour prévenir ou pour affoiblir tous les prétextes, sur lesquels on demande des dispenses ?

Peut-être les médecins eux-mêmes trouveront-ils dans ces recits historiques du jeûne, de quoi se défaire de certains préjugez que l'étude ne rectifie pas toûjours. Ce sont ceux qu'on apporte avec soi dans les écoles, où on se forme à la science, & dont on fait souvent plûtôt le fondement, que l'objet de ses réfléxions. Ce sont des maximes qu'on a reçues pour vrayes, & prises pour principes, qu'on a adoptées sans examen, & regardées par habitude. On en fait donc la regle de ses études, qu'on n'employe dans la suite, que pour autorifer, par de pures fpéculations, des pratiques qui ne doivent fe confirmer, que par l'obfervation, & par l'ufage. Or, l'hiftoire & l'exemple viennent fort à propos à ce deffein; les faits découvrent la méprife où l'on êtoit, & l'on fe trouve infenfiblement forcé de reconnoître l'erreur qu'on tenoit de l'éducation, & qu'on foûtenoit par habitude. Les bruits publics, & les opinions vulgaires ne pourront donc plus deformais féduire les médecins eux-mêmes; ils jugeront par l'expérience des peres ou des anciens, de quoi les enfans font capables, c'eft-à-dire, qu'ils comprendront, par l'exemple des fiecles paffez, ce qu'ils peuvent exiger du nôtre.

Ce même abrégé des regles de l'Eglife fervira en particulier à les perfuader, que fi l'Eglife tolere les adouciffemens du jeûne, elle ne condamne point ceux qui en recommandent l'exactitude, ou qui en confeillent l'effay, fans mettre la fanté à de trop dangereufes épreuves. Les médecins

trouveront donc ici de quoi encoura-
ger les forts , & de quoi raſſurer les
foibles , quand ils auront vû qu'on
n'en êtoit , ni moins ſain , ni moins
fort qu'aujourd'hui , lorſqu'on jeûnoit plus auſtérement. Ils accorderont
donc moins de diſpenſés , & deviendront en ce point , les protecteurs des
regles de l'Egliſe. Les directeurs de leur
côté , feront plus réſervez , que par le
paſſé , à donner des diſpenſes par eux-
mêmes ; ne fût-ce que du jeûne , eux
qui juſqu'ici craignoient trop peu de
diſpenſer de cette partie de la pénitence , quoiqu'elle ne ſoit , ni moins eſſentielle au Carême , ni moins recommandée que l'abſtinence elle-même ,
comme on le fera voir ailleurs. Ils ne
feront pas moins ſurpris que les médecins , des opinions abuſives qu'on
tenoit ſur la matiere du jeûne ; & l'e-
xemple des fideles des ſiecles paſſez ,
où l'on ne s'aviſoit preſque point de
s'en faire exemter , les encouragera ,
ou à refuſer ces graces , ou à les renvoyer au jugement des médecins , comme ſeuls capables de le faire de droit ,
& avec connoiſſance de cauſe.

Il ne faut pourtant pas ſe perſuader ,
que l'on ſoit jaloux de donner cette
E vj

forte d'autorité & de préférence aux médecins ; on ne l'attribue à la médecine, que parce que ces permissions paroissent uniquement de sa compétence. Car, comme elles sont uniquement fondées sur les besoins des particuliers, elle seule peut comparer ces besoins avec les regles de l'Eglise, parce qu'il lui appartient de mieux connoître la nature des corps, les égards qu'il convient d'avoir pour les différens sexes, pour les êtats & pour les conditions. A Dieu ne plaise donc qu'on entre dans les vûes sordides de l'indigne *placet*, qu'on ne craignit pas de présenter il y a peu d'années à son *Eminence Monseigneur l'Archevêque de Paris.* Son Eminence sentit les dangers, & toute l'indignité de la demande que lui faisoit un médecin, dont on a eu raison de taire le nom, mais dont on sait seulement qu'il n'êtoit point de la faculté de Paris. Cette demande êtoit qu'il fût seul approuvé pour accorder les dispenses de Carême. Le *placet* fut rejetté ; & au contraire, la sage & belle ordonnance que ce pieux Cardinal a faite le 12. Février 1702. depuis, commet tous les médecins, pour décider des besoins que leurs malades pourroient avoir d'être difpenfez.

Les particuliers enfin , fe rendront plus dociles aux confeils des uns & des autres, quand ils apprendront que l'interêt de leur fanté peut mieux s'accorder, qu'ils n'ont crû , avec les regles de l'Eglife , & que le jeûne va moins à ruiner les forces, ou à les abbattre , qu'à les contenir, & à les regler. Ils fe rendront, fur tout , à ces avis, voyant qu'on ne les conduira en cela , ni par autorité , ni par indiférence , mais par la raifon foûtenue de la pieté, & éclairée par la foi. Enfin, ils ne pourront croire que ce foit un nouveau joug, auquel on veuille les foumettre , puifque ce ne feront pas des pratiques d'aujourd'hui qu'on leur confeillera , mais d'anciens modeles dont on leur renouvellera la mémoire.

On trouvera fans doute , qu'il y auroit eu bien des chofes à ajoûter, à ce qu'on n'a fait que toucher ici de l'hiftoire , & de la difcipline ecclefiaftique ; mais outre qu'il y en a affez pour la conduite des perfonnes bien intentionnées , on ne doit guere attendre davantage d'un médecin , qui s'eft plus occupé de s'inftruire & fes lecteurs , du fond de la religion, que des recherches savantes de la théologie. Du moins ne trouvra-t-on ici rien d'outré, rien qui ne soit emprunté de gens sages & religieux, ou pris d'après de bons auteurs, qu'on a soin d'indiquer à ceux qui voudroient entrer plus avant dans ces matieres. Du reste, il nous convient mieux d'éxaminer en détail les sortes de nourritures que l'on accorde à la colation, pour achever de montrer que le jeûne mitigé, au point qu'il est, est tres-supportable.

****

CHAPITRE XI.

De la qualité, & de la quantité de nourriture qu'on peut s'accorder à la colation.

ON vient de faire voir, que la raison de nécessité [a] réelle ou supposée, autorisa d'abord le petit repas qu'on appelle colation : ce n'est donc que le pur nécessaire qu'il faut lui accorder. Ce n'est pas qu'il n'y ait des exemples de magnifiques repas les

a Dissert. sur l'hemin. p. 168. si necessitas poposcerit. Thomass. p. 316.

foirs des jours de jeûne , mais ils ne fe trouvent que dans le paganifme , & parmi les infideles , jamais parmi les chrétiens. Les fêtes, par exemple, de *Cérès* , étoient accompagnées d'un jeû-ne , qu'on finiffoit par un fouper, où l'on mangeoit des faifans [a] , & les viandes les plus délicieufes. Une pareille coûtume paroît avoir paffé chez les Turcs , parce qu'ils terminent leurs jeûnes par la bonne chere [b]. Le jeûne qu'on célébra dans *Béthulie* , affiégée par *Holoferne* du temps de *Judith* , fut auffi terminé par un repas de joye ; mais c'étoit parmi des juifs, plus imparfaits , fans comparaifon , dans leur culte religieux , que les chrétiens qui ne mangeoient jamais qu'au foir les jours de jeûne , & fort frugalement, quoiqu'ils n'euffent rien pris de tout le jour. Lors même que le repas du foir fut avancé à midi , ils furent encore long-temps fans fe rien permettre le foir , & cette permiffion alla d'abord à tres-peu de chofe.

Elle commença par un verre d'eau dans le huitiéme fiecle, mais dans les jeûnes de regle ou de dévotion feulement ; car on ne l'accorda en Carême

a *Apul.* l. 2. | b *Boemus Aubanus* , p. 126.

que dans le neuviéme siecle [a], encore
le canon [b] qui donne cette permission,
y joint-il deux conditions. Il veut qu'il
y ait nécessité, *si necessitas poposcerit*, &
que ce soit pour soulager un pénible
travail, *ob operis laborem*. Mais la preuve
que cette permission de boire, en quoi
consistoit uniquement la colation, êtoit
une grace qu'on n'accordoit qu'à la nécessité, c'est qu'elle ne se trouve bien
établie que vers le treiziéme siecle.
Voici de quelle maniere un grand cardinal [c] en parloit dans l'onzième : *Nec*
licet cuiquam apud nos sicut apud vos post
unam refectionem, quidquam pomorum aut
herbarum diebus jejuniorum percipere. Nous
ne nous permettons pas, dit-il aux
Grecs, comme vous faites, un second
repas, ne fût-il que de fruits & de légumes. Les légumes & les fruits êtoient
donc défendus, hors l'unique repas
du jeûne, si la nécessité n'en êtoit
point reconnue. C'êtoit encore par
une raison de nécessité, que les Grecs
excusoient leur second repas les jours
de jeûne, disant que le jeûne est fait
pour éteindre les passions, & non pas
pour tuer les hommes ; *Jejunium affecti-*

---

a *Diss. sur l'hemin.* p. 79. | b *Can.* 11. *du conc. d'Aix*
en 8.7. | c *Cardinal Humbert.*

cida, non homicida vocatur [a] ; de forte
qu'ils ne croyoient pas le violer, en
faifant un fecond repas, pourvû qu'à
cela près leur jeûne fût exact, & qu'on
ne s'accordât ce fecond repas que pour
un vrai befoin : *Si ergo qui continenter
vivunt, ad corporis fuftentationem fecun-
dariâ menfâ indigeant, præjudicium non
patientur* [b]. Ils recommandoient encore que ce fecond repas ne dêgéné-
rât pas en feftin, ou dans un repas de
plaifir : *Omnino tamen nec ipfi tota die
continuatam temperantiam, per vefperti-
nam intemperantiam deformabunt ; id enim
fi fecerint, coercebuntur* [c]. Saint Bonaventure êtoit auffi dans la penfée, que
la colation n'êtoit excufée que par la
néceffité, mais cette raifon chez lui
n'autorifoit que deux ou trois coups à
boire : *Ad collationem tempore jejunii duabus tantùm vel tribus fi indiges bibere vi-
cibus, temperantiæ congruit & honeftati* [d].
Saint Thomas êtoit affez dans ce fentiment, car la permiffion qu'il donne
d'ufer de conferves, n'eft qu'à condition qu'on ne prendra de ces conferves qu'autant qu'il en faudra pour fe
fortifier l'eftomac, mais jamais affez

a *Balfamon dans Thomaff.* p. 322. | b *Ibid.* | c. *Ibid,*
d *Thomaff* p. 324

pour s'en nourrir : *Electuaria non aſſu-
mantur ad nutrimentum, ſed ad digeſtio-
nem. Unde non ſolvunt jejunium, niſi fortè
aliquis in fraudem electuaria in magna
quantitate aſſumat, per modum cibi* [a]. Il
ſembleroit cependant, par ce que nous
avons déja rapporté de *Gerſon*, que la
licence fut grande de ſon temps, puiſqu'il en étoit déja à s'en tenir à la coûtume établie, touchant ce qu'on pouvoit s'accorder à la colation, *de co-
meſtionibus ſpecierum conſuetudo teneatur* [b],
recommandant d'ailleurs qu'on ſe gar-
dât de ſe laiſſer aller à la ſenſualité,
& delectationis nimia libido vetetur [c]. Mais
le grand ſaint Charles réduiſoit la colation à une once & demie de pain,
avec un verre de vin, pour ceux auſquels le repas d'après midi ne ſuffiroit
pas : *Semel tantùm in die poſt meridiem
cibum capiant. Quòd ſi aliquid alicui amplius opus erit, veſperi panis unciam cum
dimidia & vini poculum tantùm capere liceat* [d].

Les permiſſions ſe ſont étrangement
multipliées depuis, mais il s'en faut
bien qu'elles ſe trouvent toutes approuvées par l'Egliſe ; ce ne ſont pour

a 2. 2. q. 147. art. 6. ad 3. | *b* Tom. 2. p. 25.
c Ibid. | *d Ibid.* p. 325.

la plûpart, que des facilitez fuggérées
par l'amour propre, & autorifées par
des raifons qui la flattent. Les cafuiftes
trop commodes, ou féduits par une
phyfique peu exacte, ont peut-être
trop accordé, mais les particuliers ont
certainement outré leurs décifions.
Ainfi s'eft établie la coûtume de boire à
difcretion, & de manger à la colation,
au lieu qu'il n'êtoit permis autrefois,
que de boire feulement, & pour le befoin ; on s'eft accordé le libre ufage du
vin, au lieu de l'eau, qu'on ne s'accordoit que par mefure. Les *légumes,
cruds ou cuits, les fruits frais ou fecs, les
compotes, les confitures, & les pâtifferies*
font paffées en coûtume. Les plus ré-
fervez fe refufoient encore *le lait,
le beurre & le fromage* ; mais il s'en
trouve d'affez relâchez, non feulement pour fe les accorder, mais encore pour fe permettre des *fritures*.

Quelques-uns mettent en queftion,
s'il ne feroit pas permis d'ufer de *potages aux herbes, de ris, d'orge, de gruau,
& de millet*. Etrange renverfement de
la difcipline des premiers fiecles, où
l'on craignoit de s'accorder le pur néceffaire dans un feul repas, qu'on ne

prenoit que le foir ! Mais fi deux ou
trois fiecles ont rendu la pénitence mé-
connoiffable, que ne doit-on pas craindre pour elle, fi elle continue à dé-
cheoir avec la même rapidité ? Bien-
tôt le jeûne ne fera plus qu'un nom,
qu'un foible témoin de l'aufterité de nos
peres, le fouvenir d'une vertu paffée;
on n'y verra plus que le veftige d'une
charité fainte éteint, que la trace d'un
zele abbatu, qu'une apparence de foi.
On s'en excufera peut-être, & on le
fait déja, fur la décadence de la nature, fur la diminution des forces, fur
l'affoibliffement de la fanté; & on fe
laiffe perfuader, que les corps d'aujourd'hui ne peuvent plus être mis aux
mêmes épreuves que ceux de nos peres. On allegue qu'une diéte auftére
convenoit mieux aux fiecles paffez,
qu'au nôtre; que les *Grecs*, par exemple, & tous les orientaux, naiffoient
fobres, mais que les *François* & les occidentaux naiffent grands mangeurs;
qu'il auroit été permis de taxer ceux-
là de gourmandife, fi on les avoit vû
manger beaucoup; mais qu'il ne faut
s'en prendre qu'au tempérament de
ceux-ci, de ce qu'ils font obligez de
faire de gros repas : *Edacitas in Græcis*

gula est , in Gallis natura [a]. Mais les orientaux d'aujourd'hui ne s'excufent pas fur le dépériffement de la nature, ils fe croyent auffi forts qu'autrefois, & perfévérent dans leurs *xérophagies* [b]. Les pratiques de pénitence n'ont point été moins auftéres dans les derniers fiecles, que dans ceux des premiers fideles ; & ceux qui s'y font foumis n'en vivoient pas moins long-temps. Les ordres religieux de l'un & de l'autre fexe, qui font venus dans les derniers temps, n'ont pas moins édifié l'Eglife, ni plus ménagé la nature par l'auftérité de leurs jeûnes ; témoin les *Minimes*, les *Feuillans*, les *Carmes*, & les *Carmélites*, qui tous ont du moins atteint, s'ils n'ont furpaffé, les folitaires d'orient par l'auftérité de leurs jeûnes, & par des mortifications, en tout genre, les plus étonnantes [c]. C'êtoit pourtant des hommes femblables à nous, nez en des climats affez peu différens, avec des corps non moins fragiles que les nôtres. Oferoit-on repliquer qu'ils vivoient dans des pays plus chauds que celui-ci, & où l'on jeûne plus facilement qu'en France ? Mais

a *Sulpic. Sever.* dialog. 1. | b *Baillet*, p. 177. | c *Diff-fert. fur l'hemin.* p. 171. &c.

cette prétendue raison de foiblesse n'étoit point inconnue aux orientaux ; on l'apportoit parmi eux pour excuse, mais on ne la recevoit pas. Témoin ce saint solitaire, lequel gémissant sur la tiedeur & le relâchement, qui menaçoit de s'introduire dans une communauté, se disculpoit sur la foiblesse de la nature. Mais le saint abbé, qui êtoit à la tête de cette sainte troupe, se souleva sur le champ, contre un si mauvais prétexte, par ces belles paro-
„ les : Que dites-vous, mon fils, nous
„ sommes foibles ? Croyez-moi, pour
„ ce qui est du corps, nous ne cedons
„ point en force à ceux qui couroient
„ aux jeux olympiques : mais c'est no-
„ tre ame qui est foible [a]. C'est en effet, la foi qui manque ; c'est qu'on attend trop de soi, & trop peu de Dieu. Un peu plus de confiance feroit trouver des forces toûjours nouvelles, qui nous feroient voler vers nos devoirs, ou qui nous y feroient courir sans fatigue & sans peine [b] : *Qui sperant in Domino mutabunt fortitudinem, assument pennas.... current & non laborabunt, ambulabunt & non deficient.*

Ce n'est donc pas sur le defaut de

<hr>

[a] Pré spirit. de Jean Mosc. | [b] Isai. c. 40. v. 31.

force qu'il faut s'excuſer du relâchement, qui ſe tolere dans l'obſervance
du jeûne, nos corps ſeroient auſſi capables qu'autrefois d'en ſoûtenir les rigueurs. Ils n'ont du moins rien à craindre d'un tres-petit repas du ſoir, quand
on en a fait un bon à midi. La plûpart même pourroient ſe contenter
alors de boiſſon ſeule au lieu d'un repas ; car ſur le pied où ſe trouve notre jeûne, il ſeroit ſouvent plus ſûr de
ne faire que boire le ſoir ſans manger, ſi on ne conſultoit que ſa ſanté.
Le repas qu'on fait à midi, fort &
abondant, comme il eſt, ne laiſſeroit
rien à craindre ; car étant tel, il devroit exclure celui du ſoir. C'eſt même une pratique ordinaire en tout autre temps qu'en Carême, de ſe priver
de ſouper, quand on a bien dîné. Or,
l'on convient qu'on mange beaucoup
plus à midi en Carême, qu'en tout autre temps ; il ſeroit donc naturel de
ne rien manger le ſoir. En tout cas,
un verre ou deux de boiſſon pourroit
ſuffire, par la raiſon que l'eſtomac &
les vaiſſeaux, tout pleins qu'ils ſont
d'alimens & de ſucs nourriciers, n'ont
beſoin que de *délayans*, pour deux raiſons. La premiere, c'eſt que la boiſ-

fon eft le plus efficace des *diffolvans*, & le moyen le plus propre pour avancer la *digeftion*. La feconde, c'eft que plus les fucs font détrempez, plus ils fe brifent, & fe divifent parfaitement ; ils s'étendent, & prennent plus de furface & de volume ; ils fe répandent par confequent plus univerfellement dans tout le corps, dont ils pénétrent jufqu'aux moindres reduits ; ils nourriffent donc davantage. Ainfi la boiffon, fût-elle fimple, tient lieu d'aliment en ce cas, parce qu'elle fert de véhicule aux fucs dont les vaiffeaux font pleins ; & elle les multiplie, parce qu'elle les diftribue, & les met à profit.

On croiroit peut-être que ce feroit à une fimple boiffon qu'on voudroit ici réduire la colation, on n'a en vûe cependant, que de montrer que la pratique des anciens en ce point, n'êtoit ni infoutenable, ni déraifonnable. Mais en même temps qu'on s'éloigne de la lettre, ou de l'obfervance rigoureufe du jeûne, du moins doit-on en conferver l'efprit, & comprendre qu'une petite quantité d'alimens fimples, feroit plus que fuffifante pour un repas, qui

prend

prend la place d'une simple boisson.

On oppose à cette conséquence, que le jeûne échauffe beaucoup, & que le repas du soir devient par là nécessaire.

Le jeûne peut, en effet, échauffer, mais il faudroit qu'il fût outré ; en voici la raison, qui certainement n'a point ici de lieu. Le sang s'échauffe, sur tout quand il est trop affiné, & trop *volatilisé*. Supposé donc un corps vuide de sucs nourriciers, par une diéte excessive, ce sera le même sang qui sera continuellement battu, & comme travaillé à crud, parce qu'il se trouvera à sec, ou trop dépouillé ; & n'étant, ni rafraîchi, ni renouvellé par une nourriture suffisante, il se *volatilisera*, ou se dévelopera au point qu'il demeurera dénué d'humidité & de *lymphe* nourriciere, seule capable de le préserver contre les coups qui le battent, le divisent & le broyent. En ce cas, la chaleur naturelle, qui doit être douce & insensible, deviendroit séche & brûlante, & mineroit enfin tout le corps. Mais un bon dîner, tel qu'est celui de nos jeûnes, prévient ce malheur, il fournit abondamment au sang de quoi l'adoucir,

le renouveller & l'empâter ; le moindre surcroît de nourriture pourroit
l'embarrasser & l'engluer, au lieu que
la boisson suffiroit, & au-delà, pour
arrêter les feux qu'on voudroit, si mal-
à-propos, faire craindre du jeûne d'aujourd'hui. On veut bien cependant
passer un petit repas le soir des jours
de jeûne, pourvû qu'on comprenne
par tout ce qu'on vient de dire, qu'il
est de surérogation, & qu'il doit être
par conséquent tres-leger, & composé d'alimens qui nourrissent peu.

CHAPITRE XII.

Suite du précédent.

*De la nature, & de la quantité
des alimens qu'on peut servir
à colation.*

IL est étrange qu'on agite tant de
questions en faveur d'un repas qui
n'est que toléré, & de pure indulgence. En matiere de grace, on devroit
craindre de trop demander ; il n'est
cependant presque point de prétention
qu'on ne fasse valoir, pour autoriser

l'ufage de tout ce que l'on s'accorde aujourd'hui à colation ; & le vin même y eft reçû fans fcrupule. Là-deffus on fe rendra encore à la coûtume & à la tolerance ; mais on fera voir dans la troifiéme partie, que rien ne fut plus contraire à l'efprit du jeûne.

On ne fait plus difficulté de s'accorder à colation les falades, & les fruits fecs ou frais : faint Thomas pourtant ne permettoit les premiers que pour fortifier l'eftomac, & non pour nourrir ; *Ad digeftionem, non ad nutrimentum* [a]. Et pour les feconds, le cardinal Humbert vantoit, contre les Grecs, la coûtume de l'églife latine qui les défendoit. *Nec licet cuiquam apud nos, ficut apud vos, poft unam refectionem quidquam pomorum aut herbarum diebus jejuniorum percipere* [b]. Les fruits & les légumes étoient donc originairement défendus à la colation. Nous avons vû encore, que tout ce qui étoit cuit, étoit contraire à l'efprit du jeûne ; on devroit donc du moins fe l'interdire hors le temps du dîner. Que penfer après cela des *foupes*, des *amandez*, des *orgeats*, du *ris*, du *gruau*, &c. qu'on s'accorde aujourd'hui fans crainte ? Les *laitages* en-

[a] *Thomaff.* p. 325. | [b] *Ibid.* p. 322.

fin, n'ont été soufferts que fort tard dans l'unique repas du jeûne ; cependant le *fromage* fait assez ordinairement la matiere de ce repas. C'est à tout le moins défigurer étrangement le jeûne.

Mais on demandera, de quoi donc composer les colations de Carême ? De la plûpart des mêmes mets qu'on vient de rapporter, parce qu'on veut ici se conformer aux usages reçûs. L'on doit cependant se souvenir, que tous ces mets étoient inouis, lorsqu'on s'est permis de prendre quelque chose les soirs des jours de jeûne ; qu'ils sont aujourd'hui accordez plûtôt à la foiblesse ou à la fragilité, qu'à un véritable besoin, & qu'on ne peut les excuser que par la sobrieté avec laquelle on en usera. Cependant, puisque la coûtume n'a point encore universellement autorisé le *fromage*, le *ris* & les *potages* à colation ; il seroit encore temps d'en arrêter l'abus, d'autant plus que ces secours ne se doivent qu'aux infirmes, comme on le fera voir, & qu'ils ne sont pas nécessaires à ceux qui jouissent d'une parfaite santé.

FROMA-
GE.

Le *Fromage*, surtout, merite moins d'être autorisé ; car outre qu'il est de

furérogation, il convient mal à un
corps plein de fucs à demi cuits, & à
moitié digérez, tel qu'eft au foir celui d'une perfonne qui a fait un bon
dîner. On en conviendra, quand on
fera réfléxion que le fromage eft bien
plus propre à retarder la digeftion,
qu'à l'accelerer, dans l'occafion dont
nous parlons. Reftent les fruits fecs ou
frais, & les falades. Les fecs font certainement plus conformes à l'idée du
jeûne, & aux *xérophagies* des anciens,
mais les frais font plus convenables à
la fanté ; les uns & les autres cependant, font plus que fuffifans pour la
colation.

On pourroit faire quelque difficulté
fur les falades, principalement fur
celles qui font falées, & confites dans
le vinaigre ; car leur goût trop re-
hauffé porte d'une part à l'intempérance, & peut d'une autre exciter les
paffions. Elles ont enfin, une apparence d'affaifonnement ; & par cette
raifon elles s'accordent mal avec la
véritable idée de colation, qui interdit tous les ragoûts.

Il n'en eft pas de même des falades
fraîches ; on a fait voir leurs bonnes
qualitez dans la premiere partie, mais

SALA-
DES.

F iij

il faut ici ajoûter, que la simplicité de ce mets approche plus près de l'idée qu'on a de la colation.

Tous ces mets paroissent suffisans, ou préférables, parce qu'ils nourrissent assez, & qu'ils sont tempérez. Il n'en est pas de même du *ris*, des *potages*, du *gruau*, &c. Ce sont des substances trop succulentes, pour ne tenir lieu que d'amusement, pour ainsi dire, à l'estomac; car c'est à peu près ce qu'on doit attendre des colations, qui ne doivent au plus, qu'occuper l'action de ce viscere, sans porter dans le corps trop de sucs nourriciers. A cette occasion il est bon d'avertir, que RACI- les racines, par des raisons sembla-
NES. bles, meritent moins être approuvées à colation. On voudroit peut-être en excuser l'usage par la maniere dont on les apprête; mais soit qu'on les serve frites, soit qu'on les mette en salade, elles sont par elles-mêmes, ou trop nourrissantes, ou contraires à l'esprit du jeûne : car la plûpart sont diurétiques, & excitent les passions; quelques-unes sont *diaphorétiques*, propres, par consequent, à fermenter le sang: deux raisons suffisantes pour en faire sentir les dangers.

Ce feroit encore ici le lieu de montrer combien l'ufage du vin à la colation eft contraire à l'intention & à l'établiffement de ce repas ; mais l'occafion fe préfentera plus favorablement, quand on parlera de la boiffon dans la troifiéme partie. Il fuffit préfentement d'avertir que l'ufage de l'eau eft beaucoup plus fûr pour la fanté à la colation, que l'ufage du vin, de la biere, du cidre, &c. car les fruits & les falades étant les feuls qui fe permettent dans ce repas ; dès-là, l'eau eft la boiffon qui s'affortit mieux à la colation. Il ne faut, pour s'en convaincre, que fuppofer à prefent, ce que l'on prouvera encore dans la troifiéme partie, que la fin naturelle de la boiffon eft de délayer, de fondre & de diffoudre les alimens, & que les fruits & les légumes font de ceux, qui fe diffolvent & fe fondent mieux dans l'eau, que dans des liqueurs fpiritueufes, fermentatives & vineufes. Preuve manifefte, que la Médecine bien entendue eft toûjours de concert avec la religion, puifque ce qui eft le plus convenable à la fanté, s'accommode le mieux avec les principes de la piété chrétienne.

F iiij

Quelques-uns s'intéressant aux Pâtisseries, voudroient les faire agréer
aux casuistes pour les colations ; mais
elles paroissent peu convenables à cet
usage, car elles sont souvent préparées avec le beure, toûjours avec le
sucre ; le premier n'est permis qu'au
dîner ; le second flate trop la sensualité, & fait par conséquent plûtôt un
mets de plaisir, qu'un assaisonnement
nécessaire. Il paroît donc qu'on doit
aussi s'interdire les pâtisseries à la colation. C'est d'ailleurs une nourriture
qui a ses inconveniens, pour ceux qui
aiment la vie ; car elle fait souvent
plus de plaisir au goût, que de bien à
la santé, qu'elle menace d'altérer,
parce qu'elle est pesante, mal-aisée à
digérer, & sujette à faire beaucoup de
cruditez.

Dans la nécessité donc où l'on est
d'accorder un petit repas les soirs des
jours de jeûne, il faut s'en tenir aux
*fruits secs ou frais, cuits ou cruds, & aux
salades.* Si on y ajoûte le vin, ce sera
aller au-delà du nécessaire, car il ne
seroit, ni dangereux, ni impossible de
s'en passer.

On demande la quantité qu'on peut
se permettre de ces nourritures à la colation.

Plusieurs casuites se sont avancez jusqu'à accorder *dix onces de solide* [a], laissant la liberté de boire à discretion. On pourra donc, sous leur bon plaisir, & avec leur permission, boire au moins autant que manger ; c'est par conséquent vingt onces de nourriture dont ils font présent pour ce repas. Mais c'est outrer manifestement l'indulgence, puisque vingt onces de nourriture suffiroient en rigueur pour la nourriture d'une personne pendant 24. heures. Nous avons vû qu'il s'est trouvé des solitaires, qui se contentoient de douze onces [b] de pain sec par jour : ils vivoient cependant, ils prioient, ils veilloient & ils travailloient. Il ne fallut que 14. onces de boisson, & 12. onces de solide au célebre *Cornaro*, pour parvenir à l'âge de 78. ans. Les casuistes donc donnent autant, ou environ, de nourriture à colation, que des gens sobres s'en sont accordez pour tout un jour. A Dieu ne plaise qu'ils s'avisent de regler le dîner sur le même pied, car si pour un repas de surérogation ils sont si libéraux, ils condamneroient les hommes à la plus affreuse gourmandise ! En effet, la juste

a *Baillet*, p. 150. | b *Thomass.* p. 77.

F y

quantité de nourriture pour la subsistance du plus grand mangeur, est
moins considérable qu'on ne s'imagine. La mesure de manne que Dieu lui-
même regla pour la nourriture de chacun des hébreux au milieu du desert,
où tout, à cela près, leur manquoit
souvent, n'étoit que d'un *gomor*, qui
contenoit quelque chose de moins que
quatre litrons ᵃ. Il est vrai que quatre
litrons de grains ordinaires pesent *cinq
livres* ; mais il est mal-aisé de croire
que la manne pût être si pesante, car
c'étoit une graine de la nature de la
rosée, fort délicate, & fort legere,
qui se dissipoit au soleil. Supposons
cependant, que le ciel eût fourni à
chaque hébreu *quatre livres*, cette mesure ne devoit pas être également con-
sommée par un chacun d'eux ; aussi
l'Ecriture donne-t-elle à comprendre,
que quelques-uns n'en mangeoient
qu'une partie, puisque la même mesure d'un *gomor*, tomboit également
pour les enfans, ausquels il en falloit
certainement moins qu'aux adultes.
Dieu donc détermina cette mesure,
pour remplir abondamment les besoins
des plus grands mangeurs. *Quatre livres*

a *Le pere Calmet, Preface sur la Genese, p. 63.*

donc, au plus, d'une tres-legere nourriture peuvent suffire à l'homme de la
meilleure santé, lorsqu'il voyage, qu'il
fatigue, & qu'il n'a d'autre secours.
Mais comme il y avoit apparemment
un grand nombre d'hébreux, qui se
contentoient à beaucoup moins, on
peut croire que trois livres d'alimens
fort legers, auront pû suffire par jour
à chacun des Israélites. La quantité
de nourriture qui fut assignée encore
par le Seigneur à Ezéchiel *a* pour chaque jour, pendant plus d'un an, n'êtoit
que de 9. *b* onces de solide, & 7. *c* à 8.
onces d'eau ; c'en seroit trop peu pour
une colation d'aujourd'hui, au comte
des casuistes. Les hommes d'aujour-
d'huy se contentent d'une livre de pain,
avec environ autant de viande, pour
la nourriture d'un particulier qui agit
& qui travaille. La regle des casuistes,
qui va à permettre 10. onces de solide
à colation, est donc manifestement abu-
sive ; car si 30. onces, ou environ, pesant, suffisent pour tout un jour, il
est ridicule d'accorder le tiers de cette
quantité pour un repas, qui n'est que
de pure indulgence, & qui vient à la

a Ch. 4. v. 10.] *b* xx. sicles. | *c* la sixiéme partie
du hin.

F vj

fuite d'un dîner, où il n'eft pas rare qu'on mange plus que 30. onces, qui fuffifent pour la nourriture d'un homme pendant 24. heures. En ce cas, ce feroit faire manger les jours de jeûne 40. onces de folide, au lieu de 30. qui pourroient fuffire ordinairement, & en tout autre temps. Il y auroit encore en ceci une indulgence outrée, puifqu'on permettroit par là, plus du tiers d'un foupé ordinaire, tandis que les cafuiftes, qui ont le plus accordé, ne permettent qu'un quart *a* du foupé ordinaire à la colation. On prétend juftifier ces cafuiftes, par la raifon qu'ils font d'Efpagne pour la plûpart, où 10. onces n'en valent que 8. c'eft un fait à éclaircir : mais cela même fuppofé, cette quantité de 8. onces feroit encore trop forte ; elle fera même énorme pour ce pays, fi l'on fait réfléxion que les Efpagnols mangeant moins que les François, fe trouveroient mieux partagez avec 8. onces, que nous avec 10.

On excufe la quantité d'alimens qu'on fe permettoit à colation, par la raifon que les mets qu'on prend à ce repas font tres-peu nourriffans, plus

a Reginaldus , Layman , Filiutius.

propres à amuſer la chaleur naturelle, qu'à donner des forces, & à faire du ſang ; mais la manne êtoit auſſi une fort legere nourriture, au gré même des Hébreux qui la dédaignoient comme telle : *Nauſeat anima noſtra ſuper cibo iſto leviſſimo* [a]. Une quantité médiocre de cet aliment leger ſuffiſoit cependant pour leur ſubſiſtance. Cette raiſon d'ailleurs, ne prouve rien contre les mets qu'on permet à la colation ; car le ſimple examen de ces nourritures, va découvrir le peu de fondement de cette excuſe. On ſera, par ce même moyen, détrompé de la plûpart des autres prétextes qu'on apporte, pour obtenir des diſpenſes du jeûne, lorſqu'on verra que ces nourritures ſont tres-ſaines, ou beaucoup moins ſuſpectes, qu'on ne ſe l'imagine, pour la ſanté.

[a] Numer. 21. v. 5.

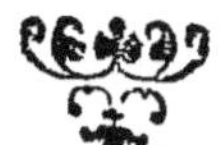

CHAPITRE XIII.

De la nature des alimens dont on use à la colation.

QUAND on se renfermeroit dans toute la sévérité de la regle, en ne s'accordant à colation que du pain & de l'eau, outre que ce seroit retenir quelque chose de l'ancienne coûtume de jeûner, on y trouveroit encore de quoi satisfaire aux besoins de la vie. Pour s'en persuader, il ne faut pas perdre de vûe la réfléxion qu'on a insinuée en plus d'un endroit, par rapport aux dispenses du Carême ; qu'il n'est question que de 40. jours, pendant lesquels il faut se priver de ce que le Carême défend. Mais eu égard aux colations, il ne s'agit que de 40. demi jours, ou 40. repas de surérogation, qui viennent après des dîners, dans lesquels il est rare qu'on garde les regles d'une exacte tempérance. Par là on sera convaincu, qu'une tres-petite mesure d'alimens à la colation, fussent-ils peu succulens, suffira, & au-delà, pour conserver la santé.

On verra en son lieu, que l'eau a de quoi satisfaire à cet égard ; mais il faut essayer de montrer que le pain est aussi propre à entretenir la vie.

Il est des alimens où il ne se trouve que le commode ou l'agreable, mais dans le pain se trouve l'unique nécessaire : *In pane rei alimentariæ summa* [a]. C'est pourquoi, de toutes les disettes qui arrivent dans la vie, celle du pain est la plus insupportable ; aussi l'Ecriture ne fait-elle mention que du pain, pour marquer la nourriture de l'homme, parce que lui seul suffit à sa subsistance. Ce sera, dit le créateur au premier homme, à la sueur de votre front, que vous mangerez votre pain [b] ; & le S. Esprit enseigne que l'eau & le pain sont les premiers soûtiens de la vie : *Initium vitæ hominis aqua & panis* [c]. Toutes les nations ont senti cette vérité, car il en est peu qui n'ayent une sorte de pain [d], fut-il de racines, de poissons, &c. Celles qui n'en avoient point se servoient d'une sorte de bouillie inférieure, mais *analogue* au pain, dont elle imitoit la nature. Telle fut la coûtume des premiers Romains,

---

a *Moreau*, p. 290. | b *Genes.* c. 3. v. 19. | c *Ecclesiast.* c. 29. v. 28. | d *Mund.* p. 112. &c.

lefquels pendant l'efpace de 600. ans qu'ils furent fans favoir apprêter le pain, ufoient d'une forte de *pulment* [a], qui leur fuffifoit : mais dès qu'ils eurent connoiffance du pain, ils en firent leur principale nourriture. Des cuifiniers ou des boulangers (car la gourmandife ou la fenfualité n'avoit point encore divifé ces profeffions [b]) furent établis pour le faire. Ils employerent d'abord l'orge [c], & enfuite le bled [d].

Mais ces peuples fe deftinant à quelque chofe de plus digne de leur courage que la boulangerie, ils laifferent ce foin aux femmes [e], dont les princeffes ne s'exemtoient point, fi on en croit *Herodote* [f] : l'on fait du moins, que la femme de *Caton* [g] pétriffoit le pain elle-même ; & un prophete [h] dans l'Ecriture, reproche aux femmes de fon temps, qu'elles faifoient des gâteaux pour être offerts à la lune. Quoi qu'il en foit, les empereurs Romains [i] comprirent fi parfaitement la néceffité & l'utilité du pain, qu'il faifoit la matiere de leurs liberalitez au peuple. Et

a *Alex. ab Alex.* gener. dier. l. 3. c. 11. *Flor.* l. 3. c. 3. | b *Moreau*, p. 289. | c *Plin.* l. 18. c. 7. | d *Ibid.* e *Moreau*, p. 289. | f *l.* 8. | g *Plutarch.* probl. | h *Jerem.* c. 7. v. 18. | i *Depuis Trajan jufqu'à Aurelien.*

le peuple apparemment en faifoit alors
fa principale fubfiftance , puifqu'on
diftribuoit à chaque particulier jufqu'à
fix pains de fix onces chacun, c'eft-à-
dire , trente-fix onces [a] par tête , & même jufqu'à quatre livres [b] par jour :
ainfi les peuples n'y ajoûtoient guere
de chofe , ils en faifoient du moins
leur principale , & prefque unique
nourriture. Il n'en eft pas de même de
la colation de nos jours, le pain qu'on
s'y accorde ne paffera jamais pour fervir feul au foûtien de la vie , puifqu'il
eft précédé d'un dîner , où on ne fe re-
fufe rien de ce qui fert au commode &
au néceffaire. On ne s'en tient pas d'ailleurs au pain à la colation, les fruits
& les falades en font l'accompagne-
ment , & les uns & les autres fourniffent abondamment de quoi vivre.

L'on a fait voir en détail dans la premiere partie, les utilitez qu'on pouvoit tirer des falades, mais il fuffiroit
de dire en général , qu'elles font d'herbes & de légumes , pour faire comprendre de quel fecours elles peuvent
être à la fanté de l'homme , qui ne
vécut jamais plus long-temps , ni plus
fainement , que dans ces premiers fie-

LES SA-
LADES.

<hr>

a Sons Theodofe. | b. Moreau, p. 292.

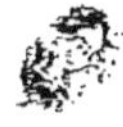

cles, où il se contentoit pour vivre, des productions de la terre.

FRUITS. On ne doit pas être moins prévenu en faveur des fruits, après tous les avantages qu'on à aussi fait esperer de leur usage, dans cette même premiere partie. Peut-être auroit-on moins bonne opinion de ceux qu'on sert plus ordinairement à la colation, parce qu'ils sont secs ; mais l'examen qu'on en va faire en découvrira leur innocence, & la sûreté qu'y trouvera la vie. Ces fruits sont pour l'ordinaire, *les figues & les raisins secs, les amandes & les avelines*, qu'on nomme vulgairement *les quatre mendians*. Ce sont encore *les noix, les chataignes, & les pruneaux*, tous alimens, pour la plûpart fort nourrissans, & supportables à des santez, même ébranlées.

LES FI- Les *Figues* étoient en si grande estime
GUES. parmi les anciens, qu'il est peu de matiere qui ait donné occasion dans l'antiquité à plus de traitez & de livres [a]. Elles faisoient les délices des grands, & devinrent quelquefois la subsistance de nombreuses armées. *Xerxés* [b] roi des Perses, attiré par la réputation des figues qui croissoient dans le pays des

a *Bruyerin.* p. 646. | b *Athen.* l. 14.

Athéniens, vint faire la guerre à cette république, pour se mettre en possession de ce fruit : *Propter caricas chelidonias in Græciam venit infelix Persa cum quinquies quinque millibus* [a]. Ce fut encore pour aller goûter des figues de Rome, que les Gaulois porterent la guerre en Italie [b]. L'armée de *Philippe, roi de Macédoine*, seroit périe faute de vivres en Asie, si dans la disette de bled où elle êtoit, les *Magnesiens* ne lui eussent fourni suffisamment de figues, pour faire subsister ses troupes [c]. C'est donc avec raison, qu'on s'est persuadé qu'elles êtoient tres-propres, à conserver les forces du corps, ou à en donner [d] ; & avec raison, puisqu'elles servirent long-temps de nouriture aux athletes [e]. Les sages de l'antiquité n'avoient pas moins bonne opinion de l'excellence de ce fruit, car *Platon* [f] en mangeoit volontiers, & souvent ; ce qui lui attira le nom de *mangeur de figues. Galien* leur donna aussi une telle préférence au dessus des autres fruits, qu'il s'accoûtuma dès l'âge de 28. ans à manger beaucoup de fi-

a *Clem. Alexand.* pedag. | b *Plin.* l. 12. c. 1. | c *Bruyerin.* p. 647. | d *Plin.* l. 23. c. 7. | e *Nonn.* p. 124. f *Gontier*, p. 192. *Bruyerin.* p. 646.

gues, à deſſein d'affermir ſa ſanté [a].
Mais rien ne perſuade mieux du cas
qu'on en faiſoit anciennement, que
la loi [b] que les Athéniens firent, pour
en défendre le tranſport en pays étranger, afin d'en réſerver l'uſage uniquement à ceux du pays. De là vient le
nom de *ſycophantes* [c], qu'on donnoit à
ceux qui déféroient aux juges les tranſ-
greſſeurs de cette ordonnance. Il eſt
vrai que tout le bien qu'on a dit des
figues, pourroit regarder les figues vertes & nouvelles, au lieu que celles
qu'on ſert en Carême, ſont les ſéches, qui ne méritoient peut-être pas
la même eſtime. Mais un auſſi excellent fruit pourroit-il en ſe deſſéchant,
dégénérer au point de devenir mal-
faiſant ou dangereux ? L'antiquité en
penſoit tout autrement ; car on ſait [d]
que les figues des Athéniens êtoient
préférées, lors même qu'elles êtoient
ſéches, aux figues nouvelles des autres pays. *Dioſcoride* lui-même, eſtime
plus les ſéches que les vertes ; de bons
auteurs [e] l'ont ſuivi dans ce ſentiment ;
un [f] d'entre eux va juſqu'à blâmer les

a *Moreau*, p. 595. | b *Ficus Athenis alio ne inportanto.*
c *Athen.* l. 111. | d *Bruyerin.* p. 649. | e *Paul* botan.
tripart. p. 299. | f *Mirald.* 3. hortor.

figues vertes. Celui-ci pouſſe certainement ſon préjugé trop loin, mais l'obſervation de ces grands hommes fait
du moins voir , que les figues ſéches
ne ſont pas ſans quelque mérite. C'ê-
toit, en effet, de celles-là qu'on ſervoit avec diſtinction , dans les repas
célebres dēs Lacédémoniens [a] , per-
ſuadé qu'on êtoit qu'il auroit manqué
quelque choſe à la bonne chere , ſi on
avoit omis d'y ſervir des figues [b]. C'ê-
toit encore des figues ſéches , dont les
anciens ſe faiſoient des préſens d'étré-
nes-au commencement de l'année [c]. Ce
ſont enfin , celles qu'on trouve moins
flatueuſes , plus legeres , & plus aiſées
à digérer [d] , dont tous les viſceres, &
en particulier le poumon & les reins ,
s'accommodent [e]. On en voit la raiſon
en ce qu'elles ſont amies du ſang [f] ,
qui ſe trouve adouci & engraiſſé par
l'uſage des figues ; elles le purifient
même , & l'affinent au point de produire des ſueurs [g]. C'eſt pourquoi on
les loue dans les petites véroles , & on
reconnoît en elles une vertu cordia-
le [h] : témoin ces confections [i] célebres

a *Moreau*, p. 594. | b *Ibid.* | c *Ibid.* | d *Moreau*,
p. 104. | e *Sebiſ. Bruyerin. Nonn.* ſparſim. | f *Moreau*,
p. 104. | g *Ibid.* | h *Bruyerin.* p. 650. | i *Bruyerin. Nonn.*
Seren. Sammonic.

dans l'antiquité, qu'on compofoit avec les figues féches.

Elles n'ont pourtant pas êté exemtes de tout blâme ; on les accufe d'être bilieufes [a], d'échauffer, de deffécher, de fatiguer l'eftomac [b], d'exciter la foif [c], de corrompre le fang jufqu'à le rendre vermineux [d], & produire la maladie *pédiculaire* [e]. On les foupçonne de porter même leurs defauts & leurs vices, jufques dans l'imagination & dans l'ame, qu'elles fatiguent d'importunes idées, & qu'elles troublent par de honteux penchans [f]. Après tout ceci, on ne fera pas étonné de voir Galien [g] embaraffé, à décider fur les bonnes ou mauvaifes qualitez des figues, car il trouve ces qualitez fi mêlées, qu'il ne fait trop à quoi s'en tenir. Il trouve cependant un expédient, & décide qu'on fait des figues un bon aliment, en les mangeant de compagnie avec les *amandes* [h] : d'autres y ajoûtent *les noix*. [i] Qui ne croiroit qu'il auroit inventé ces correctifs en faveur du Carême, dans lequel on fert les figues, les amandes

a *Hipp.* l. 2. vict. rat. | b *Gontier*, p. 191. | c *Hofman.* p. 290. | d *Moreau*, p. 594. | e *Galen.* l. 2. de alim. facult. | f *Moreau.* p. 594. | g Lib. de cibis boni & mali. fucci. | h *Galen.* lib. de alim. facult. c. 8. *Oribas*, *Aeti.* | i *Lifter*, in apicium. p. 202.

& les noifettes enfemble ? Mais l'ufage
feul lui avoit appris cet utile mêlange, au moyen duquel il affure que les figues ne gâtent, ni le fang, ni l'eftomac,
& qu'elles ne produifent point dans le
fang ces productions vermineufes,
qu'on voudroit faire apprehender de
l'ufage des figues. Mais c'eft d'ailleurs
une terreur panique, uniquement fondée fur le caractere ou la *fignature* [a]
que porte ce fruit, c'eft-à-dire, fur la
prétendue reffemblance, qu'on croit appercevoir entre les graines des figues,
avec la vermine qu'on fait apprehender de leur ufage. Mais qui eft encore
à revenir de ces réveries ? Et en qui
trouvent-elles de la créance. [b] Il y a
d'ailleurs un moyen pour prévenir les
altérations, que les figues pourroient
porter dans le fang ; & ce moyen fe
trouve dans *Athenée*. Ce favant auteur
agite la queftion, fi les figues font plus
faines en bûvant du vin, qu'en bûvant
de l'eau. Les Italiens préférent le vin,
parce qu'ils craignent les cruditez des
figues ; mais les Efpagnols plus attentifs à la foif & à l'ardeur qu'elles excitent, donnent la préférence à l'eau. La
raifon prife de l'œconomie du corps,

---

[a] *Sebif.* p. 1538. *Mund.* p. 130. | [b] *Ibid.*

favorise ce dernier sentiment ; car la digestion qui se fait dans l'estomac, n'est qu'une sorte d'élixation ou de broyement [a], qui réduit & fond les alimens en une sorte de crême ou liqueur laiteuse, à peu près comme se font les émulsions : or l'eau sera certainement plus propre à tirer ces sucs laiteux des alimens, sur tout quand ils sont gras & huileux, comme les figues ; par la même raison, qu'elle tire mieux le lait des amandes, que ne feroit une liqueur vineuse. Un moyen si facile préviendra tous les inconvéniens dont on accuse les figues ; elles ne boûcheront plus, elles ne dessécheront pas, elles feront un bon sang. Si l'on fait ensuite réfléxion que la quantité qui s'en permet à colation est petite, on comprendra que l'estomac s'en rendra toûjours le maître ; & se trouvant parfaitement brisées dans ce viscere, elles seront moins propres à porter dans le sang leurs qualitez nuisibles, qu'à se revêtir de celles du sang lui-même, à en augmenter utilement le volume, & à passer dans sa nature. C'est en ce sens, & par ces raisons, que les figues séches se trouveront

a *Lind.* de venenis, p. 160.

amies

amies du poûmon, des reins, du foye,
& qu'elles tiendront le ventre libre.
Par ce même artifice elles prévien-
dront les fontes qu'elles pourroient exciter par elles-mêmes dans le sang, &
donner occasion à ces sueurs puantes
& incommodes, que souffriroient ceux
qui mangeroient trop de figues, & qui
boiroient pour les digérer, des liqueurs
vineuses.

Il s'en faut bien qu'on ait aussi mal R A I-
parlé des Raisins secs, que des figues : s I N s.
d'habiles médecins [a], cependant, trouvent dans celles-ci, des qualitez loua-
bles qui manquent aux raisins, en ce
que les figues sont plus nourrissantes, &
lâchent mieux le ventre [b]. En récom-
pense le suc des raisins passe pour être
plus innocent, & pour faire de meilleur sang [c]. Aussi les anciens les recon-
noissoient-ils pour être fort amis [d] du
foye, & les appelloient l'ame [e] de ce
viscere. Dioscoride [f] ajoûte qu'ils adoucissent la toux, qu'ils purgent les reins,
& nettoyent la vessie. Ils y trouvent
cependant un inconvénient, c'est qu'ils
nuisent à la rate [g], par la raison que

a Nonn. p. 129. Paul. botan. p. 563. | b Sebis. p. 331.
Nonn. p. 129. 133. | c Ibid. | d Bruyerin. p. 655. | e Gon-
tier, p. 194. Galen. l. 8. comp. med. | f L. 5. c. 2.
g Sebis. p. 332.

Tome II.   G

tout ce qui eſt doux & ſucré incommode ce viſcere ; mais cela n'empêche pas qu'on [a] ne trouve les raiſins un
aliment des plus eſtimables, & des plus
précieux. *Galien*, en effet, l'avoit mis
du petit nombre de ceux qu'il s'étoit
choiſis pour ſa propre conſervation.
Ce n'eſt point qu'il n'y trouve quelque
choſe à reprendre, par rapport à la
ſanté, car il les trouve [b] un peu trop
chauds, auſſi bien qu'*Hippocrate* [c], qui
les accuſe, comme les figues, d'allumer le ſang. Mais malgré ces inconvéniens, un médecin célebre [d] les trouve plus ſurs à la ſanté que les raiſins
frais. A en juger par les ſoins que l'on
ſe donnoit dans l'antiquité [e], pour préparer & conſerver les raiſins ſecs, on
doit ſe laiſſer perſuader des utilitez
qu'on y trouvoit, d'autant plus que la
Médecine elle-même les a fait entrer
en pluſieurs compoſitions [f], & qu'elle
en a tiré pluſieurs ſortes de remedes.
La pulpe [g], ſur tout, en eſt fort eſti-
mée ; & comme c'eſt d'elle principalement que les raiſins empruntent leur
vertu, on doit les croire utiles, ſoit pour

<hr>

a *Brugerin*. p. 554. ciborum gloria. | b L. 8. de comp.
med. | c L. 2. de vict. rat. | d *Paul*. bot. p. 563. | e *Geo-*
ponic. *Baſſi*. ſparſim. | f *Hofman*. de medic. officin. p. 589.
g *Sebiſ*. p. 332.

conferver la fanté, foit pour la rétablir. Une preuve fenfible de ce qu'ils
peuvent pour cela, c'eft qu'ils engraif-
fent beaucoup *a* ; marque certaine qu'ils
fourniffent abondamment de ces fucs
nourriciers qui entretiennent la fanté,
& qui la réparent.

Les Amandes ameres femblent plus
anciennes dans le monde que les douces, car c'eft d'elles apparemment que
les anciens ont parlé ; & la Médecine,
qui ne comte guere moins d'antiquité
que le monde, les a adoptées de bonne
heure. Quoi qu'il en foit, les douces étoient encore inconnues à Rome
du temps de *Caton c*, & elles n'y furent apportées que par les Grecs ; c'eft
la raifon pourquoi elles ont pris le nom
de *noix de grece d*.

On ne leur reproche guere d'autres
defauts, que d'être dures & mal-ai-
fées à digérer *e* ; du refte, on convient
qu'elles fourniffent une bonne nourriture *f*. Il y a pourtant fur ceci une difficulté ; les uns *g* avec Galien, affurent
que la nourriture qu'elles fourniffent
eft en petite quantité ; d'autres les don-

LES
AMAN-
DES.

a *Nonn.* p. 130. | b *Scribon. Largus. Celfus, Cæl. Au-
relianus, &c. Lifter.* in Apicium, p. 142. | c *Nonn.* p.
141. | d *Plin.* l. 15. c. 22. | e *Hofman.* p. 441. | f *Ibid.*
g *Bruyerin.* p. 629.

G ij

nent pour être tres-ſucculentes [a], capables même de rétablir des corps épui-
ſez , fondez ſur ce que ceux qui uſent
ordinairement d'amandes , amaſſent
beaucoup d'embonpoint [b]. Quelques-
uns les craignent même comme contraires à la continence [c], du moins
ſont-elles fort propres aux reins, & à
pouſſer par les urines [d].

Deux autres qualitez les rendent encore tres-eſtimables ; car elles ſont
anodynes , onctueuſes, propres à appaiſer les douleurs de la dyſſenterie [e];
on les a encore reconnu amies des nerfs
& du cerveau , parce qu'elles fortifient la vûe [f], & procurent un doux
ſommeil [g]. On ajoûte enfin, qu'elles
ſont pectorales [h], & qu'elles ne fatiguent pas ſi fort l'eſtomac qu'elles ne
le flattent; car elles ſont de bon goût,
elles lui ſont agreables [i], & le fortifient, en abſorbant les humiditez [k] ſu-
perflues dont il ſeroit plein. Pour les
rendre capables de tous ces bons effets, les uns les font rôtir [l] ou deſſécher
ſur le feu, les autres les attendriſſent

a *Paul.* botanic. tripart. p. 18. *Sebiſ.* p. 288. | b *Bruye-*
rin. p. 630. | c *Nonn.* p. 142. *Sebiſ.* p. 288. | d *Paul.* bo-
tan. p. 18. *Sebiſ.* p. 288. | e *Paul.* botan. p. 18. | f *Sebiſ.*
p. 288. | g *Hofman.* p. 481. | h *Gontier*, p. 211. | i *Sebiſ.*
p. 288. | k *Dioſcoride.* | l *Liſter* in Apic. p. 142.

ou les macérent [a] dans l'eau. Cette
derniere façon eſt plus conforme aux
beſoins de la plûpart des eſtomacs, qui
s'accommodent de tout ce qui peut entretenir la ſoupleſſe de leurs fibres, &
faciliter leur broyement

On trouve beaucoup de reſſemblan-
ce entre les Avelines & les amandes, AVELI-
quand on compare leurs vertus ; car NES.
les avelines, comme les amandes, ſont
dures , & réſiſtent à la digeſtion [b],
elles ſont graſſes, huileuſes [c], & mal-
aiſées à ſe diſſoudre dans les eſtomacs [d].
On eſt partagé à leur ſujet, comme
ſur celui des amandes ; on eſt en peine
ſi les avelines nourriſſent peu ou beaucoup. Quelques-uns [e] les trouvent peu
ſucculentes ; d'autres les ſubſtituent
aux dattes & aux piſtaches, leſquelles
certainement ne paſſeront jamais pour
peu nourriſſantes. Mais ce qui décide
la queſtion en faveur des avelines,
c'eſt qu'elles engraiſſent outre meſu-
re [f], & qu'elles contribuent à la fécondité [g]. Une autre preuve qu'elles
ſoûtiennent ſuffiſamment les forces,
c'eſt que les habitans de *Preneſte* [h] en

a *Nonn.* p. 142. | b *Hofmann.* p. 490. | c *Gontier*, p.
213. *Hofmann* p. 490. | d Stomacho graves , *Gal.*
| e *Nonn.* p. 139. | f *Plin. Nonn.* p. 139. | g *Paul.* botan.
p. 4. | h *Nonn.* p. 139.

tirerent leur subsistance pendant tout
le temps qu'*Annibal* les tint assiégez.
On leur trouve encore une autre ressemblance avec les amandes ; car les
unes & les autres soulagent ceux qui
sont tourmentez de la dyssenterie [a], &
toutes les deux dégagent les reins, ap-
paisent les coliques néphrétiques, soulagent, & préviennent les douleurs de
la pierre [b], adoucissent enfin les ardeurs d'urine [c]. Mais il manque aux
avelines cette vertu somnifere, qu'on
a louée dans les amandes ; elles ont,
au contraire, une sorte d'antipathie
avec le cerveau & les nerfs, si on en
faisoit un trop fréquent usage, car
alors elles y portent quelque sorte
d'ébranlement, qui va jusqu'à donner
enfin, des maux de tête [d]. On ajoûte
qu'elles échauffent, & qu'elles dessé-
chent. On a crû, mais mal-à-propos [e], qu'on pouvoit les rendre moins
malfaisantes, en les séchant au feu ;
d'autres, avec plus de raison, conseillent de les manger pelées ; c'est ce que
les anciens appellent *nuces depilatas* [f] ;
d'autres enfin, conseillent de les faire

a *Gontier*. p. 213. | b *Crato* | c *Paul*. bot. 4. | d *Nonn*.
p. 137. ex Aetio, *Plin*. | e *Bruyerin*, p. 629. *Gontier*,
p. 213. | f *Lister*. in Apic. 143.

macérer dans l'eau. Quoi qu'il en soit, on ne peut trouver en tout ceci, de quoi faire le procès aux avelines , ni de quoi les proscrire du régime ; rien donc n'empêche qu'on ne leur donne place entre les alimens, dont la santé n'a rien de fâcheux à craindre , & qui ne deviennent malfaisans , que par l'abus qu'on en feroit.

L'affinité de la matiere engage à dire **LES NOIX.** un mot des Noix , dont ont fait un si grand usage en Carême. Cet usage paroît conforme à la maxime : *Post pisces nux sit*, qui ordonne de faire son deffert de noix , quand on a fait un repas de poisson ; or , c'est en Carême, sur tout, qu'on fait plus de repas en poisson. On voit dans Athénée , le cas qu'on faisoit des noix , par tout ce qu'il en rapporte. Le nom de *royal* [a] qui lui est resté, *nux regia* , prouve encore la bonne opinion qu'en avoit l'antiquité ; & ce nom vient, de ce qu'en Perse c'êtoit un manger de roi , lequel seul de toute la nation pouvoit manger des noix , parce qu'on les croyoit trop delicieuses, pour un peuple qui craignoit tous les mets délicats. On a été jusqu'à faire passer les noix pour cor-

a *Hofman*. p. 455.

diales [a], capables de réfister aux poi-
fons [b], & aux impreffions d'un air [c]
empefté. Dans ces vûes on s'en eft
fait des contrepoifons, comme on le
rapporte du roi Mithridate [d], & on a
recommandé d'en manger [e] en temps
de pefte, après les avoir fait fécher au
feu. Enfin, il eft peu de fruits dont on
ait plus tiré de remedes pour la Médecine [f]. Il faut donc conclure, que
fi les noix nourriffent peu [g], elles le
font utilement. Que fi on en craint
quelque chofe, on trouve leur correctif dans les figues [h], qu'on mangera (comme on fait en Carême) de
compagnie avec elles. On les foupçonne cependant, de faire beaucoup
de bile, d'allumer la foif, d'attirer la
toux; & d'allumer les paffions [i]; mais
c'eft aux eftomacs chauds [k], aux tempéramens bilieux, aux poitrines délicates, & aux perfonnes trop fenfibles
ou trop tendres, à s'en garder, ou à
en éviter l'abus. Ils trouveront même
un préfervatif contre tous ces incon-

a *Plin. Mund.* p. 141. | b *Sebif.* p. 294. *Bruyerin.* p.
626. *Moreau*, p. 209. | c *Paul.* botan. p. 99. *Bruyerin.*
p. 626. | d *Plin.* l. 23. c. 8. | e *Bruyerin* p. 627.
f *Paul* botan. p. 97. *Hofman.* p. 498. | g *Sebif.* p. 294.
Hofman. p. 498. | h *Lifter.* in Apic. p. 202. poft. *Galen.*
i *Hofman.* p. 498. *Bruyerin.* p. 627. *Sebif.* p. 294.
k *Ibid.*

véniens; en les faisant macérer [a] dans l'eau, suivant le conseil des anciens. Il ne faut donc plus croire que les noix ne tirent leur nom qu'*à nocendo*, parce qu'elles seroient nuisibles à la santé; elles n'incommoderont que les dents [b] de ceux qui les employeroient pour les casser. À cela près, on les trouvera sans inconvénient à la colation, où on n'en permet qu'un usage sobre & frugal.

On demande s'il faut ranger les *Chataignes* parmi les noix, ou s'il faut les mettre au rang de glands. De savans botanistes veulent que ce soient des noix [c]; d'autres non moins habiles, prétendent que ce sont des glands [d]; & Pline [e], l'historien de la nature, avoit ainsi décidé la question long-temps avant ceux-ci : *Nuces*, dit-il, *vocamus castaneas, quanquam accommodatiores glandium generi*. Ce sont donc des glands que les chataignes, & peut-être étoit-ce des chataignes pour la plûpart, que ces glands [f] dont on raconte que les premiers peuples se font nourris. Cette conjecture est fondée sur

LES CHA-
TAIGNES.

<hr>

a *Nonn.* p. 138. | b *Mund.* p. 141. | c *Sim. Paul.* botanic. p. 42. | d *Hofman.* p. 190. | e *Plin.* | f *Nonn.* p. 146.

G V

celle d'un savant moderne [a], lequel soupçonne que les glands dont Pline dit qu'on faisoit les desserts en Espagne, étoient apparemment des chataignes, qui firent anciennement la nourriture des *Arcades* [b], comme elles le sont encore aujourd'hui de peuples ou de provinces entieres, tant dans l'ancien que dans le nouveau monde [c]. Les ouvriers [d] s'en nourrissent encore aujourd'hui en certains cantons, & en particulier à Rome [e]. En d'autres endroits les peuples en font du pain [f] qui leur réussit. Quoi donc qu'on publie, qu'il faut se garder des chataignes, parce qu'elles sont lourdes [g], terrestres, flatueuses & indigestes, qu'elles donnent la colique [h], qu'elles boûchent, qu'elles sont nuisibles au cerveau & à la poitrine ; tous ces inconvéniens sont à craindre de leur part, quand on en fait excés, ou quand on les mange crues [i]. Il n'en est pas de même quand on les mange cuites sous la cendre [k], ce qui les rend supportables ; ou quand on les fait bouillir ou

a *Mund.* p. 142. | b *Hofman.* p. 189. | c *Bruyerin.* p. 623. *Paul* botan. p. 42. | d *Nonn.* p. 146. | e *Bruyerin.* p. 614. | f *Ibid.* p. 626. | g *Gontier.* p. 214. .h *Hofman* p. 191. | i *Paul.* botan. p. 41. | k *Hofman* p. 190.

cuire à la vapeur [a] de l'eau, *lento casta-
nea vapore tosta* [b], qui est la maniere de
les rendre sûres à la santé. On trouve
même que les chataignes développent
davantage leurs sucs étant bouillies,
& que par là elles deviennent plus
nourrissantes [c]. L'anatheme donc que
Galien a prononcé contre elles, en disant qu'elles sont toûjours nuisibles de
quelque maniere qu'on les apprête ;
cet anatheme, dis-je, souffre explication, dans la pensée de ceux mêmes
qui se font le plus dévouez aux opinions de ce prince de la Médecine. Ils
prétendent que ce n'est point à dire,
que les chataignes soient absolument
mauvaises, mais que quelque soin
qu'on y apporte, elles ne parvien-
dront jamais à faire un sang [d] aussi leger & aussi fluide, que le feront les
alimens que Galien loue à cet effet.
Or, cette distinction est moins un
faux fuyant, ou un prétexte pour excuser l'usage des chataignes, qu'une
raison que l'observation & la physique ont fait connoître. C'est qu'on
s'imagine pour l'ordinaire, qu'il n'est
de bons alimens, que ceux qui subtili-

<hr>

a *Gontier*, p. 214. | b *Martial.* | c *Nonn.* p. 144.
Sebif. p. 190. | d *Hofman.* p. 190. *Nonn.* p. 146.

G vj

sent le sang ou qui l'animent ; cependant comme il est des constitutions où le sang est trop vif, trop déployé & trop volatil, il sera vrai de dire qu'en ces cas, un aliment moins délicat & plus grossier, deviendra bon & préférable, même à d'autres qui passent pour meilleurs, parce qu'ils sont plus délicats. Suivant ce principe, il ne sera pas déraisonnable de mettre les chataignes au nombre des bons alimens, puisqu'il se trouve souvent de ces sortes de constitutions. Comparant à présent le sang de nos François, avec ce qu'on vient de dire de la nature des chataignes, on comprendra qu'elles sont peut-être aussi sûres dans le régime, qui convient à la plûpart d'entre eux, & qu'il leur est plus utile que tant de viandes délicieuses, plus propres à développer le sang & à l'enflâmer, qu'à l'adoucir & à le tempérer. Tous d'ailleurs ne conviennent pas que les chataignes soient si terrestres, si grossieres & si peu succulentes, puisque quelques-uns les font appréhender aux personnes sages, comme contraires à la continence ª qu'ils auroient vouée, & que d'autres les trouvent pro-

ª Sebis. p. 292.

pres à engraisser le corps & à lui donner de l'embonpoint. Quoi qu'il en soit, cette qualité terrestre & pesante, dont on les charge, devient un bon remede en certains cas, comme pour arrêter les pertes, & pour guérir les vomissemens [a]. Il n'y aura donc rien à risquer pour la santé [b] des hommes, de leur laisser l'usage des chataignes, & la plûpart y trouveront de quoi se nourrir & se soûtenir suffisamment. On préfere cependant les *Marrons* aux chataignes, parce que celles-ci ont encore quelque chose d'agreste & de sauvage [c], au lieu que les marrons êtant cultivez avec plus de soin, fournissent un suc plus doux, ce semble, & plus familier.

MAR-RONS.

Les *Pruneaux* ne sont pas moins en usage, que les mandians pour les colations du Carême, & ils sont autant utiles pour la santé. Il n'en est pas de même de ce fruit, comme de quelques-uns de ceux dont on vient de parler, qui sont plus estimables, êtant frais que séchez ; les pruneaux au contraire, sont préférez aux prunes fraîches par d'excellens médecins [d]. Mais

LES PRU-NEAUX.

a *Hofman.* p. 191. | b *Isaac,* de diet. univ. | c *Gunt.* p. 214. *Bruyer.* p. 624. | d *Sebis.* p. 256. *Hofman.* p. 62. *Mesue.*

ce qui prouve parfaitement le cas qu'on en doit faire, c'est la prodigieu- se [a] quantité de prunes, qui étoient en estime dans l'antiquité. Or ce n'é- toit pas seulement aux prunes fraî- ches, que les anciens accordoient leur estime, les séches n'avoient pas moins de réputation chez eux. En effet, ils s'en faisoient apporter des régions les plus éloignées, comme de la *Syrie* [b], & en particulier de *Damas* [c], d'*Egypte* [d] & d'*Espagne* [e]. Il n'y avoit d'ailleurs artifices qu'ils n'employassent pour les conserver dans leur bonté. Celles de Syrie s'apportoient simplement séchées en masse [f] ; mais on les confisoit ail- leurs, ou avec le miel [g], ou dans le vin doux [h]. Tout ce qu'on leur repro- choit , c'est qu'elles devenoient un mets trop délicat ; aussi ne furent-elles connues à Rome, qu'après la mort de *Caton* [i], qui se plaignoit déja de son temps, que les tables romaines se fa- miliarisoient trop avec les mets déli- cieux des Grecs. Mais ce reproche ne peut tomber que sur les prunes con-

a Ingens prunorum turba. *Plin.* l. 15. c. 13. | b *Athen.* l. 11. | c *Nonn.* p. 103. | d *Theophr.* hist. l. 4. c. 3. | e *Nonn.* p. 103. | f *Athen.* l. 11. | g *Nonn.* p. 104. *Lister* in Apic. l. 1. c. 1. *Bruyerin.* p. 601. | h *Geoponic,* l. 10. c. 40. | i *Moreau,* p. 574. *Bruyerin.* p. 600.

fites ; les pruneaux de Carême en. font
par conféquent exemts. Ils font en
en effet recommandables pour leur
fimplicité, & pour la bonne qualité de
fucs nourriciers [a] qu'ils fourniffent ; car
s'ils paffent pour nourrir peu, on convient, qu'ils le font utilement [b]. On
avoue d'ailleurs, que ceux qui font
doux nourriffent davantage, qu'ils font
d'ailleurs fort tempérez [c], & tres-propres à modérer les ardeurs du fang &
de la bile [d] ; que les jeunes [e] perfonnes fur tout, celles qu'on oblige principalement à jeûner, s'en trouvent
bien. On les loue encore comme étant
amis de l'eftomac [f], tandis qu'on lui
fait craindre des prunes fraîches des
indigeftions [g], des cours de ventre,
&c. Ce n'eft pas que les pruneaux fecs
ne lâchent [h] auffi le ventre ; mais ils le
font fans inconvénient :

Pruna peregrinæ carie rugofa fenectæ
 Sume, folent duri folvere ventris
  onus [i].

Deux circonftances en rendent l'ufage tres-falutaire, c'eft de les manger

a *Sebif.* p. 257. *Hofman.* p. 62. | b *Sebif.* p. 257.
| c *Hofman.* p. 62. | d *Sebif.* p. 257. | e *Ibid.* | f *Diofcor.*
l. 1. c. 142. | g *Ibid. Sebif.* p. 257. | h *Nonn.* p. 104.
Bruyerin. p. 601. | i *Martial.*

avant le repas [a] ; ou, quand on a à les manger seuls, de les avoir lavez & fait macérer [b] dans l'eau.

Il faut pourtant encore y apporter du choix. Les anciens préféroient ceux qui tiroient sur le jaune [c].

Addam cerea pruna, & honos erit huic quoque pomo [d].

Nos *brugnioles* leur ressembleroient peut-être, & mériteroient par là de la préférence : mais l'usage s'est déclaré pour les pruneaux ordinaires, pourvû qu'ils ne soient pas trop aigres [e], parce qu'alors ils tiennent plus du médicament [f] que de l'aliment, & sont moins propres à conserver la santé, qu'à la réparer.

Au reste, ce qu'on vient de dire à l'avantage des fruits secs, ne doit faire croire à personne, qu'on les mette absolument en parallele avec ceux qui sont frais. On ne doute pas de la préférence qu'on doit en général à ceux-ci ; mais du moins faut-il convenir, que les autres n'ont rien d'assez mal-faisant, pour les exclure de la cola-

a *Nonn.* p. 104. *Bruyerin.* p. 602. | b *Moreau*, p. 573. | c *Cerina*, *Plin. Ceriola*, *Columel.* | d *Virgil*, eclog. 2. | e *Hofman.* p. 61. | f *Ibid.*

tion, qui doit toûjours être fobre &
frugale. Le temps d'ailleurs de quarante jours, pendant lefquels on s'accorde tant de foulagement & de licence, ne laiffe rien à craindre ; & quand même on en feroit un peu moins à fon aife, la vertu y gagneroit beaucoup plus, que la fanté n'y poûrroit perdre.

Mais ce qu'on a avancé en faveur de ces fruits fecs, doit faire comprendre la raifon, pourquoi des fruits repofez de quelques jours, font plus fains ou moins fujets à incommoder, que les mêmes fruits fortant de l'arbre. Ceux-ci pleins d'une fêve nouvelle & mal *déphlegmée*, portent dans l'eftomac des fucs encore aigres, tumultueux & fermentatifs, tandis que ceux qu'on a laiffé repofer, s'étant comme tenus en digeftion, ont achevé de fe cuire. Car leurs fucs n'êtant plus renouvellez dans les offices, comme ils l'êtoient fur les arbres, c'eft une même liqueur, qui *circule* dans le corps du fruit, qui s'y *cohobe* & fe domte elle-même, jufqu'à pouvoir paffer dans le fang, fans y porter, ni fédition, ni trouble. Ceci fe reconnoît dans tous les fruits précoces &

printaniers, tels que font les *cerifes*, les *fraifes*, &c. qui ne font fouvent tant de maux, que parce qu'ils ne font pas de garde, & qu'il faut les manger frais. Les prunes au contraire, les pêches mêmes, mais fur tout les pommes & les poires, font plus agréables au goût & plus fûres à la fan-té, quand elles ont été gardées quelque temps dans les fruiteries.

CHAPITRE XIV.

Des difpenfes du jeûne.

ON croiroit à en juger par la facilité avec laquelle on fe difpenfe aujourd'hui de jeûner, que cette partie de la pénitence du Carême, feroit de moindre conféquence que la privation de la viande, puifqu'on fe difpenfe du jeûne fous le moindre prétexte. C'eft pourtant du jeûne que les premiers fidéles & les faints ont paru le plus occupez. L'abftinence leur paroiffoit inféparable du jeûne ; mais le jeûne faifoit le fondement & l'effence de l'obfervation du Carême. L'abftinence étoit une dépendance *a* du

a Baillet, p. 114.

jeûne ; mais en celui-ci confiftoit l'effence de la pénitence : & c'étoit
moins du jeûne que de l'abftinence,
que les faints fe difpenfoient. Témoin
ce faint évêque de l'ifle de Chypre,
faint *Spiridion*, qui ne craignoit pas
de rompre l'abftinence en faveur de
l'hofpitalité [a]. Les hiftoires, qui nous
ont confervé ce fait, n'en rapportent
d'aucun faint qui nous apprenne, que
pour quelque raifon que ce fût, ils
ayent rompu leur jeûne avec autant
de facilité ; c'eft qu'il étoit inouy dans
les premiers temps [b] du chriftianifme,
qu'on fe difpenfât aifément de jeûner.
Ceci eft fi vrai, qu'on n'en difpenfoit
perfonne, qu'on n'obligeât à quelque
forte de compenfation, parce qu'enfin,
s'il peut être permis de s'exemter du
jeûne, il eft toûjours d'obligation de
faire pénitence [c] : *Pro eo quòd non poteft
quis jejunare, amplius debet erogare pauperibus* [d]. Par où l'on voit, que c'étoit
l'aumône qui fervoit à cette compenfation. C'eft encore pour la même
raifon, que les conciles difent ana-
théme, contre ceux qui fe difpenfoient
du jeûne fans une caufe légitime : *Si*

a *Sozom.* l. 1. c. 11. | b *Baillet*, p. 130. | c *Thomaff.*
p. 528. | d *S. Cefaire.*

quis eorum qui exercentur absque corporali necessitate, tradita jejunia dissolvat, anathema sit [a]. On appercevra la raison de cette sévérité, en la comparant avec l'obligation du jeûne, telle que les peres de l'Eglise la proposoient aux fidéles : c'étoit une obligation solemnelle & autentique, une sorte de ferment ou de religion, disoit Tertullien [b] : *Communis & quasi publica jejunii religio est.* Saint Ambroise [c] ne trouvoit pas de faute légere en matiere de jeûne : *Non leve peccatum est jejunia dissolvere.* C'étoit un crime d'y manquer, puisqu'il ajoûte, que c'est un grand péché, de ne l'observer point du tout : *In totum non observare sacrilegum est, ex parte violare peccatum est* [d]. Cette inobservance enfin, étoit toûjours punissable, comme s'en explique formellement un saint évêque : *Qui potest & non jejunat, sentiet pœnam* [e]. Cette rigueur étoit fondée sur cette maxime, que violer le jeûne n'est rien moins que s'attaquer à Dieu [f] même : *Hæc non tam sacerdotum præcepta, quàm Dei sunt* ; & sur le sentiment de saint

---

a *Concil. de Gangr.* c. 19. | b L. de jejunio | c Serm. 23. 25. | d *Id.* Serm. 37. | e Serm. 62. de temp. apud S. *August.* | f S. *Ambr* Serm. 37.

Augustin, qui reconnoît *a* dans l'obligation du jeûne, une loy & un précepte si indispensable, qu'il employoit
les dernieres rigueurs, contre ceux qui
le transgressoient sans raison. Il en fit
un exemple dans la personne de ce
prêtre, qu'il déposa, entr'autres choses, pour n'avoir pas jeûné la veille
de Noel : *Qui in die jejunii prandere &
cœnare ausus est* *b*. C'est que, selon les
peres, il n'est rien de plus indigne
d'un chrêtien, que de le voir sensible
au plaisir de la bouche, sous un chef
qui avoit aimé à souffrir la faim ; ni
rien de plus honteux, que de voir un
pécheur se tout accorder, sous les yeux
d'un Sauveur, qui s'étoit tout refusé.
D'où ils concluoient, qu'il y avoit du
crime à violer le jeûne : *Christo pro te
esuriente, tu prandes ? Salvatore jejunan-
te, tu reficeris ? Non igitur leve peccatum
est, indictum violare jejunium* *c*.

La raison autorise ces maximes ; car
s'il est vrai, qu'il y a plus de pénitence à jeûner, qu'à se priver de manger
de la viande, le jeûne sera plus d'o-
bligation que l'abstinence ; & par conséquent, il sera moins permis de ne

a De hæresib. c. 53. | b *S. Aug.* epist. 236. | c *S. Ambr.*
Serm. 34.

point jeûner, que de ne point faire gras. Or le jeûne fait certainement plus souffrir que l'abstinence, par la raison, qu'on souffre davantage en ne mangeant point, qu'en ne mangeant que de certaines viandes. Le jeûne donc prive de tout plaisir, & l'abstinence le change seulement ou le diminue. Ainsi, s'il est vrai, comme le témoigne un prophete *a*, que la satisfaction de faire sa volonté affoiblit la pénitence : *In die jejunii vestri invenitur voluntas vestra* ; la pénitence se trouvera moindre, où il y aura une sorte de plaisir. Mais puis qu'on convient de l'obligation de demander dispense pour l'abstinence, qui va à retrancher un moindre plaisir, il n'y aura pas moins d'obligation de la demander pour le jeûne, qui est plus contraignant & plus pénible à la nature.

Ajoûtons à tout ceci, que le jeûne répond plus parfaitement au but & à la fin de la pénitence. Le but de cette pratique, est d'affoiblir les passions, de purifier le cœur, de l'affranchir, & d'éclairer l'esprit ; tous effets, qu'on peut plus sûrement attendre du jeûne, que de l'abstinence. Car si le gras nourrit

a *Isaïc.* c. 58. v. 3.

plus abondamment, s'il satisfait davantage : le maigre laisse au moins plus que l'exact nécessaire au corps. Or le jeûne va même à refuser des besoins à l'homme, il les suspend du moins, & entreprend sur son nécessaire. Il répond donc mieux à l'esprit de pénitence ; il est par conséquent moins dispensable, ou il faudra de plus fortes raisons pour s'en exemter. Mais en cela paroît l'abus, dans lequel on est aujourd'hui, de se dispenser, sans trop de scrupule, de l'obligation du jeûne.

Les anciens y étoient aussi bien plus sévéres ; car ils ne dispensoient [a] du jeûne, que les malades, les petits enfans, & les vieillards décrépits. Un concile [b] confirma ces dispenses, pourvû que l'infirmité fût grave ; mais elles n'allerent qu'à permettre d'avancer le repas du soir à midi, sans accorder de colation au soir. On en trouve des exemples dans saint Chrysostome [c]. Un concile [d] d'Espagne étendit la dispense du jeûne, pour des infirmitez moins graves ; mais un autre [e] aussi d'Espagne les réserve, en ordonnant,

a *Baillet*, p. 182. | b *Ibid.* p. 185. | c Homil. 10. in *Genes.* | d 4. de Tolede, Can. 7. | e 8. Tolede, Can. 9.

que les pasteurs, qui accorderont ces
dispenses, seront informez de la nature des infirmitez. Les Grecs [a] eurent
aussi des indulgences pour les malades ; mais ils y étoient plus rigoureux :
car en leur accordant la permission
de rompre le jeûne, ils leur refusoient
celle de rompre l'abstinence. Les siécles suivans se soumirent encore à la
sévérité des dispenses ; & à commencer par les *empereurs* [b], les *rois*, les
cardinaux, tous n'en prirent que quand
le danger des maladies les y obligea,
encore furent-elles moins pour le jeûne, que pour l'abstinence ; car il étoit
rare qu'ils se fissent dispenser du jeûne [c], du moins, s'en falloit-il bien
qu'on étendît les dispenses [d] du jeûne
aussi loin qu'aujourd'hui. Elles ne consistoient souvent qu'à avancer le repas
du soir, comme on vient de le voir ;
souvent elles n'autorisoient que l'u-
sage du vin, du lait, &c. au lieu qu'aujourd'hui on ne demande pas moins,
en se faisant exemter du jeûne, que la
permission de déjeûner & de souper.
C'est manifestement outrer la permission ; car les besoins n'étant pas les

a *Thomass.* p. 344. | b *Id.* p. 2. c. 13. *Baillet*, p. 201.
| c *Baillet*, p. 205. | d *Ibid.*

mêmes,

mêmes, il ne faut pas donner à toutes les dispenses la même étendue. Ce n'est pas, par exemple, une suite nécessaire qu'il faille souper, parce qu'on aura eu besoin de déjeûner; & tel pourra se contenter d'une colation au soir, quoi qu'il ait besoin d'une permission de manger un morceau le matin. Posé encore le cas, qu'on ait besoin de manger le soir & le matin, ce n'est point à dire, qu'il soit permis de manger autant qu'on le veut, & de tout ce qui plaît. Il se trouve encore des personnes ausquelles il suffit d'interrompre le jeûne deux ou trois fois la semaine. Ce sont les examens & les restrictions qu'il faut faire, en dispensant de cette partie de la pénitence.

On demande, si la dispense du maigre renferme celle du jeûne, c'est-à-dire, si on pourroit jeûner en faisant gras en Carême? Mais quel inconvénient y aura-t-il, si on entreprend cette sorte de pénitence ? Le jeûne sera moins exact certainement ; mais ce sera s'obliger à une sorte d'observance, qui contraindra souvent l'inclination & le goût. Tel enfin, peut avoir besoin de faire gras, qui pourra se passer de déjeûner & de souper ; par la même raison, qu'un eſtomac, une infirmité, une complexion, auront beſoin d'uſer de viande, ſans avoir beſoin d'en uſer pluſieurs fois [a] le jour. Il eſt donc une ſorte de jeûne, qui n'eſt pas incompatible avec le gras. Ce ſera d'ailleurs édifier les fidéles, que de ſe renfermer du moins dans une partie du précepte de l'Egliſe.

a *Jo. Alphon.* à *Fontech.* ſpecul. medic. chriſt. lumin. 2. p. 46.

✻✻✻✻✻✻✻✻✻✻✻✻✻✻✻✻✻✻✻✻✻✻✻✻✻✻✻✻✻✻

CHAPITRE XV.

Des raiſons de diſpenſer du jeûne. Regles & précautions qu'on doit y apporter.

CEs raiſons ſe ſont multipliées à l'infini, parce que l'amour propre les a fait naître. *Il ſemble*, diſoit ſaint Bernard [a], *que depuis que nous ſommes devenus religieux, nous commencions tous à avoir l'eſtomac foible.* Ne ſeroit-ce point encore aujourd'hui un fond de délicateſſe ou de ſenſualité, qui donneroit occaſion aux diſpenſes du jeûne? car ce n'eſt que dans la prati-

a Apol. c. 18.

que du bien qu'on s'apperçoit de sa foibleſſe, au lieu que rien ne coûte à la ſanté pour flatter les ſens, ou ſuivre ſes paſſions ; de ſorte que ce n'eſt que pour faire le mal qu'on eſt fort : *Fortia peccata veſtra* [a]. Il s'en faut pourtant bien que la vertu coûte auſſi cher que le vice, quelque excès qu'on faſſe pour devenir pénitent, ou pour ſe rendre criminel.

On demande ces diſpenſes pour *les infirmes, les enfans, les vieillards, les femmes groſſes, les nourrices, les artiſans, &c...* car d'autres y ajoûtent les voyageurs, procureurs, avocats, ſolliciteurs de procés, profeſſeurs, confeſſeurs, prédicateurs. On emprunte encore des raiſons de diſpenſe des conditions, en faveur *des princes, des gens de condition, & des magiſtrats.*

Mais la raiſon d'infirmité eſt manifeſtement celle qui prévaut, car ce n'eſt que, par rapport aux ménagemens [b], pour la ſanté de toutes ces différentes perſonnes, qu'on autoriſe les diſpenſes.

Il eſt étrange combien on charge les médecins au ſujet de ces exemtions. On trouve cependant que là-deſſus, comme ſur le maigre, ils ont moins

a *Amos*, c. 5. v. 12. | b *Baillet*, p. .....

d'indulgence que les casuiftes mêmes,
qui ont certainement outré leurs droits
en cette matiere [a]. En effet, les principes que les médecins établiffent pour
accorder des difpenfes, font tels, que
peu fe trouveroient légitimement difpenfez, fi on s'en tenoit à ce qu'ils
ont établi là-deffus. Ils font tous occupez à juftifier [b] le jeûne, & à le faire
paffer pour un remede à mille infirmitez [c], ils traittent de blafphéma-
toire [d] le fentiment qui iroit à autorifer le relâchement [e]. Un médecin [f],
par exemple, trouve un péché mortel
dans une difpenfe trop legerement accordée ; & il fe trouve un ouvrage fait
encore exprès par un favant médecin [g], pour examiner, & marquer fcru-
puleufement les cas qui demandent légitimement difpenfe, & les conditions qui les doivent accompagner.
Trouvera-t-on plus de religion & d'e-
xactitude dans les livres des casuiftes ?

a *Baillet*, p. 188. | b *Voyez la belle Thefe de M. le Moine, celebre & favant médecin de la faculté de Paris.* Ergo jejunium quadragefimæ, fanitati innoxium. 1674. 1. Martii. *Vring.* de jejun. & abftin. | c *Frederic Hofman.* Differt. p. 45. part. 2. de inedia magnorum morborum remedio. | d *Paul. Zacch.* qu. med. leg. p. 352. | e *Id* l. 5. tit. qu. 5. | f *Codroncus*, de chr. med. ratione, p. 84. | g *Jo. Alph. Fontech,* fpecul. med. chrift. lumin. 2.

Il est donc constant parmi les médecins, qu'il n'y a que des infirmitez qui menacent la vie, ou des maux bien réels [a], qui puissent exemter du jeûne ; & ce sentiment fut celui des premiers siecles de l'Eglise [b], où on punissoit ceux qui manquoient au jeûne, à moins qu'ils ne fussent malades : *Præterquam si corporis debilitate impediantur* [c]. L'exemple de saint Grégoire le grand découvre assez combien ces maux devoient être graves, lorsqu'il témoigne dans ses dialogues [d], la peine qu'il ressentoit d'une infirmité qui l'obligeoit à manger souvent, & le privoit par conséquent de la consolation de jeûner. Mais l'obligation qu'il imposa [e] à un archevêque de Ravenne, de ne jeûner que cinq fois l'an, à cause d'un vomissement de sang auquel il étoit sujet, prouve qu'il falloit presque que les maux fussent extrêmes pour mériter cette dispense. Du moins paroît-il par là, que l'infirmité devoit être telle, que celle de saint Grégoire, c'est-à-dire, qu'elle exigeât du malade qu'il mangeât souvent : car combien est-il de maux que le jeûne & la diéte

a *Ibid.* | b *Baillet*, p. 185. | c *Thomass.* p. 115. | d L. 3. c. 33. | e L. 9. epist. 28. l. 11. Epist. 34.

guérissent, comme on vient de le faire remarquer ?

On demande s'il est des cas qui interdisent le jeûne, comme étant capables de réveiller des infirmitez habituelles ? Il en est certainement beaucoup plus que la diéte exacte préviendroit. La dispense ne doit donc avoir lieu, que lorsque l'on a l'expérience que le jeûne rappelle de grands maux passez.

Ce seroit ici le lieu d'entrer dans le détail des infirmitez qui dispensent du jeûne ; mais comme elles ne tombent pas toûjours dans les mêmes tempéramens, & qu'elles ne viennent pas toutes des mêmes causes, ce sera en comparant ces causes & ces complexions avec les effets du jeûne, par rapport aux unes & aux autres, qu'un médecin sage & éclairé décidera tous ces cas. Ainsi, ce ne sera pas précisément parce qu'on sera sujet *à la goutte, à la gravelle, aux vapeurs, à la colique,* qu'on sera exemté du jeûne ; mais ce sera lorsque ces maux viendront de causes, & se trouveront dans des tempéramens, qui demandent qu'on ne jeûne pas. Il en sera de même *des insomnies, des maux de tête, des besoins de manger.*

Ceux-ci font fouvent des maux d'habitude, qu'une habitude contraire peut guérir ; & pour les infomnies, elles viennent fouvent de plénitude, & pour avoir trop mangé ; en effet, on ne dort jamais mieux que quand on a peu ou point foupé : *Saturitas non finit dormire* [a].

Il eft même bon de remarquer, qu'il eft des fentimens de foiblefle ou d'anéantiffement, qui demanderoient le jeûne au lieu de l'interdire. Tels font ces appefantiffemens de tout le corps, qui annoncent fouvent de grandes maladies ; tels font encore ces fentimens de défaillance ordinaires aux femmes ; c'eft qu'en ces occafions, l'abondance des liqueurs qui nous font vivre, & l'embaras d'un fang fuperflu, & qui circule mal, fait naître ces maux. Or, comme l'on fait qu'en ces cas la faignée fortifie, on pourroit fe promettre le même effet d'un régime exact, ou d'une diéte qui tînt du jeûne.

Mais ce qui rend fufpectes ces fortes de difpenfes, c'eft que la plûpart des maux qu'on allegue pour les obtenir, fe guériffent par de grandes évacuations : le jeûne par conféquent,

a *Ecclef.* 5. 11.

H iiij

pourroit servir à les prévenir. Un graveleux, un gouteux, un apoplectique, obtiennent à coup sûr des dispenses de jeûner : cependant la saignée guérit, soulage, ou prévient tous ces maux, aidée sur tout, de la purgation, qui est encore une des plus considérables évacuations que la Médecine employe. Le lait enfin, pour toute nourriture, le plus simple, & le plus frugal de tous les régimes, est un des plus sûrs remedes pour guérir la goutte, qu'on expose tous les jours comme une raison incontestable de dispense. Il se trouvera donc qu'il est moins qu'on ne pense d'infirmitez, qui autorisent les exemtions du jeûne.

L'AGE.   Les raisons prises de l'*Age* sont aussi peu solides : la délicatesse, dit-on, des enfans, & l'épuisement des vieillards, sont des moyens non douteux, pour obtenir une exemtion du jeûne ; mais le saint Esprit s'en explique autrement : Ordonnez, dit-il à un prophete [a], un jeûne saint ; publiez une assemblée *solennelle* ; faites venir tout le peuple ; assemblez les VIEILLARDS, amenez les ENFANS, & ceux QUI SONT ENCORE A LA MAMELLE. *Sanctificate jejunium, vo-*

a *Joel.* ch. 2. v. 15. 16.

cate cœtum, congregate populum, coaduna-
te senes , congregate parvulos & sugentes
ubera. Aussi la vieillesse, ne devient-
elle point un titre d'exemtion [a], si la
santé & les forces l'accompagnent?
Ce n'est donc qu'à l'infirmité du grand
âge qu'on doit cette indulgence ; &
c'est ce que signifient les termes du
concile [b], qui accorde la dispense aux
vieillards ; car ce concile exige une
impossibilité d'âge , c'est-à-dire une
caducité, une décrépitude. Comment
donc les casuistes ont-ils fixé l'âge, où
cessoit l'obligation de jeûner, à 60. ans,
veu qu'il n'est pas incompatible avec
une santé parfaite, & avec des forces
plus que suffisantes ? Saint *Thomas* n'est
point entré dans cette décision ; & le
silence qu'il a affecté sur cet article,
est une preuve du desaveu qu'il faisoit
de cette opinion. *Hippocrate*, connois-
seur autant que personne , en matiere
de santé & de force , pensoit encore
bien autrement que ces casuistes ; car
il êtoit persuadé, au contraire, que le
jeûne accommode les vieillards , &
qu'ils le supportent [c] plus aisément que
les jeunes gens. Ceux, en effet, d'en-

LA
VIEIL-
LESSE.

tre les vieillards qui se sont le mieux étudié, ont reconnu qu'ils s'en portoient mieux de manger peu, & à cet effet ils se sont beaucoup condamnez à ne pas souper le reste de leurs jours.

La mécanique du corps autorise cette pratique ; car puisque la nourriture n'est nécessaire, qu'autant qu'elle tourne auprofit du corps, il s'ensuit qu'elle devient dangereuse à la santé, dès qu'elle se prépare, & se distribue mal ; puisque de là naissent mille cruditez, & une infinité de sucs indigestes, & mal domtez, qui sont les germes de toutes les infirmitez dont la vieillesse se trouve accablée. C'est cependant ce qui doit arriver nécessairement à un vieillard, qui mangeroit beaucoup ; car les parties, & les fibres qui les composent se desséchant [a] à mesure qu'on vieillit, elles doivent conserver beaucoup moins de cette souplesse & de ce ressort, d'où dépendent le broyement & la digestion des sucs nourriciers. Le secret est donc de mesurer [b] la nourriture, avec la force qui la travaille, & la met en œuvre, pour épargner au

a *Lister*. in Sanctor. aph. 85. | b Remedio est ut oblatio exæquet additioni. *Sanctor*. de ponderat. aph. 85.

corps les mauvais reſtes qui le menacent, & qui l'engagent enfin en beaucoup de langueurs & d'infirmitez. On
s'imagineroit peut-être, que ce raiſon-
nement ſeroit fait à plaiſir, & que ces
menaces ſeroient mal fondées ; mais
l'obſervation inconteſtable qu'on a, que
la *tranſpiration* diminue beaucoup dans
les vieillards, juſtifie les réfléxions
qu'on vient de propoſer. Car pour peu
que la *tranſpiration* diminue, il n'eſt
pas imaginable combien il ſe ſuppri-
me de matiere, qui reſte dans les vaiſſeaux ; & l'unique remede au mal qui
menace alors, conſiſte dans le retranchement de la nourriture, afin qu'il ne
s'en prépare dans l'eſtomac, qu'à proportion de ce qui s'en échape par la
tranſpiration. Mais ce remede doit
être ſur tout celui des vieillards, en
qui ſouvent l'eſtomac demeure aſſez
vigoureux [a], & digére ſuffiſamment,
tandis que le broyement qui fait la digeſtion, diminue beaucoup dans les
autres viſceres, & dans l'habitude du
corps. L'obſervation d'Hippocrate eſt
donc vraye & conſtante, que *les vieillards s'accommodent du jeûne.*

Toutes ces raiſons ne prouvent rien

[a] *Liſter.* in Sanctor, aph. 85.

contre les enfans, à l'égard desquels les casuistes *a* sont fort indulgens sur le jeûne. Quelques-uns leur font grace là-dessus jusqu'à vingt ans, parce que c'est l'âge de la milice : d'autres les épargnent jusqu'à quinze, parce que ce n'est qu'alors que naissent les passions. Alexandre de Halès *b* les condamne au jeûne à l'âge de dix-huit ans, parce que c'est celui où l'on peut entrer en religion. Mais de tant de différens sentimens qui avoient cours dans le douziéme siecle, aucun ne fut celui de saint *Thomas* *c* ; il enchérit sur l'opinion de tous les autres, & ne fixa l'âge où devoient jeûner les jeunes gens, qu'à vingt & un an. Ce sentiment a prévalu, & les docteurs scholastiques s'y font conformez, se fondant sur des raisons de médecine *d*, qu'on leur a données pour vrayes, & qu'ils ont adoptées comme telles.

La principale de ces raisons est, que le jeûne est dangereux dans les trois premiers *septenaires* de la vie, c'est-à-dire, jusqu'à vingt & un an, parce que jusqu'alors les corps prennent leur croissance & leur force. On appuye

a *Thomass.* p. 351. | b *Dans le Pere Thomass. Baillet.* Iid. | c *S. Thom.* | d *P. Zacch.* l. 5. qu. 3. n. 5. 6. &c.

ces raifons, d'une regle [a] établie parmi les jurifconfultes, qui décide que les enfans ne font capables d'aucune action civile, non plus que les fous & les perfonnes alienées d'efprit ; regle cependant qui n'autoriferoit la difpenfe que jufqu'au premier feptenaire, quand elle concluroit contre le jeûne.

Mais on ne craint point d'avancer que ces raifons font auffi fauffes, que les conclufions qu'on en tire. Il eft vrai qu'on n'écoute pas les enfans en juftice, mais ce n'eft qu'à l'âge de huit ans, parce que pour une dépofition juridique, il faut être capable de porter fon jugement fur ce qu'on affirme, & c'eft précifément ce qui manque à un enfant, en qui le jugement n'eft pas affez formé à l'âge de huit ans. Mais que le corps d'une jeune perfonne, ne foit pas fuffifamment formé, pour être affujetti au jeûne avant vingt & un an, c'eft ce qu'on ne peut conclure de cette regle, & ce que la médecine ne peut autorifer.

Le corps eft capable de fouffrir quelque retranchement de nourriture, dès qu'il devient capable d'amaffer du fuperflu, c'eft-à-dire, dès qu'il com-

____
a *Ibid.* n. 10.

mence à accumuler plus de sucs & d'humeurs, qu'il ne lui en faut pour se conserver, pour croître & pour subsister. Or, le corps d'une jeune personne amasse dès l'âge de quatorze ans, plus qu'il ne lui faut de sucs & de sang, pour sa propre conservation. C'est alors l'âge de puberté, dans lequel les jeunes gens amassent plus qu'il ne leur faut de forces, puisqu'ils en ont suffisamment alors, pour s'allier & se donner famille.

L'âge nubile paroîtroit donc raisonnablement celui où on devroit obliger au jeûne, suivant cette maxime, que l'âge de se mortifier, & de faire pénitence, est celui qui expose le plus à pécher [a]. Mais les conciles, les peres, & la pratique de l'église grecque & latine, ont été plus loin. Un concile [b] n'affranchit, ce semble, les enfans du jeûne, que jusqu'à l'âge de raison. Saint Ambroise s'éleve contre les jeunes gens de l'un & de l'autre sexe, qui manquoient au jeûne, tandis que les vieillards s'y assujettissoient : *Pudet dicere, senes & aniculæ quadragesimam faciunt, juvenes & juvenculæ non faciunt* [c]. Saint

a *Hieronym. in Jonam*, c. 3. | b *Concil. de Gangr.* c. 9. *V. Thomass.* p. 115. | c S. *Ambros.* serm. 34.

Jerôme *a* n'épargne, que les rigueurs
d'une trop grande austérité, à la jeune
fille d'une dame romaine, l'assujettis-
fant d'ailleurs à un jeûne plus rigoureux que le nôtre. Un endroit des dialogues *b* de saint *Grégoire le grand*, fait
voir que, de son temps, les enfans de
dix ans observoient le jeûne : discipline dont il restoit encore des vestiges
dans l'onziéme siecle, puisqu'alors on
accordoit, comme par grace, aux enfans trop délicats, la permission de
manger avant vêpres *c*. L'église grecque alla plus loin encore, car elle obligeoit au jeûne en certains cas les enfans à la mammelle, à l'exemple des
Niñivites *d*, & elle fait encore aujour-
d'hui jeûner ceux de huit ans. Les
Grecs essayerent de se donner par cette
sévérité envers les enfans, la préférence au dessus des Latins, mais le cardinal *Humbert* ne leur passa point ce prétendu avantage ; il soûtint dans ses ré-
ponses, que personne en occident n'é-
toit exemt du jeûne, pas même les enfans de dix ans : *Adeo ut decennes pueros
nobiscum faciamus jejunare* *e*.

Il n'y a pas seulement du mal-enten-

---

a Epist. xix. ad Lætam. | *b* L. 3. c. 33. | c *Thomass.* p. 2.
c. 13. n. 8. | *d Baillet*, p. 190. | e *Thomass.* p. 350.

du à difpenfer les enfans du jeûne ; cette opinion eft même devenue meurtriere à leur égard , par l'habitude qu'on a prife de les gorger de nourriture, comme fi pour les faire croître il ne falloit qu'accumuler les fucs & les humeurs dans leurs corps. Cette pratique coûte cher à ces tendres créatures que tout bleffe , & dont on ménage fi mal la délicateffe ; c'eft pourquoi tant de maux qui accablent les enfans, font attribuez ordinairement à ce qu'on les fait trop manger , & aux obftructions qui naiffent de cette premiere faute. En effet, la croiffance [a] ne fe fait point au hazard , ce n'eft point une production d'avanture ; elle ne fe paffe pas à la maniere que l'ancienne phyfique expliquoit l'accroiffement des mineraux & des pierres , c'eft-à-dire , par un amas confus de matériaux , à l'entour d'un germe ou d'un noyau. Il eft auffi peu vrai qu'elle fe faffe par des lits ou des couches de matiere , qui fe logeroient dans les vuides des parties, comme dans des moules. C'eft avec plus d'arrangement , de jufteffe & de mécanique , que cette opération fe paffe dans les corps des enfans. Ce

a *V. Santorini* , de Nutritione.

font dans leurs premiers commencemens, des pelotons de fibres creuſes,
ou de vaiſſeaux ſouples, plians, & capables de s'accroître en tout ſens. Les
ſucs nourriciers, pouſſez avec force
par le cœur, à travers ces petits
tuyaux, les étendent, les allongent,
& les rendent par ce moyen plus min-
ces. Mais alors ayant moins d'épaiſ-
ſeur, ils ont par conſéquent moins de
réſiſtance ; la lymphe nourriciere,
gluante, & mucilagineuſe, comme
elle eſt, s'y colle donc, & s'y atta-
che, & les tuyaux prennent plus d'é-
paiſſeur. Une mécanique journaliere
va faire comprendre celle-ci. C'eſt
celle qu'on employe pour appliquer
l'argent ſur le cuivre. On y parvient
en les *corporifiant* l'un avec l'autre. On
fait donc entrer à force, une ſorte de
limaille d'argent dans les pores du
cuivre, on l'y aſſujettit à force de le
frapper, de le froter, & de le polir
avec le *bruniſſoir* ; & par ce moyen on
forme ſur le cuivre une feuille d'argent. Or, la croiſſance eſt une ſorte
de *corporiſation*, par laquelle des parties liquides, qui étoient ſolides dans
les plantes & les animaux, s'épaiſiſſent,
& reprennent corps. C'eſt un *alliage*,

ou une union des fucs nourriciers, que le cœur engage dans les pores des membranes, & que le battement des arteres affermit, à force de les frapper, de les battre, de les polir enfin. C'eſt ainſi que ces petits tuyaux, redevenus plus étoffez, ſi on oſe le dire, reprennent une nouvelle facilité de s'allonger, & c'eſt par cet artifice réiteré, que les parties croiſſent inſenſiblement. Ceci eſt fondé ſur ce qu'il eſt peu de parties originairement ſolides [a] : toutes êtoient liquides d'abord, ou pour mieux dire, peut-être tout liquide dans nos corps, n'eſt-il qu'un amas de particules ſolides tres-minces, liantes & pénétrables, propres à s'approcher & à former des ſolides. Les os en feroient foi, car ils ſont mous & liquides d'abord, & ce ſont des liqueurs qui les nourriſſent dans la ſuite. Quoi qu'il en ſoit, la croiſſance dans les enfans ayant à ſe faire, par maniere de développement, doit s'opérer lentement, & par ſucceſſion. Le plus ſûr donc pour leur former de bons corps, & pour affermir leur ſanté, ce ſeroit de les moins empâter de nourriture, en la donnant plus legere, & plus ra-

a *Boerhoave* inſt. med. p. 98. n. 339.

rement ; afin que les sucs ayant plus
de temps pour s'affiner par des circulations réitérées, les parties devinssent
plus solides, plus fermes & plus élastiques. Mais s'il est sûr d'accoûtumer
les enfans à une nourriture moins
fréquente & moins forte, seroit-ce
mal-à-propos qu'on les assujettiroit à
une sorte de jeûne, ne fut-ce que rarement, & pendant quelques jours,
comme on le pratiquoit autrefois [a] ?

a *Baillet*, p. 191. *Thomass.* 120.

****

CHAPITRE XVI.

Suite du précédent.

IL est assez ordinaire de dispenser FEMMES
du jeûne les *femmes grosses* & les *nour-* GROSSES.
rices [a] ; les anciens canons cependant,
n'accordent, ce semble, cette grace,
que dans le travail, & dans le temps
des couches : *Debet quæ peperit in jejunio paschæ uti vino & cibo* [b]. Mais on ne
prouve pas qu'on ait eu les mêmes
égards pour les nourrices, ni pour les
femmes grosses, pendant le cours de

a *Paul. Zacch.* n. 36. qu. 5. & qu. 3. n. 12. | b *Tho-
mass.* P. 344.

NOURRI-
CES.

leur grossesse. Peut-être aussi les unes &
les autres pourroient-elles s'en passer,
à en juger même par les engagemens
que leur causent ces deux différens
états. Dans l'un, elles ont à nourrir
un enfant dans leur sein ; dans l'autre, elles ont à le faire subsister de leur
lait. Mais si une femme fait plus de
sang qu'il ne lui en faut en santé,
quand elle n'est, ni grosse, ni nourrice, & si lorsqu'elle est grosse ou nourrice, ce superflu va tout entier, mais
sans rien diminuer de son nécessaire,
au profit de l'enfant, ou du nourris-
son, sera-t-elle en droit, si elle se
porte bien, de prétendre à l'exemtion
du jeûne ? Or, c'est ce qui lui arrive
infailliblement dans ces deux états ;
car ce qu'elle avoit de trop, passe en
suc nourricier, & devient la matiere
de la lymphe, dont se nourrit l'enfant avant que de naître, & du lait
dont il vit quand il est né. Ces raisons soûtenues d'un peu de courage
& de pieté, pourroient faire tomber
bien des dispenses.

ARTI-
SANS.

Le travail si convenable à l'esprit
de pénitence, est devenu un titre de
dispense, ou une raison d'y prétendre. Cette invention de l'amour pro-

pre fut inconnue aux premiers fiecles, dans lefquels on ne s'avifa pas de demander des difpenfes de jeûner, pour les gens de travail. Mille ans [a], au contraire, fe font paffez dans l'Eglife dans un ufage contraire, puifque les artifans, les païfans, & tous les laïques jeûnoient & travailloient en même temps, fans qu'ils s'avifaffent de remarquer, ou de fe plaindre que leurs fantez en fouffriffent, ou que leurs vies en fuffent moins longues. Ce font les fiecles fuivans, lefquels trop attentifs à la fanté des hommes, ont fongé à les épargner fur le jeûne, quand leurs emplois les engageoient au travail, comme s'il ne devoit y avoir de pénitens, que des perfonnes oifives, pareffeufes, ou defoccupées.

La loi ancienne interdifoit, à la vérité, tout œuvre fervile les jours de jeûne, *nullum opus facietis* [b]; & conformément à l'efprit de ce commandement, on trouve dans le fixiéme fiecle de l'Eglife, un concile [c] qui ordonne d'affranchir les gens de travail de leurs occupations ordinaires ; le faint abbé Auxence [d], dans le cinquié-

---

a *Baillet*, p. 197. | b *Levitic.* c. v. | c *d'Orleans*, en 1511. | d *Thomaff.* p. 117.

me siecle, dans le même esprit, nour-
rissoit les artisans, & payoit leurs
journées les jours de jeûne, afin qu'ils
ne fussent point obligez de travailler.
Mais ce ne fut jamais dans la pensée
de séparer le travail du jeûne, mais
pour procurer aux gens de travail plus
de temps pour se recueillir, & plus
de loisir pour vaquer à la pieté; de
même qu'on voyoit autrefois, interrompre toutes les affaires, & fermer
tous les barreaux *a* dans la semaine
sainte.

En effet, ces exemples ont paru si
peu propres à autoriser les dispenses
du jeûne en faveur des gens de travail,
que les scholastiques n'ont pû se re-
soudre à les passer d'abord, qu'avec des
restrictions; les premieres *b* ont été,
que les artisans n'êtoient dispensez que
quand leurs occupations & le jeûne
êtoient incompatibles, & quand leur
famille ne pouvoit subsister sans leur
travail. On ajoûta *c* qu'il ne falloit
louer d'ouvriers, que ceux qui pouvoient travailler & jeûner, dûssent-ils
moins travailler, &c.

Du moins n'êtoit-il pas question

a *S. Basil.* orat. 1. de jejun. *Isai.* 58. v. 3. 4. | b *Tho-
mass.* p. 353. | c *Ibid.* p. 354.

alors [a], de chercher des dispenses [b] en faveur de ceux qui travaillent d'esprit. Un savant scholastique [c] plaisante sur l'objection qu'on lui fit en faveur de ceux qui, comme saint Jerôme, auroient à passer les jours entiers à l'étude. Il répondit que le jeûne ne serviroit qu'à conserver plus de liberté à leur esprit. Saint Thomas ne fut pas plus favorable aux gens de travail, il ne les dispense qu'aux mêmes conditions qu'Alexandre de Halés, qui a passé pour son maître, avec cette autre restriction, que les pasteurs jugeroient de la nécessité de ces ouvriers : *Videtur tamen in talibus ad superioris dispensationem recurrendum esse* [d].

Ce n'est donc que dans les derniers temps qu'on a étendu les dispenses à toute sorte d'ouvriers, aux *notaires* mêmes, *aux écrivains, aux banquiers, &c... aux avocats, procureurs, &c. aux professeurs, écoliers, &c. aux prédicateurs, confesseurs, &c.* De sorte que la licence prendra bien-tôt la place du jeûne ; car au lieu que celui-ci étoit autrefois de tous les états, la facilité à les en exemter tous est entrée dans toutes les

a *Douzième siecle.* | b *Thomass.* p. 354. | c *Alex. de Halés.* | d 2. 2. qu. 147. art. 4.

professions. Les médecins [a] ont eu le malheur de fournir des raisons à ces dispenses, mais les casuistes les ont fait trop valoir, & leur autorité en matiere de religion a prévenu la plûpart des esprits. Nous aurons pour les avis de ceux-ci, toute la déférence, & la soumission que les pasteurs de l'Eglise ordonnent ; mais nous opposerons aux médecins de meilleures raisons, que celles qu'ils ont employées pour persuader les casuistes.

L'épuisement & la foiblesse sont les principales, parce qu'on a crû que les travaux de corps & d'esprit dissipoient beaucoup d'esprits, qu'ils devoient par conséquent coûter cher à la santé, & que cela supposé, le jeûne deviendroit mortel.

Mais qui ne sait qu'avec peu d'esprits on a beaucoup de force, & on fait beaucoup d'ouvrage ? Les plus rudes travaux s'exercent par les personnes le moins bien nourries. Du pain noir & de l'eau seule, souvent mauvaise, suffisent aux paysans de certaines provinces, pour soûtenir les plus affreuses fatigues ; que craindre après cela pour des ouvriers de ville, qui

[a] *Paul. Zacch.* l. 3. tit. 1. qu. 4. n. 8. &c.

en

en jeûnant prendroient un moindre
volume de nourritures, fpiritueufes
pour la plûpart, & fort fucculentes?

D'ailleurs, on ne craint point d'avancer, que ce principe n'eft point exactement vrai : *Que le travail diffipe beaucoup
d'efprits* ; il les employe, ou les met
fouvent en œuvre, mais il en diffipe
moins qu'on ne penfe : en voici la raifon. On s'étonne qu'une auffi médiocre quantité de fang, que celle d'environ 24. livres, puiffe fuffire aux befoins du corps ; mais la quantité d'efprits qui fert à fes mouvemens & à
fes actions, eft infiniment petite. Car,
qui l'auroit crû, que trois onces d'un
liquide tres-affiné, fuffent le produit,
& le terme de toutes les operations
qui fe font dans nos corps ? Il paroît
cependant, à en juger par le *diamettre*
des vaiffeaux qui portent le fang au
cerveau, par la forte de mouvement
qui le regit & le détermine vers cette
partie, & par le nombre des glandes
qui filtrent *l'efprit animal* ; il paroît,
dis-je, que les nerfs ne reçoivent par
heure qu'*un gros* ª pefant, *trois onces* par
conféquent dans 24. heures d'un fuc
volatil qui les remplit, les nourrit &

ª *Santorini*, de fibr. motu. p. 115. 119. art. 50.

les penétre : à cela seul se terminent tant de *digestions*, de *circulations*, de *coctions* qui s'operent dans les visceres. Si l'on ajoûte cependant que ces operations se font sans laisser de *tête morte*, c'est-à-dire, que ce qu'on prend de nourriture passe presque tout en *esprits* avec le temps, on seroit moins inquiet sur la quantité de nourriture, qui convient pour notre subsistance. Cette apprehension se trouveroit encore diminuée, si l'on faisoit réfléxion, que ce qui fait la plus ruineuse dissipation de nous-mêmes, qui est celle des parties solides, que le frottement & l'*oscillation* use & amincit tous les jours ; que cette dissipation, dis-je, ne va environ qu'à *une once* [a] dans 24. heures, & qu'elle peut être aisément reparée par *une once & demie* de suc *volatil*, qui se reproduit dans un pareil espace de temps, & qui passe en *suc nerveux*, on concevra que le recouvrement ou la reparation est en proportion *sesqui altere* [b] avec la perte ou avec la dissipation, c'est-à-dire, que la quantité du suc qui se reproduit, contient une fois avec l'addition de la moitié, la quantité qui s'est dissipée. En

<hr>

[a] *Santorini*. p. 120. | [b] *Id. Ibid.*

effet, il ne s'eſt perdu qu'*une once* de
volatil, & elle eſt reparée par *une once*
& demie. Par conſéquent il eſt moins
à craindre qu'on ne penſe, qu'on ſoit
menacé de perir par l'épuiſement, ou
par le manque d'eſprits, puiſqu'il faut
ſi peu de ſuc vrayment nourricier pour
vivre, & qu'il ſe reproduit ſi abondamment, en comparaiſon de ce qui s'en
perd. Le cœur eſt une autre preuve ſenſible de ce qu'on vient d'avancer, car
peu de viſceres ont autant de force
que lui ; aucun cependant ne reçoit ſi
peu de nerfs, ni ſi peu d'eſprits. C'eſt
qu'ils agiſſent moins par leur quantité
& leur nombre, que par l'impreſſion
qu'ils ſont ſur les fibres, par l'ébranlement qu'ils y cauſent, & par la dé-
termination qu'ils y apportent. C'eſt
ce grain & cet atome, *momentum*, qui
fait pancher la balance. En effet, tout
êtant contrepeſé, & en équilibre dans
nos corps, l'impreſſion la plus legere
peut y occaſionner de grands mouvemens, ou de fortes impreſſions. Imagi-
nez une horloge d'une juſteſſe la plus
exacte, qui ſe dérange à l'excès, pour
peu qu'on touche au pendule ; & vous
concevrez comment dans le corps, où
toutes les fibres ſont exactement, &

justement tendues , la moindre portion d'esprit qui vient de surcroît ,
peut augmenter leur force. C'est donc
moins de la quantité des esprits qu'on
doit s'occuper , par rapport aux forces
du corps , que de leur bonne constitution , du temps , de l'ordre , & de la
facilité de leurs mouvemens , & des
déterminations qu'ils doivent faire.
Or , le jeûne n'ayant de rapport qu'à
la quantité des esprits , & n'étant capable d'apporter aucun dérangement
dans leurs mouvemens , il doit faire
moins craindre , qu'on ne se l'imagine ,
pour les forces du corps.

Cette réfléxion sera sans replique ,
si l'on se souvient que les esprits [a] ,
comme le sang , circulent dans les
nerfs , & qu'ils s'échappent moins
hors du corps dans ses mouvemens ,
qu'ils ne se déplacent. Ils se portent
ailleurs au sortir des muscles , & re-
passent des nerfs dans le sang. Le travail pourra donc les rappeller plus
souvent dans les organes du mouvement , mais il en dissipera peu. Ainsi ,
lors même qu'on prive le corps d'une
portion de sa nourriture ordinaire , il
n'en sera guere moins fort , s'il est sain

[a] Trait. de la circulation des esprits.

d'ailleurs, & si l'abstinence est modérée. On sait même que le travail rend
les corps plus vigoureux [a], par la raison que le *suc nerveux*, circulant plus
souvent, s'affine & se *cohobe* davantage ;
plus divisé même alors, il peut occuper plus d'étendue, puisqu'une liqueur
occupe d'autant plus d'espace, qu'elle
est plus parfaitement divisée, & qu'une
vapeur acquiert plus de superficie, que
la liqueur dont elle sort. On comprend donc qu'un moindre volume de
suc nerveux, devenu plus fin, & mieux
divisé, remplira aussi exactement les
nerfs qu'une quantité plus grande,
mais plus grossiérement divisée. Par
cette raison, le jeûne affoiblit moins
qu'on ne pense ; c'est pourquoi, sans
doute, tant de gens foibles & languis-
sans, en commençant Carême, se
trouvent sains & vigoureux après pâques, pour avoir jeûné, & fait maigre.

Quelques-uns jugent encore nécessaire de dispenser les Voyageurs du
jeûne. Cependant saint Basile [b] trouvoit que le jeûne rendoit le voyage
plus facile : *Viatoribus expeditus comes est*

Voya-
geurs.

a *Celsus*, labor corpus firmat. | b Orat. 2. de je-
jun.

jejunium. Mais ce que rapporte saint Jerôme [a] du célebre solitaire saint Hilarion, qui jeûna avec quarante de ses religieux, pendant un long pélerinage qu'il fit, n'est pas favorable aux voyageurs.

Le prétexte est plus spécieux en faveur des pauvres ; il est cependant sujet à erreur, car saint Basile [b] & saint Bernard [c] les renferment dans l'obligation du jeûne.

LA FAMINE. On croit enfin, que la disette publique, le siege d'une ville, & la famine, sont des raisons invincibles d'interrompre le jeûne. L'Eglise cependant ne prétend accorder en ces occasions, que la liberté d'user de viande, & de ce qui se trouvera, sans dispenser du jeûne [d]. On en a l'exemple dans la permission que l'évêque de Paris donna en 1649. pendant le siege de cette ville, car cette permission alloit à accorder la viande [e], sans permettre d'interrompre le jeûne. De même encore l'empereur Justinien [f] fit ouvrir les boucheries [g] en Carême dans Constantinople, à cause de l'extrême

a *Dans la vie de saint Hilarion.* | b Orat. 2. de jejun. | c Serm. 3. de quadr. | d *Paul. Zacch.* l. 5. qu. 8. tit. 1. e *Launoy*, dissert. de cibor. delect. *dans Baillet.* | f En 546. | g *Pasmans.* thes. v.

disette qui y étoit alors , mais il ne
prétendit point toucher au jeûne. La
disette donc elle-même, n'en dispense
pas absolument ; elle n'exemte pas même de l'abstinence , ceux qui ont bonne volonté de faire pénitence ; car ces
peuples préférerent les rigueurs de la
faim à l'indulgence qu'on leur offrit ;
personne n'acheta de viande , personne n'en mangea [a]. Tant il est vrai qu'on
est capable de tout ce qu'on aime , &
de tout ce qu'on a bonne intention de
faire.

De toutes les conditions ausquelles CONDI-
on a crû que la dispense de jeûner étoit TIONS.
dûe , il n'y en a certainement pas qui
la méritent à plus juste titre, que celles
des princes souverains , parce qu'on
doit tout craindre, & tout prévoir pour
la conservation de leurs santez , d'où
dépendent le bonheur , & le salut des
peuples, que la providence leur a sou-
mis. Ils ne se font pas pourtant toûjours rendus à cette indulgence. Quelques-uns, comme *Valentinien le jeune* [b],
se crurent obligez au jeûne , même
avant l'âge de vingt ans. *L'empereur
Justinien* craignit aussi peu pour sa san-

<hr>

a *Baillet* , p. 128. *Pasmans.* thes. v. | b *Thomass.*
p. 121.

té, & poussa l'austérité du jeûne, jusqu'à faire dire [a] que son abstinence outrée le fit malade. Mais le cardinal *Baronius* attribue à cet amour pour la pénitence, la bénédiction que le ciel donna à ses armées contre les *Persans*, les *Gots* & les *Vandales*. L'exemple que les empereurs donnoient à leurs peuples, ne satisfaisoit pas leur zele ; eux-mêmes les exhortoient [b] tous les ans à l'observance du Carême, par un discours qu'ils leur faisoient en plein senat. Cette pratique duroit encore dans le dixiéme siecle, fondée apparemment sur ce qui est rapporté dans les livres saints, que les rois indiquoient les jeûnes, & se mettoient eux-mêmes à la tête des peuples pour les observer, comme on le vit dans la personne du roi de Ninive, lorsqu'il voulut appaiser la colere de Dieu.

Les rois en occident [c] étoient aussi religieux observateurs du jeûne ; il s'en trouve plus d'un exemple depuis *Clovis* dans la premiere race de nos rois. *Charlemagne* [d], & *Louis le Débonnaire*, donnerent encore des exemples de l'attachement qu'on doit avoir pour cette

a *Thomass* p. 122. | b *Baillet*, p. 202. | c *Id.* p. 203. | d *Ibid. Thomass.* p. 347.

partie de la pénitence. Les princes enfin, se soumettoient encore si réguliément au jeûne du Carême au douziéme siecle, que saint Bernard s'en faisoit un sujet de joye & de consolation : *Jusqu'ici*, disoit-il à ses religieux, *nous avons jeûné seuls jusqu'à nones, mais à présent le Carême est venu, nous allons le faire avec tout le monde ; les rois & les princes, les nobles & les roturiers, les pauvres & les riches, jeûneront avec nous jusqu'à l'heure de vêpres :* HACTENUS *usque ad nonam jejunavimus soli, nunc usque ad vesperam jejunabunt nobiscum universi, reges & principes, clerus & populus, nobiles & ignobiles, simul in unum dives & pauper.* Mais ce même endroit de saint Bernard prouve que les dispenses fondées sur les conditions, étoient inconnues dans le douziéme siecle. Saint *Louis* dans le suivant, fut si éloigné de se dispenser du jeûne, qu'il poussa l'austérité à un tel point, qu'il est moins sûr de se le proposer comme un modele à suivre [b], que comme un exemple à admirer.

Il n'y a pas jusqu'à la *Lâcheté* des LACHE-hommes, en faveur de laquelle on TE'.

____

a *S. Bernard*, serm. 3. de quadrag. | b *Baillet*, p. 204.

auroit presque voulu donner droit de dispense, comme si *c'étoit une sorte d'infirmité*. Etrange pensée ! bizarre espece d'infirmité ou de maladie, inconnue à la médecine ! Ne seroit-ce point autoriser le vice, ou le justifier, que d'emprunter une raison de dispense, de ce qui devenoit un sujet de confusion, de zele & d'émulation pour les saints ? *Il est raisonnable*, disoit sainte Thérese, *que considerant ces grandes pénitences, & reconnoissant combien nous en sommes éloignez, nous rentrions en nous-mêmes, pour nous animer à servir nôtre maître avec une nouvelle ferveur : car tous ces exemples*, ajoûte l'historien de la vie de cette illuste sainte, *font autant de jugemens rendus contre nous, à notre propre confusion*. Saint Augustin êtoit aussi bien éloigné de trouver un sujet d'excuse, ou de consolation dans la lâcheté ; il y découvre aux imparfaits, un sujet d'humiliation, en leur inspirant d'aimer dans les parfaits, le bien dont ils se reconnoissent incapables, parce que cet amour les fait entrer en partage de ce bien : *Ce qu'une personne*, dit ce saint pere [a], *n'est pas capable de faire par elle-même, elle le fait par une autre, si elle*

[a] Epist. 121.

aime véritablement dans cette autre le bien qu'elle n'est pas capable de faire. D'autres saints êtoient aussi entrez dans ce sentiment, comme il paroît par ces belles paroles de saint Benoist à saint Remy [a] : Tout le bien que je sens n'avoir pas en moi, graces à Dieu, je crois le posseder en vous : *Quod mihi sentio deesse in me, totum, laus Deo, possidere me credo in te.* A Dieu ne plaise donc, que nous adoptions ce nouveau genre de maladie, & que nous en fassions un prétexte de dispense ! C'est un affoiblissement de la pieté chrétienne, un manquement de foi, un refroidissement dans la charité, plus propre à confondre des chrétiens, qu'à les justifier. Nous reconnoissons, au contraire, que l'imperfection des jeûnes de nos jours, vient du refroidissement de la pénitence, parce que la chair, ou l'amour de la santé l'emporte sur l'esprit, d'où naissent tous les scrupuleux égards qu'on a pour le corps. On peut cependant, pardonner ces égards, s'ils ne sont point outrez, puisque saint Paul paroît les tolérer, par l'aveu qu'il en fait par ces paroles : *Humanum dico*

[a] Dans *Lancelot* sur l'hemine, p. 221.

I vj

propter infirmitatem carnis [a]. Car c'est un artifice innocent de la piété chrétienne, de s'affoiblir avec les foibles, *quis infirmatur, & ego non infirmor* [b] ? de se faire tout à tous, *omnibus omnia factus sum* [c] ; de paroître imparfait avec les imparfaits, *infirmis infirmus* [d] ; mais moins pour affoiblir leur foi, que pour la ménager & la soûtenir, *infirmum in fide assumite* [e] ; moins pour approuver leurs foiblesses, que pour les en relever, & les rappeller à leurs devoirs, *ut infirmos lucrifacerem* [f]. Mais du moins ne faut-il pas croire, que l'exemtion du jeûne soit dûe à la lâcheté, ni même à la foiblesse de nos corps ; c'est une grace, une tolérance, une sorte de dispense, qui doit faire craindre quelque sorte de defaut, *habet aliquid peccati* : defaut qui n'est point imputé à l'autorité qui accorde la grace, mais au besoin, & à la foiblesse de ceux qui obligent à l'accorder : *Factus sum insipiens*, disoit saint Paul, *vos me coegistis* [g]. Defaut enfin, qui n'est pas excusé par la lâcheté, laquelle, au con-

a Ad Roman. c. 6. v. 19. | b Ad Corint. 2. c. 11. v. 29. | c Ad Cor. 1. c. 9. v. 22. | d *Ibid.* | e Ad Roman. 14. 1. | f Ad Cor. 1. c. 9. v. 22. | g Ad Cor. 2. c. 12. v. 11.

traire, en feroit un crime, mais par la foibleſſe, & la fragilité qui en fait une imperfection, ou une moindre vertu.

On demandera, peut-être, à qui il faudra s'adreſſer, pour juger des cas qui donnent lieu à la diſpenſe du jeûne? Comme il étoit rare dans les premiers ſiecles [a], qu'on s'en diſpenſât, il eſt mal-aiſé de dire à qui on s'adreſſoit pour cela. Mais les mêmes raiſons qui prouvent, que les médecins doivent rendre comte aux ſupérieurs eccleſiaſtiques, des beſoins qu'il y a d'accorder diſpenſe pour le maigre, font conclure qu'il eſt néceſſaire, que les médecins doivent auſſi rendre comte aux mêmes ſupérieus, des beſoins qu'il y aura d'accorder diſpenſe pour le jeûne. Cette précaution ſera d'autant plus utile, qu'elle deviendra contraignante pour ceux qui auront à la demander. Car, ou l'embarras qu'ils trouveront à faire valoir de mauvaiſes raiſons, ou la ſoumiſſion humiliante qu'il faudra faire pour en expoſer de bonnes; ces raiſons, ou les conſerveront en regle, ou les tiendront en reſpect. Ceci paroît même aſſez conforme aux in-

a *Baillet*, 204.

tentions qu'il paroît qu'on a toûjours eu, de rendre les dispenses difficiles, humiliantes, & embarrassantes. *Moïse* oblige un mari à écrire de sa main, l'acte de repudiation pour renvoyer sa femme, afin de lui donner le temps de rentrer en lui-même, de rougir de sa foiblesse, de sentir son mauvais cœur, de changer enfin de resolution. Mais pour ne point sortir des dispenses du Carême, on a vû dans leur naissance, les empereurs, les rois, & les cardinaux [a], se soumettre à recevoir ou à demander des dispenses aux papes. Les particuliers mêmes n'en obtenoient point sans pénitence, ou sans quelque compensation. Un concile [b] ordonne de nourrir un pauvre, de sorte que l'aumône devint le moyen ordinaire, de compenser la dispense du jeûne : *Pro eo quòd non potest quis jejunare, amplius debet erogare pauperibus, ut peccata quæ non potest jejunando curare, possit eleemosinas dando redimere.* Ce sont les paroles d'un saint archevêque [c]. Enfin, l'on crut si nécessaire de substituer quelque sorte de mortification au jeûne, dont on êtoit dispensé, qu'on trouve

a *Thomass.* p. 2. c. XIII. | b *Dans Baillet*, p. 205. | c *Dans Thomass.* p. 528.

encore dans le treiziéme siecle [a], un grand archevêque, qui confultoit le pape fur la forte de compenfation qu'il devoit impofer aux fideles, preffez de famine ou de maladie. Le fouverain pontife les exempte de punition, mais il veut qu'ils prient, parce qu'en matiere de difpenfe il faut craindre jufqu'à l'ombre,& à l'apparence de péché : *In tali articulo (de famine ou de maladie) illos non credimus puniendos, preces tamen Domino pro illis & cum illis effundas, ne ipfis aliquatenus imputetur, quia bonarum mentium eft, ibi timere culpam, ubi culpa minimè reperitur* [b]. Voilà jufqu'où alloit la crainte des fupérieurs ecclefiaftiques, lorfqu'ils accordoient des difpenfes, que la preffante néceffité toute feule excufoit : *Refpondemus quòd cùm non fubjaceat legi neceffitas, defiderium infirmorum, cùm urgens neceffitas exigit, fupportare potes ;* par où l'on voit qu'on n'accordoit pas de difpenfes, fans y attacher une forte de peine & d'humiliation.

On ne manquera pourtant pas d'oppofer bien des chofes, à tout ce qu'on a rapporté dans cette feconde partie, contre le fréquent ufage des difpenfes du jeûne ; mais la réponse d'un pape, qu'on vient de copier, justifie ce qu'on a dit, & Dieu veuille qu'elle ne le condamne pas. Toutes ces objections d'ailleurs, sont à peu près les mêmes, que celles qu'on a apportées en faveur des dispenses du maigre. L'on pourra donc tirer des principes qu'on a établis dans la premiere partie, sur la matiere de l'abstinence, de quoi répondre à tout ce qu'on apportera contre la nécessité qu'il y a, de prendre des dispenses pour le jeûne.

L'on croit la licence de boire entre les repas les jours de jeûne aussi mal fondée, comme on essayera de le prouver, en faisant voir dans la troisiéme partie, la nécessité & l'abus de la boisson, par rapport au jeûne & à la santé.

CHAPITRE XVII.

Des cas où il faut mitiger *le jeûne.*

LES incommoditez du jeûne ne demandent pas toutes des dispenses, il suffit souvent d'en moderer l'observance, & d'en diminuer la rigueur. Il

faut pourtant remarquer, que la plûpart des plaintes qu'on forme contre le
jeûne, font auſſi injuſtes, & mal fondées, qu'il eſt peu raiſonnable de croire, que le jeûne ne doive attirer aucune incommodité. C'en eſt une ſuite
néceſſaire, puiſqu'il eſt inſtitué pour
mortifier la nature, & la faire ſouffrir. Il faut donc ſe ſoumettre, & ſe
réſoudre aux incommoditez du jeûne,
juſqu'à un cerrain point. Il cauſe, dit-
on, des *beſoins*, des *faims*, des *chaleurs*,
des *épuiſemens*, & des *veilles*. Mais il eſt
fait pour punir la gourmandiſe, pour
refroidir les paſſions, pour abbattre la
concupiſcence, pour réveiller enfin le
zele & la pieté. Outre donc, que ces
peines deviennent néceſſaires, elles
s'adouciſſent par la réſolution à s'y
ſoumettre, & par l'habitude à s'y exercer. Ainſi, il ne ſera ſûr de mitiger
le jeûne, qu'après s'être ſuffiſamment
éprouvé, pour ſe bien aſſûrer des maux
dont il paroît menacer d'abord : car
la mitigation ne devient néceſſaire,
que quand les incommoditez deviennent opiniâtres & ſérieuſes ; or, on les
jugera telles, ſi elles vont, par exemple, à rendre trop difficiles les devoirs
néceſſaires d'une profeſſion légitime.

La raison de ces circonſtances ſe tire de la ſanté, & ce ſeroit la prodiguer, que de jeûner juſqu'au point de ne pouvoir plus travailler dans ſon emploi; car l'intention de l'Egliſe n'eſt pas de faire des infirmes, mais des pénitens. La regle donc pour ne ſe point laiſſer ſurprendre, ſera de modérer le jeûne à proportion qu'il affoibliroit la ſanté. Mais que ceux qui ſe croyent trop foibles, ſe gardent eux-mêmes de s'y méprendre, de peur que l'amour propre ne les ſéduiſe, & que Dieu ne les condamne, en même temps que les hommes les juſtifieroient : *Si dixeris : Vires non ſuppetunt, qui inſpector eſt cordis ipſe intelligit, & ſervatorem animæ tuæ nihil fallit, reddetque homini juxta opera ſua* [a].

Mais s'il y a une vraye néceſſité de mitiger le jeûne, on commencera par accorder une colation plus forte les ſoirs; on paſſera à permettre de prendre à la colation quelques alimens, ou plus ſucculens, ou plus adouciſſans, tels que ſeroient des potages ſans beurre, des ris, des gruaux, des orges mondez à l'eau & au ſucre, tantôt blanchis, s'il eſt beſoin, avec un lait d'a-

[a] *Preverb.* 24. V. 12.

mande. Par ces moyens, qui ne sortent pas abſolument de l'eſprit du jeûne, on remediera aux *inſomnies*, aux *feux*, aux *épuiſemens*, &c. du moins deviendront-ils ſupportables d'abord, & ils ſe diſſiperont entiérement dans la ſuite.

Il faut pourtant ſe ſouvenir, que la plûpart de ces raiſons qu'on oppoſe au jeûne du Carême, viennent du mauvais régime qu'on y obſerve, comme on l'a fait voir dans la premiere partie de cet ouvrage ; on ſe délivrera donc ſouvent des maux qu'on impute au jeûne, en châtiant ſon régime, & le réduiſant, comme on l'a dit, à des alimens ſimples, proportionnez aux tempéramens, & ſimplement apprêtez.

La mitigation du jeûne la plus ordinaire, conſeillée même par les directeurs, va à permettre de manger un petit morceau de pain le matin ; mais ce n'eſt pas là mitiger le jeûne, c'eſt le rompre, ou en diſpenſer. En effet, manger un morceau de pain le matin d'un jour de jeûne, ſera jeûner juſqu'au matin, & non juſqu'à midi, & riſquer de réduire le jeûne à rien. Car la raiſon qui l'a affoibli, a été celle qui a permis de manger à midi, au lieu qu'on ne le faisoit originairement que sur le soir : Ce sera donc bannir le jeûne du monde chrétien, que de permettre un déjeûné leger., laissant les hommes dans la pensée qu'ils jeûnent. C'est pourquoi si l'on accorde cette indulgence, parce qu'on la trouve nécessaire, ce doit être en avertissant, que le jeûne est rompu, sur tout, si le dîné est aussi fort qu'à l'ordinaire, si la colation est aussi la même ; en un mot, si le morceau de pain est comté pour rien. On est d'autant mieux fondé à craindre ce surcroît de déchet dans la pénitence, que quelques communautez s'émancipent, jusqu'à avancer le dîner [a] à onze heures & demie, & qu'on a osé dire que ce ne seroit pas aller contre le jeûne, que de dîner à neuf heures [b]. Après ces tentatives, que ne doit-on pas craindre ?

Mais on pourroit mitiger le jeûne, en ne le faisant observer que deux ou trois fois la semaine ; car, quelques jours d'intervale donneroient des forces pour jeûner quelques autres jours ; ce qui ressembleroit assez aux dispenses qu'on accorda d'abord dans l'Eglise : car elles ne furent pas dans les commencemens

a *Pasmanf.* th. VII. | b *Baillet*, p. 144.

ſans quelque réſerve. On les accordoit pour quelque temps [a], & on les
renouvelloit, ou on les prorogeoit de
dix en dix jours [b].

Si ces différentes manieres d'adoucir le jeûne ne réuſſiſſoient pas, voici
une ſorte de tempérance, & de retenue, que les perſonnes délicates ou
infirmes pourront ſûrement obſerver,
& qui pourroit leur tenir lieu d'une
ſorte de jeûne. Ce ſeroit d'accorder
trois ou quatre repas tres-legers, aux
perſonnes auſquelles un dîner, & une
colation ne pourroient ſuffire : car,
en ceci ſe trouveroit une maniere de
jeûner, pourvû qu'on fît ces repas ſi
legers, qu'on en ſortît toûjours avec
ſa faim. En effet, puiſque jeûner eſt
avoir toûjours faim, *verum jejunium eſt
perpetua eſuries* [c], le moyen qu'on propoſe répondroit à cette idée du jeûne.
C'êtoit d'ailleurs celle des meilleurs
maîtres dans la vie ſpirituelle. Ils ordonnoient aux moines de manger ſi
peu, qu'ils ſentîſſent toûjours le beſoin de manger : *Ego volo monachum
ita eſſe parum comedentem, ut non ſatietur* [d].
Saint Jerôme, ſi habile, & ſi exercé

a *Baillet*, p. 124. | b *Thomaſſ.* p. 530. | c *Vies des
peres du deſert*, c. 3. | d *Ibid.* c. 45.

en cette matiere, recommande la mê-
me chose ; *Sic comedat* [a] (dit-il) *ut semper esuriat* ; & il vouloit que la tempérance en jeûnant , allât jusqu'à permettre la priere & l'étude au sortir de
table , *ut statim post cibum, possit legere &*
psallere. [b] : persuadé qu'il êtoit , que la
méditation des écritures devoit succé-
der au repas : *Quando comedis , cogita*
quòd statim tibi orandum , illicò & legen-
dum sit [c].

La fin principale de la pénitence se
trouve encore dans cette sorte de jeûne. C'est pour prévenir ou réprimer
les passions , qu'on jeûne ; or , comme rien ne les excite, ou ne les souleve autant que l'usage des gros repas [d], ne fussent-ils que d'alimens grossiers , rien ne doit tant les calmer ou
les affoiblir, que l'habitude de manger
peu à-la-fois. Ce fut la maxime des
peres de la vie spirituelle : *Invenerunt*
sancti patres [e] *quia bonum est parum come-*
dere , ut possint & quotidie esurire : & les
plus experimentez des solitaires êtoient
persuadez que la perfection du jeûne,
au jugement des plus habiles en spiri-

---

a Epist. ad Lætam. de instit. fil. | b *Ibid.* | c Ad Fu-
riam de viduit. servand. | d *Dissert. sur l'hemin.* p. 215.
&c. | e *Vies des peres*, c. 45.

tualité, confiſtoit à demeurer ſur ſon appétit après le repas : *Hæc eſt temperata continentia, & qualitas atque menſura, quæ patrum quoque judicio comprobatur, ut quotidianam refectionem, quotidiana comitetur eſuries* [a]. Par ce moyen on s'épargne les ſoulévemens que les paſſions excitent, à l'occaſion des gros repas, ſuivant l'avis de ſaint Jerôme : *Inde eſt quòd nonnulli vitam pudicam appetentium in medio itinere corruunt, dum ſolam abſtinentiam carnium putant, & leguminibus onerant ſtomachum, quæ moderatè parcéque ſumpta innoxia ſunt* [b] ; car, en même temps qu'ils accumulent des cruditez dans le corps, ils ſoulevent la chair contre l'eſprit.

| Enfin, cette maniere de jeûner ſeroit proportionnée aux beſoins du corps, & rien ne ſeroit ſi propre à préſerver de maladies, ou à les guérir. Galien [c] le penſoit ainſi après Hippocrate, qui tenoit pour maxime, que la principale regle de ſanté conſiſte à ne manger jamais juſqu'à ſe raſſaſier [d] : *Studium ſanitatis eſt non ſatiari cibis.* Et c'eſt par cette ſorte de jeûne, que des

a *Caſſ.* collat. 2. c. 23. | *b* Ad Furiam de viduit. ſervand. | *c* De alim. bon. & mal. ſucc. l. 1. | *d* Epidem. l. 6. ſ. 4.

maux incurables se sont heureusement terminez [a]. La raison en est claire : ces maux opiniâtres, qu'aucun remede ne guérit, ne viennent que de sucs cruds ou mal digerez, lesquels, ou par leur volume, ou leurs mauvaises qualitez, résistent à la force, ou au broyement qui devoit les diviser & les cuire. Laissez donc à eux-mêmes, sans être renouvellez par beaucoup de nouveaux sucs, ils ont seuls à resister continuellement à la même force qui les broye & les domte : ils sont donc enfin contraints de ceder, & d'obéir aux coups redoublez qui les affinent, c'est-à-dire, qu'ils se laissent briser au point qu'il faut pour circuler uniformement, & pour rétablir la santé.

Mais si tous ces moyens étoient insuffisans, & que le jeûne parût capable de ruiner, ou de trop intéresser la santé, la nécessité de dispense se montreroit alors, & il faudroit s'y rendre avec les mesures, & les précautions qu'on a marquées.

a *Less. & Cornaro*, *régime de vivre*. | b *Voyez Frederic Hofman*. Dissert. de inedia magnorum morborum remedio. pag. 45. part. 2.

Fin de la seconde Partie.

TROI-

TROISIÉME PARTIE,

De la boisson en Carême.

CHAPITRE I.

Si le jeûne oblige à moins boire ?

ON donne une troisiéme partie à cet ouvrage, parce que le jeûne du Carême en renferme trois : 1°, la qualité des viandes qu'il permet ; 2°, la quantité qu'il en accorde ; 3°, la qualité, & la quantité de boisson qui lui convient. On passe condamnation sur le manger, mais on se rend moins sur le boire. Toute l'antiquité *a* cependant, n'a pas moins fait consister le mérite du jeûne, à se mortifier sur l'un que sur l'autre, & les douze premiers siecles de l'Eglise se sont passez dans cette créance *b*.

Ce fut aussi l'idée que s'en forme-

a *Thomass* p. 290. | b *Ibid.* p. 294.

Tome II.   K

rent autrefois les juifs ; car *Esther* [a]
exigea de Mardochée, qu'il feroit trois
jours & trois nuits fans boire, ni manger. Les *Ninivites* s'obligerent à la même rigueur : *Non guſtent quidquam, nec
paſcantur, & aquam non bibant* [b]. Et
par la defcription qu'*Eſdras* [c] fait de
fon jeûne, on voit qu'il en porta la févérité, non feulement à fe paffer de
manger, mais encore à s'interdire le
boire : *Panem non comedit, & aquam non
bibit :* févérité que les *Eſſeniens* confer-
verent conftamment jufqu'au temps
de *Philon*, comme il le rapporte lui-
même ; d'où il eſt arrivé dans la fuite
des temps, qu'on a fait une forte de
proverbe du jeûne des juifs, comme
du plus rigoureux de tous les jeûnes :
*Ne judæus quidem tam diligenter ſabbatis
jejunium ſervat* [d].

Cette idée, qui exclut ou modere
la boiffon dans les jeûnes, a auffi été
celle des autres nations, & en particulier des *Grecs* ; car les *xérophagies*, fi
anciennes dans le monde, & qui paffe-
rent des athletes aux premiers chrétiens, interdifoient tout ce qui étoit
humide. C'étoient des jeûnes auffi ri-

a C. 4. v. 16. | b *Jon.* 3. | c L. 1. c. 10. | d *Voyez*
Sueton. in *Auguſt.*

goureux qu'il en fut, elles obligeoient
les athletes à renoncer à tout ce qui
étoit délicat, fenfuel ou voluptueux [a];
c'eft pourquoi l'apôtre faint Paul [b] di-
foit d'eux, qu'ils s'abftenoient de tout:
Qui in agone contendit, ab omnibus fe abfti-
net. On trouve encore que les *Lacédé-*
moniens [c] voulant accoûtumer leur jeu-
neffe à l'abftinence & à la vie dure,
les accoûtumoient à fouffrir la foif.
Ainfi la foif a toûjours fait partie du
jeûne, parmi ceux qui étoient les plus
exercez dans la vie dure, & dans la
pénitence; ce qui a, fans doute, donné occafion à cet article de la regle [d]
de faint Auguftin, *que l'abftinence du*
boire, & non feulement celle du manger,
eft néceffaire pour domter notre corps; maxime qui devint la pratique conftante
des anciens monafteres. Un faint foli-
taire, de ces premiers temps, confeilloit
à fes freres de fe garder autant de la
boiffon que du manger, s'ils vouloient
conferver des corps chaftes, & des
imaginations pures. *Super omnia mone-*
bat fratres, fi ftudium gererent humiliandi
corporis, vel phantafias ab eo dæmonum

---

a *Galen.* l. 6. de loc. affect. *Martial* epigramm. l. 11.
40. *Plin.* l. 34. c. 18. | b 1. ad Corinth. c. 9. v. 25.
| c *Cragius Ripenf.* | d *S. Auguft.* c. 11. dans *Lancelot.*

K ij

propellendi , ne in bibenda aqua , largiore mensurâ uterentur [a] *,* &c. Saint Antoine [b] donna le même avis à saint Paul le simple, dans les mêmes vûes : *Præcepit... ne unquam ad saturitatem usque perveniret , & præcipuè in potu ,* &c. Un des [c] plus grands maîtres en la vie spirituelle, enseignoit à ses disciples, que s'accoûtumer à souffrir la soif , étoit le plus efficace moyen d'éteindre les feux des passions. Un autre grand [d] maître encore en spiritualité , donnoit plus de pouvoir à l'abstinence du boire ; elle étoit selon lui, un remede à tous les vices, qu'il consideroit comme des ennemis du genre humain, qu'on ne domtoit bien sûrement qu'en leur ôtant le pain & l'eau. En effet, un saint vieillard [e] avoua, qu'il ne s'étoit défait de son panchant à l'orgueil & à l'avarice, qu'au moyen d'un jeûne de cinquante ans, pendant lequel il s'étoit même plaint l'eau. Cette maxime se pratiquoit encore du temps de *Cassien* [f] , puisqu'on se modéroit alors sur l'usage de l'eau pour maîtriser ses passions, *In ipsius aquæ potu nimietas casti-*

<hr>

a *Vit. Patr.* l. 2. c. 27. | b *Ibid.* c. 31. | c *S. Jean Clim.* degr. 25. n. 12. | d *.Vit. Patr.* l. 3. c. 58. 66. 117. | e *Ibid.* | f *Collat.* 12. c. 11.

ganda ; parce qu'on ne pouvoit, selon lui, demeurer chaste, qu'en ne buvant l'eau qu'avec mesure ; *Ipsius aquæ satietas est cavenda, ut possit diu in nobis acquisita corporis puritas permanere* [a].

D'autres que des solitaires entrerent dans ces mêmes maximes. *Prudence* rapporte qu'un saint évêque [b] allant au martyre, refusa de boire, parce que c'étoit un jour de jeûne : *Jejunamus, ait, recuso potum,* &c.

Les peres les adopterent. Saint *Basile* console les fideles sur la peine qu'ils souffroient en s'assujettissant à la soif, par le plaisir qu'ils auroient à se rassasier dans le ciel, de ces eaux vives & spirituelles qui doivent éteindre la soif à jamais : *Molesta est sitis, sed propè est fons, in quo, qui biberit, non sitiet in æternum* [c]. Saint *Augustin* en fait une obligation : *Domtez,* dit-il, *& assujettissez votre chair par l'abstinence du manger & du boire* [d]. Saint *Chrysostome* [e] loue ceux qui jeûnoient le Carême au pain & à l'eau, & les propose pour modeles. On sait enfin jusqu'à quel point saint *Jerôme* [f] poussoit la rigueur du jeûne,

a Coll. 22. c. 3. | b S. Fructueux. | c S. Greg. Nic. orat. in princip. jejun. | d S. Aug. regl. n. 10. | e Hom. 4. tom. 1. | f Thomass. p. 82.

mais les *xérophagies* qui s'obſervoient communément, & ſans qu'on y fût obligé, du temps de *Tertullien*, comme il le reconnoît lui-même, à la gloire de l'Egliſe catholique ; cet uſage, dis-je, journalier & volontaire des *xérophagies*, prouve, à n'en pouvoir douter, que l'on a toûjours cru, que la ſoif devoit faire partie du jeûne : *Ecce convenio vos pane & aqua victitantes, ut cuique viſum eſt. Denique reſpondetis hæc ex arbitrio agenda, non ex imperio.* Ce ſont les termes de Tertullien [a], qui font voir que les *xérophagies* étoient ordinaires alors ; car c'étoit garder la *xérophagie*, que de vivre uniquement de pain & d'eau [b]. Pourra-t-on ſe flatter après ces exemples, que ce ſoit jeûner, que de ſatisfaire pleinement ſa ſoif ? Au reſte, ce n'eſt pas en orient ſeulement, que la coûtume de jeûner juſqu'à ſe refuſer de boire a été connue : l'occident en a produit des exemples de ſiecle en ſiecle [c]. On y a vû dans les derniers temps, des perſonnes de l'un & de l'autre ſexe, qui ne ſe permettoient au plus, que deux ou trois [d] gorgées d'eau par jour,

<hr>

a L. de jejun. | b *Thomaſſ.* p. 73. | c *Baillet*, p. 180.
‡ d *Ibid,* p. 182.

quelle que fût la soif dont ils fussent tourmentez.

L'idée que les peres nous ont laissée du jeûne, suffit seule pour faire comprendre, qu'il doit autant faire souffrir par la soif que par la faim. Car c'est pour mortifier le corps qu'ils l'ont tant recommandé, & pour reprimer les passions : or, rien ne fait tant souffrir que la soif. Enfin, l'exemple des solitaires, qui trouvoient, comme on l'a dit, tant de ressources contre les vices, dans la privation du boire, doit nous persuader que la soif peut beaucoup, pour ruiner les mauvaises inclinations, qu'on se propose d'éteindre par le jeûne. Elle a même quelque chose de plus pénible que la faim, suivant la remarque d'un grand philosophe [a], puisque la nature souffre moins de la faim pendant trois jours, que de la soif pendant trois heures [b]. C'est que les incommoditez extérieures qu'elle cause, telle qu'est, par exemple, la sécheresse insupportable de la langue & de la gorge, ne font que de foibles maux, comparée au supplice intérieur qu'elle fait souffrir intérieurement à tous les visceres.

a Ar. st. s. 28. probl. 5. | b Zacch. p. 262.

K iiij

——— *Non ora modò, angustisque per-*
> *usti*
Faucibus, interior sed vis quatit aspera
> *pulsu*
Corda, gelant venæ, & siccis cruor æger
> *adhæret*
Visceribus [a].....

La faim d'ailleurs, n'a rien que de naturel ; ainsi, l'on risque moins en s'y livrant pour quelque temps. La soif, au contraire, est toûjours contre nature [b] ; c'est une sorte de maladie, elle en est du moins le symptome ou la suite. En effet, la faim annonce la santé aux malades, & la soif présage la fiévre, ou la suit : *Febricitantes sitiunt, esuriunt convalescentes* [c]. Les causes de l'une & de l'autre prouvent ces différences. La faim vient d'un estomac vigoureux, qui sent sa force & qui l'excite ; vuide qu'il est de sucs, mais plein de ressort, il agit lui-même, ses fibres s'exercent & travaillent en vain ; & ne trouvant rien à briser, elles se fatiguent & se lassent toutes seules ; c'est un moulin qui moût à vuide : mais tout ceci montre la force

---

a *Stat.* l. 4. theb. in fin. | b *Ortlob.* œconom. corp. hum. | c *Aphrodis.* s. 2. probl. 28.

de ce viscere toute entiere. Il n'en est
pas de même de la soif, elle vient de
l'inaction des fibres nerveuses, que le
desséchement roidit, & rend impuis-
santes au mouvement. Leur foiblesse
perdue ou diminuée, affoiblit leur ressort, l'*oscillation* cesse, le broyement se
fait mal, les coctions & les digestions
sont interrompues, parce que la *tritu-*
ration manque ; & de là vient qu'on a
si peu de faim quand on a bien soif :
les liqueurs enfin croupissent, elles se
salent ou s'aigrissent par leur lenteur,
& les fibres imbibées d'une saumure
qui les pénétre & les séche, font sentir à l'ame une impression douloureu-
se, & au corps une anxieté insupportable. Mais parce que rien n'expose
tant la vie, que le desséchement qui
l'abbrége & la finit, rien aussi ne doit
tant incommoder la nature, que tout
ce qui l'en menace. Ce seroit donc s'entendre mal à la mortifier, que de lui
épargner dans le jeûne les incommoditez de la soif, qui est ordinairement
la suite ou l'effet de l'intemperance &
de la sensualité.

Mais ce seroit aussi mal entendre la
nature du jeûne, car puisqu'il doit punir en nous tout ce qui a péché, on

K v

doit l'employer contre tous les organes du crime , ou contre tout ce qui
y a servi : *Universis membris , ut sunt of-*
fensæ divinæ instrumenta , sua assignentur
jejunia [a]. *Jejunet oculus, jejunet auris, je-*
junet lingua , jejunet manus, jejunet sto-
machus [b]. Il est donc nécessaire de soumettre à la pénitence, la langue, &
toutes les parties de la bouche , puisque d'elles viennent tant de fautes ,
pour l'expiation desquelles la soif n'a
rien de trop rigoureux.

Cette sorte de pénitence devient nécessaire en Carême , où la soif n'est
ordinairement qu'une suite nécessaire
de la gourmandise & de la volupté.
On sait que le jeûne excite la soif,
Jejuni citiùs sitiunt , comme l'a remarqué *Plutarque* [c] : mais cette cause rendroit la soif innocente. Il n'en est pas
de même des mets exquis , de haut
goût, trop apprétez , qui sont les causes ordinaires de la soif qu'on souffre
en Carême ; & cette soif étant la suite
du peché , elle tient du crime , & doit
en encourir la peine. C'est donc à l'u-
sage immodéré du vinaigre, du sel &
des épices , qu'il faut s'en prendre ,

a *Pasmanf.* th. 1. | b *S. Bernard.* | c L. 6. sympos.
qu. 1.

de ce que l'on souffre tant de soif en
Carême ; car il n'est artifice , ni peines
qu'on n'ait imaginées pour s'exciter à
boire *a*. Les Indes mêmes n'ont point
paru trop éloignées, on y est couru
pour en apporter le poivre & le gin-
gembre , si capables d'exciter ce tourment. On s'épargne aussi peu en Carême sur le sel , on le prodigue, au
contraire, comme s'il étoit aussi propre à conserver les corps vivans, qu'à
préserver ceux des morts. Les oignons,
& tout ce qui leur ressemble , qu'on
répand comme à pleines mains sur les
mets de Carême , sont encore autant
d'attraits pour boire , comme si ce
temps étoit plûtôt celui de se flatter
le goût , que de le mortifier. Mais
quand les causes du péché sont médi-
tées & volontaires , la punition est
dûe , & le châtiment nécessaire.

On demandera , quelle proportion ,
& quel rapport on peut concevoir entre la soif , & de honteux panchans
qu'on lui donne à réprimer? Quoi ! une
imagination salie , un esprit vain , un
cœur souillé , ces impressions malheu-
reuses , s'effaceront en souffrant la
soif ? Quoi de plus propre , au con-

a *Bruyerin.* p. 850.

K vj

traire, pour échauffer le cœur, pour troubler l'imagination, & pour allumer de honteuses flâmes, que ce qui excite l'ardeur, & porte le feu par tout ! L'observation des anciens maîtres en matiere de spiritualité, ne se trouve pourtant pas sans fondement, & on l'apperçoit dans les effets physiques que la soif produit. On a vû l'affoiblissement où elle met les nerfs, l'engourdissement qu'en souffrent les esprits, la lenteur qui en revient au sang & aux liqueurs ; tout par elle se trouve consterné dans l'œconomie du corps, tout y est rallenti & retardé, coction, digestion, distribution ; & les sucs nourriciers sans véhicule, ou moins détrempez, se trouvent à sec ; ils se développent donc moins, & fournissent moins d'esprits pour allumer des passions.

Cette raison en rappelle une autre. Ce qui excite des passions honteuses, ce qui enfle le cœur, & le porte à la vanité, ce qui éleve l'esprit vers l'orgueil : tout cela vient, ou d'un sang petillant & salin, qui pique les nerfs, & les sollicite à présenter à l'ame des sentimens séduisans & voluptueux ; ou bien d'esprits trop abondans, trop

affinez , & trop lumineux , qui remuent trop vivement l'imagination ,
& qui éblouiffent l'efprit : mais on ra-
bat beaucoup de ces fortes d'impreffions en buvant peu. Le fang ainfi
moins délayé , a moins d'action & de
force , fes fels moins détrempez ne fe
développent qu'imparfaitement , ils
perdent de leur pouvoir à mefure
qu'ils perdent de leur véhicule , parce
que les fels n'agiffent qu'autant qu'ils
font diffous ; *Salia non agunt nifi diffo-
luta* [a] ; ils feront donc moins capables
d'exciter les nerfs , & de remuer l'imagination. Le fang d'une autre part ,
moins humecté , fournira moins d'efprits , par la raifon que les plantes fpi-
ritueufes & aromatiques, ne donnent de
leur volatil dans la diftillation, qu'autant qu'elles font fuffifamment amollies , & détrempées par quelque liqueur. Les efprits donc qui partiront
d'un fang mal détrempé , feront en
moindre quantité , ils feront d'ailleurs
moins legers & moins propres à élever
l'efprit , & à enfler le cœur. L'obfervation des folitaires a donc fa vérité
en phyfique, & le fruit qu'ils font ef-
pérer de l'abftinence ou de la modéra-

a *Tackenius.*

tion du boire, trouve du fondement dans la raison. Mais le choix d'une boisson convenable à l'esprit du jeûne, & aux besoins du corps, sera aussi nécessaire à la santé, & aussi conforme à la pieté chrétienne.

CHAPITRE II.

Ce qu'il convient boire en jeûnant.

LE jeûne ayant à retrancher tout ce qui est sensuel ou superflu, ne s'accommode guere que d'une boisson simple, commune, nécessaire & non apprêtée. La fin que la nature lui destine, confirme ce qu'on vient d'avancer. On boit pour aider la digestion, & pour donner un véhicule au suc nourricier; rien par conséquent en matiere de boisson, ne peut être trop simple. Les uns comparent la digestion de l'estomac, à une sorte de *teinture* ou *d'extrait* liquide qui s'y prépare; d'autres la conçoivent comme une sorte de *pourriture* & d'*élixation* [a]; d'autres l'imaginent comme un *broyement* par lequel les alimens sont brisez, battus,

a *Lister.* de acquis.

& réduits en bouillie ou en fuc laiteux, à peu près comme fe font les
émulfions [a]. Or, toutes ces différentes
préparations ne s'éxécutent bien, que
par le moyen des diffolvans ou délayans les moins compofez. La raifon en eft claire ; toutes ces *folutions*
ne fe font, que pour tirer au naturel
les véritables fucs des chofes, qui font
à diffoudre : or, une qualité étrangere
les altéreroit ou feroit encore pis. C'eft
cependant ce qui feroit à craindre de
la part d'un *diffolvant* compofé, qui
leur communiqueroit de fes qualitez.
Il eft donc vrai de dire, que la boiffon
doit être quelque chofe de fi fimple,
qu'elle ne faffe autre chofe que délayer, & porter par tout le corps ce
qu'elle aura diffout.

Elle doit encore être indifférente,
pour n'être uniquement fufceptible
que des qualitez, qui lui doivent venir des chofes, qu'elle aura à diffoudre, c'eft-à-dire, qu'elle doit être vuide de tout, pour pouvoir s'*imprégner*,
& fe remplir de tout : car étant ainfi
difpofée, elle fera d'autant plus en état
de fe charger, & de fe revêtir de vertus étrangeres, qu'elle en aura moins

____

[a] *Boerhave*, inftit.

qui lui soient propres. Elle fera donc en cet état, des *teintures* plus foncées, & des *extraits* plus purs ; elle tirera des sucs plus parfaits. Ce raisonnement paroîtra paradoxe, à ceux qui s'imaginent que la boisson doit être nourrissante, mais l'équivoque les trompe ; ce n'est pas de son propre fond que la boisson fournit à la nourriture. La part qu'elle y a, n'est que de distribuer, & de charier part tout le corps, les sucs nourriciers dont elle s'est chargée, en les distribuant jusques dans les derniers réduits des visceres, & les portant jusqu'aux extrémitez les plus reculées des parties. C'est du moins le principal usage, que le plus savant maître [a] en médecine attribue à l'eau, qui devroit être le modele de toutes les boissons, car il l'appelle le véhicule du suc nourricier. Mais une preuve naturelle que la boisson n'est pas faite pour nourrir, c'est que rien dans nos corps ne paroît fait pour la travailler, la diviser, & la dissoudre, ou pour mieux dire, elle passe cruement dans l'estomac, qui ne sert de sa part qu'à la mêler avec les alimens. La déglution seule la prépare, c'est-à-dire, qu'il ne faut que

[a] *Hippocrat.*

d'avaller pour la mettre en œuvre, tandis que la moindre des nourritures a besoin de la force des dents, du mouvement des muscles, du ressort de l'ésophage, & de la puissance de l'estomac, pour se rendre utile au corps. Ce n'est donc pas un aliment que la boisson, puisqu'elle n'a besoin d'aucun des moyens, dont la nature se sert pour préparer les alimens, & les tourner à notre profit.

L'extréme fluidité, ou la ténuité des parties qui composent les boissons les plus simples, font voir qu'elles ne ressemblent en rien aux alimens. Elles ont tout d'abord, & par elles-mêmes, ce qui ne vient aux alimens que par degrez, après de grands efforts, & de longues préparations. Elles sont coulantes, pénétrantes & fluides, divisées par conséquent, autant, ce semble, que peuvent l'être les alimens les mieux digérez, puisque la fin, le terme & la perfection de la digestion des alimens, ne va qu'à les réduire en suc nerveux, en lymphe, enfin, dans une sorte d'eau.

Non seulement les organes, qui servent à la digestion des alimens, ne paroissent point faits pour digérer les boissons, mais ceux que la nature a préparez en vûe de celles-cy, font d'une structure bien différente. Il ne faut que comparer le rein, ce viscere dur, serré, compact, & incapable de mouvement, avec l'estomac qui est souple, pliant, & capable d'action : celui-ci est une partie de la nature des muscles, capable d'une force immense; le rein est un filtre, un couloir qui reçoit presque uniquement sans agir. Le rein enfin, ne fait que se préter pour servir de passage, ou d'issue à la boisson; l'estomac retient & saisit l'aliment, le brise & le prépare. Des organes si peu semblables dans leurs fonctions, supposent des natures différentes, & différens usages dans les matieres, en vûe desquelles ils sont faits.

Les usages ausquels on a mis la boisson en médecine, ou le but que les médecins se sont proposé en la prescrivant, montrent encore que ce ne fut jamais en vûe de nourrir, qu'on l'a recommandée. On ne s'en servoit anciennement, qu'à dessein de fondre & de digérer les alimens; & c'étoit une forte de débauche de boire sans manger, ou de commencer un repas par

boire. Cette coûtume en effet, tira
son origine d'anciens peuples perdus
de luxe, & livrez à la bonne chere,
Delicata gens, multiplicis luxûs magiſtra [a].
Les anciens [b] Grecs n'avoient point
cette coûtume, dont on ne trouve de
veſtiges qu'en ceux [c] du moyen âge,
qui commençoient leurs repas par s'en-
tre-ſaluer par un verre de vin, ce qui
êtoit une ſorte d'entrée de table [d]. Cette
coûtume paſſa auſſi aux Latins, mais
on l'accuſa de nouveauté, & de mode
étrangere, à laquelle la complaiſance
ou la lâcheté des mêdecins avoit donné
vogue ; *Tiberio Claudio principe, ante hos
annos quadraginta inſtitutum ut jejuni bi-
berent, potuſque vini antecederet cibos, externis & hoc artibus, ac medicorum placi-
tis, novitate aliquâ ſeſe commendantium* [e].
C'eſt pourquoi les ſages d'entre les
Grecs comterent parmi les cauſes des
nouveaux maux, qui ſe multiplioient
tous les jours, la coûtume qui s'éta-
bliſſoit, de commencer les repas par
boire du vin, quoique leurs peres s'ab-
ſtinſſent même autrefois, de boire de

a Caſauk. in Athen. l. 2. c. 17. | b *Ibid.* | c *Athen.*
l. 4. Deipnoſ. *Caſaub.* in Athen. l. 2. c. 17 | d προπομα,
Caſaub. l. 2. animadverſ. in Athen. c. 17. | e *Plin.*
l. 14. c. 22.

l'eau avant que d'avoir mangé : *Antiqui ne aquam quidem biberunt antequam edissent, nunc ante cibum captum vino oppleti, humectato & fervente corpore cibum aggrediuntur* [a]. Les Latins n'eurent pas meilleure opinion de cette coûtume, car elle dégénéra en vilaine débauche ; & on ne but ainsi, que pour se faire vomir ; afin que l'estomac se remplît d'autant plus, qu'il se seroit plus parfaitement vuidé.

— *De quo sextarius alter*
Ducitur ante cibum, rabidam facturus
orexim [b].

Ce qui donna occasion au reproche que *Seneque* fit à ceux qui se laissoient aller à cette infâme coûtume : Ils n'ont, dit-il, de plaisir qu'à vomir, car ils ne remplissent leur estomac que pour le vuider, & ils ne le vuident que pour le remplir : *Vomunt ut edant, edunt ut vomant.*

Quelques médecins grecs [c] des derniers temps, donnerent des intentions plus sérieuses & plus raisonnables à la boisson d'avant le repas ; des raisons de santé leur firent autoriser cet usage.

a *Plutarch.* l. 8. *sympof.* q. 9. | b *Juvenal.* *sat.* 6. v. 425. | *Aetius. Paulus Æginetа, Trallia.*

Ils le conseillerent pour rafraîchir l'estomac, pour le fortifier, le lâcher,
l'amolir, le resserrer ; en un mot,
toûjours pour son soulagement, & pour
le préparer à la digestion. De là se
multiplierent ces potions préliminai-
res, dont on trouve tant de *recettes* ou de
formules [a] dans les anciens, parce que ces
sortes d'*avant-boissons* [b], ou d'entrées
de table, leur parurent si utiles, que
chacun en donna de sa façon. Les plus
anciens *dispensaires* [c] en font mention ;
un entr'autres [d], en a ramassé vingt-
six différentes préparations ; & il ne
s'en trouve guere moins dans les auteurs [e] grecs de la vie rustique : toutes étoient de vins mixtionnez & mé-
dicamenteux, dont la plus excellente,
au rapport d'un célebre médecin [f],
étoit avec les semences d'ache, le miel
& le vin [g]. Mais il nous reste aujour-
d'hui assez peu de ces potions prélimi-
naires, ou de ces *avant-boissons*, à moins
qu'on ne mette de ce nombre les vins
d'absynte de nos François, les hypo-
crats des Allemans, & les bierres médi-

a *Plutarch.* sympos. l. 1. qu. vi. *Athen.* l. 2. dei-
pnos. | b πϱοπόματν. | c *Scrib. Larg.* c. 34. art.
135. | d *Nicol. Myreps.* sect. 28. | e *Geoponic. Bass.*
l. 8. | f *Trallian.* l. 9. p. 156. | g *Geoponic.* l. 8. c. 30,
Rhod. ad Scrib. larg. p. 208.

camenteuses des Anglois [a], qui sont des *avant-boissons*, puisqu'on ne les prend guere qu'à jeun, ou avant le repas. C'est qu'on est revenu des belles promesses qu'on s'étoit faites de ces sortes de potions ; parce qu'on a reconnu par expérience, que le vin, & toutes les liqueurs ardentes, ou trop vives, blessoient l'estomac & les nerfs [b], & l'on est demeuré en possession de ne pas boire à jeun ; tant il est vrai que la boisson ne convient naturellement que dans le repas, pour aider à la digestion [c]. Ce n'est donc qu'en vûe de la digestion qu'on doit boire ; mais la tissure des alimens, obscure autant qu'elle est à notre égard, fait comprendre que cette boisson doit être fort simple, & que la plus sûre, sera celle qui tiendra plus de la nature des *délayans*, que de celle des *fondans*, des *salins*, des *sulfureux*, &c. Peut-être ceux-ci mériteroient-ils la préférence, si nous êtions plus sûrs de ce qui fait le nœud [d] ou l'union des parties, qui composent les alimens : en ce cas, on opposeroit les *aqueux* aux *salins* ; aux *al-*

a *Rhod in Scrib. Iarg* p. 208. | b *Rhod. ibid.* | c *Gontier*, p. 43. | d Quale vinculum corporis, tale solvens esse debet. *Vvedel*. pharmac. p. 30.

kalins les *acides* ; les *alkalins* aux *fulfu-reux*. Mais le détail immenfe qui dif-tingue les mêmes fels, & les difficul-tez infurmontables, ou d'en faire de juftes combinaifons, ou de définir au jufte, & réciproquement leur contrai-re ; toutes ces raifons rendent l'ufage des *délayans* plus fûr, par la notion & l'ufage que l'on a, que les *délayans* fim-ples &' aqueux diffolvent également les *alkalis* & les *acides*, que les *fulfu-reux* d'un certain ordre ne leur font point impénétrables, & qu'il eft enfin peu de *mixtes* qui réfiftent à l'action de l'eau.

❖❖❖❖❖❖❖❖❖❖❖❖❖❖❖❖❖❖❖❖❖

CHAPITRE III.

Que l'on devroit préférablement boire de l'eau en Carême.

TOUT ce qu'on vient de dire doit faire conclure en faveur de l'eau, comme êtant la boiffon la plus natu-relle, la plus propre à la digeftion, & la plus conforme à l'efprit du jeûne.

La chimie [a] a crû qu'on devoit lui accorder le premier rang parmi les flui-

a *Vvedel.* pharmac. 29.

des ; parce qu'en elle se trouvoit la matiere premiere de tous les *mixtes*. Mais parce que ceux-ci ne se laissent pénétrer que par des *dissolvans*, qui leur ressemblent [a], & qui soient de même nature avec eux, les chymistes ont conclu, que l'eau étoit le *dissolvant* par excellence, le *dissolvant universel* [b]. Les philosophes & les poetes avoient pensé à peu près de même. *Pindare* reconnoissoit, que rien n'approchoit de l'utilité de l'eau, parce qu'elle est la chose du monde la plus nécessaire [c] ; aussi un des plus grands supplices de l'antiquité, étoit d'interdire l'eau, à ceux qu'elle vouloit sévérement punir. *Seneque* [d] dans la même pensée, a crû après le philosophe *Thalés*, que l'eau étoit le premier, ou le principal des élemens ; que le monde avoit commencé par l'eau, & qu'elle avoit servi de matiere à tous les autres corps : *Aqua, ait* THALES, *valentissimum elementum, hoc fuisse primum putat, ex hoc surrexisse omnia.* Toutes ces idées paroissent empruntées des livres de *Moïse*, car elles semblent tenir de ce que nous y lisons, touchant la création du monde, où

a *Ibid.* p. 30. | b *Id.* p. 29. | c *Nonn.* p. 425. | d L. III. qu. nat. qu. 13.

l'eau

l'eau fut créée d'abord , puifque dès le premier jour elle contenoit l'efprit [a] de vie , & que ce fut au milieu de fes flots que le firmament [b] prît naiffance. La fuperftition payennè prévenue de ces hautes idées, fit des divinitez des eaux & des fontaines ; & depuis les Egyptiens , les Perfes , les Romains &c. le culte [c] des divinitez marines , & des dieux des eaux , fut à la mode.

Tout ce qu'on vient de dire , & ces rêveries même , font comprendre le cas que l'on a toûjours fait de l'eau ; mais l'ufage qu'en firent pour leur boif-fon ordinaire les premiers peuples [d] du monde , prouve mieux fon mérite , parce qu'il montre fon utilité pour le foûtien de la vie.

Ac fedare fitim fluvii , fontefque voca-
bant :

Ut nunc , montibus è magnis decurfus
aquaï ,

Clarè citat ad fe fitientia fæcla fera-
rum [e].

On la comprend encore , cette utilité ,

[a] Spiritus Domini ferebatur fuper aquas. *Genef.* c. 1. v. 1. | [b] Fiat firmamentum in medio aquarum. *ibid.* v. 6. | [c] *Voff.* de origin. idololatr. l. 2. c. 67. &c. | [d] *Bruyerin.* p. 858. *Caldera ,* Tribunal. med. mag. p. 435. | [e] *Lucret.*

par les foins empreffez, avec lefquels on s'eft toûjours étudié, à fe procurer des eaux en abondance, par tout où on a commencé de nouveaux êtabliffe-mens, foit de villes, foit de maifons de campagne [a]. Témoin ces arcades furprenantes, & ces aqueducs [b] ma-gnifiques, qui firent autrefois la gloire des Romains, & qui font encore l'ad-miration de nos jours ; tous ouvrages uniquement entrepris, pour répandre par tout des eaux pour l'utilité des peu-ples [c]. Et cette utilité eft telle, que de grands capitaines n'ont pas trouvé de reffource plus certaine, pour éloigner ou faire périr des armées entieres, que de leur dérober les eaux, en les détournant ailleurs.

Uno calle latent, fitiens, inclufaque
    vallo
Ereptas quæfivit aquas, quas hoftibus
    ante
Contiguas alio ftilico deflexerat arcu,
Mirantemque novas, ignota per avia,
    valles
Jufferat averfo fluvium migrare meatu [d].

a *Geoponic* l. 2. c. 4. &c. | b *Rofin.* antiq. Rom. l. 1. c. 13. | c *Bruyerin.* p. 859. | d *Claud.* l. de 4. conful. honor. v. 478.

Mais rien ne fait mieux voir la néceffité de l'eau, que la quantité de peuples [a], de fectes, de philofophes, de
particuliers, & de communautez, qui
n'ont bû que de l'eau ; car rien ne perfuade mieux que fon ufage eft le plus
naturel à l'homme.

Il y a donc de quoi fe convaincre,
que l'eau eft, en matiere de boiffon, le
feul néceffaire ; car ayant été créée
feule pour les befoins de la vie, elle
fit l'unique boiffon de ces hommes,
lefquels avant le déluge [b] vivoient plufieurs fiecles entiers ; & la créance
raifonnable où on eft, que l'auteur de
la nature n'a rien oublié, pour le néceffaire des hommes, perfuade qu'il
y a fuffifamment fatisfait en ce point.
C'eft pourquoi l'on a crû, que cette
boiffon fimple, faifoit partie de la fe-
licité de ces fiecles :

Felix nimirùm prior ætas
Contenta fidelibus arvis,
Nec inerti perdita luxu,
Facili quæ fera folebat
Jejunia folvere glande,

a *Bruyerin.* p. 886 *Athen.* p. 44. | b *Montan.* de
falub. vict. p. 60. *Hieronym.* contra jovin. *Boemus* de
moribus gentium, p. 7.

Nec bacchica munera norat
Liquido confundere melle [a].

Et dans ces temps qui se faisoient honneur de la simplicité, l'eau paroissoit délicieuse :

Flumina tum lactis, tum flumina nectaris ibant,
   Nectar erat palmis hausta duabus aqua [b].

au lieu qu'aujourd'hui elle paroît méprisable au dernier des hommes, comme un payen [c] le reprochoit à ceux de son siecle : *Jam sibi aquas non nasci pauperrimus quisque persuasum habet,* parce qu'on est parvenu à se dégoûter de tout ce qui est simple, & du goût de la nature ; *Placere nihil arbitrantur sic, quomodo rerum natura placet* [d]. Or, fut-il droit de naturalité mieux établi, que celui de l'eau, par rapport à la santé, en vûe de laquelle elle a été faite par le créateur, & employée par toutes les nations ? En effet, quoi de plus naturel, que ce que la nature a répandu par tout ! car l'eau environne, & pénetre la terre, tous les mixtes en

a *Boet.* l. 2. de consol. | b *Ovid.* 1. Metamorph. | c *Plin.* | d *Ibid.*

fourniſſent abondamment, & tous ſe réduiſent en eau, ſi on en croit les plus habiles chymiſtes [a]. Tant d'attention de la part de la nature à multiplier [b] l'eau, peut-elle être une marque equivoque de l'utilité qui doit en revenir au monde? Mais, au contraire, cette abondance lui a attiré le mépris ; *In contemptum naturæ feciſſe luxuria exiſtimatur* [c], *ceu non ſaluberrimum ad potum aquæ liquorem natura dederit , quo cætera animantia utuntur* [d]. Comme s'il pouvoit être douteux qu'une liqueur fût utile à la vie , quand il eſt manifeſte que la nature l'a faite , pour être la boiſſon de tous les animaux.

Mais ce qui doit achever de perſuader que l'eau eſt la plus naturelle de toutes les boiſſons ; c'eſt qu'elle ſeule poſſede, ou prête aux autres liqueurs, les qualitez propres & eſſentielles à la boiſſon. La principale eſt de ſervir à digérer les ſucs, & de leur ſervir de véhicule ; la ſeconde eſt, que la boiſſon doit être une liqueur neutre, indifférente, ſans goût, ſans ſaveur, ſans couleur. On va voir combien l'eau

a *Helmont. Vander. Bect.* de princip. paſſim. | b *Barchuſen.* Pyroſoph. p. 32. | c *Bruyerin.* p. 858. | d *Plin.* l. 14. c. 22.

contribue à la digestion ; mais ceux mêmes qui sont moins favorables à l'eau, reconnoissent & avouent qu'aucune liqueur n'est si parfaitement dépouillée, de tout ce qui frappe le goût & la vûe, ni si indifférente. Cette liqueur, disent-ils [a], est neutre par excellence, parce qu'elle est mitoyenne, & qu'elle participe des qualitez des liqueurs vives & agissantes, & de celles qui seroient incapables d'action. Elle agit, puisqu'elle pénetre, qu'elle amollit, qu'elle dissout ; & elle est sans action quand elle reçoit, qu'elle charie, & qu'elle sert de véhicule. Elle est encore tres-simple, puisqu'elle s'accommode, & s'approprie à tous les mixtes [b] ; enfin, elle est indifférente, vuide de tout, & capable de tout, puisque le vuide de ses pores la rend propre à se charger [c] de toutes sortes de sels, & à se remplir de parties *spiritueuses*, *d'huileuses*, & de *terrestres* [d]. Mais ces mêmes raisons font voir de quelle utilité l'eau doit être pour la digestion. C'est d'ailleurs par cet endroit qu'elle a paru recommandable aux an-

a *Barchusen*. Pyrosoph. p. 23. | b *Vvedel*. pharmac. p. 29. | c Aqua est e.urina. *Sydenham*. | d *Vvidel*. Ibid. p. 33. 34.

ciens, qui l'ont louée comme .étant amie de l'eftomac, dont elle aidoit & facilitoit l'action. *Hippocrate* la trouvoit propre à procurer de l'appétit, *aqua vorax :* auffi voit-on que les pêcheurs, les matelots, & femblables gens qui travaillent fur l'eau, font plus affamez [a] que d'autres. L'on a auffi obfervé il y a long-temps, que les beuveurs d'eau [b] ont fouvent plus de fagacité, & d'induftrie que les beuveurs de vin ; du moins eft-il certain que l'eau, tel abus qu'on en faffe, n'abbat jamais l'efprit, comme le fait l'excès du vin. C'eft pourquoi l'antiquité [c] comte tant de beuveurs d'eau parmi fes favans, qui décident dans Athénée, que l'eau aide à la digeftion, qu'elle prévient ou guérit les cruditez, puifqu'elle eft un remede contre les vents ; qu'elle rafraîchit & humecte l'eftomac fans le morfondre ; qu'elle fortifie la vûe ; qu'elle débaraffe le cerveau ; qu'elle éclaire l'efprit ; qu'elle fortifie le corps ; qu'elle rend enfin l'un & l'autre plus leger & plus difpos [d].

a *Athen* deinp. 40. | b *Ibid.* p. 43. | c *Ibid.* p. 44. | d Diocles memoriæ prodidit aquam effe utilem coctioni, minimè flatuofam, modicè refrigerare, vifum acuere, nihil caput onerare, animi corporifque motum facilem ac promptum reddere. *Athen.* p. 46.

L iiij

On ne doit plus s'étonner après cela, ſi on trouve l'eau dans l'antiquité, ſi communément employée, & en tant de manieres ; car on l'y beuvoit froi- de, chaude ou tiéde *a*, pour des in- tentions differentes, ou pour ſe faire plaiſir. On étoit même ſi éloigné de croire l'eau dangereuſe à l'eſtomac, qu'on en ſervoit à boire à la fin des repas *b* ; du moins la mêloit-on alors avec le vin, tant on étoit éloigné de la coûtume d'aujourd'hui, où l'on boit le vin pur en ſortant de table. Quel- ques-uns même, comme *l'empereur An- tonin*, beuvoient l'eau pure pour guérir ſes cruditez d'eſtomac *c*.

La phyſique autoriſe l'uſage, & l'o- pinion des anciens : car, à juger de l'eau comparée avec l'action de l'eſto- mac, elle doit parfaitement lui con- venir. Que la digeſtion donc ſoit une ſorte de *trituration*, de *ſolution*, d'*extrait*, ou de *teinture*, qu'elle ſoit une ſorte de *macération*, de *putréfaction*, ou d'*éli- xation* ; l'eau ſe trouve un diſſolvant naturel en tous ces cas. Rien en effet, ne ſe *broye* *d*, ne ſe *macére* *e*, & ne ſe *pourrit* *f* mieux que dans l'eau ; & les

a *Ibid* 46. 123. | b *Ibid.* 675. | c *Viringus* . de jejun. p. 112. | d *VVedel.* pharmac. 15. | c *Ibid.* 79. | f *Ibid.* 81.

plus habiles maîtres ont reconnu qu'on diſſout *a* generalement plus de *mixtes*, qu'on en tire *b*, & *extrait c* plus de ſucs par un *diſſolvant aqueux*, que par le moyen des *ſalins*, des *huileux* & des *ſpiritueux*. Ceux-ci à tout le moins ſont plus bornez que les *aqueux*, qui s'étendent plus loin, & diſſolvent plus *d* de différens *mixtes*; & par cette derniere raiſon, l'eau devient plus ſûre pour la digeſtion, que toute autre boiſſon, à cauſe que les alimens ſe trouvent ſi étrangement variez.

Une autre raiſon tirée encore de la phyſique, prouve que l'eau eſt la boiſſon la plus convenable au régime & à l'eſprit du Carême. Tout le monde convient que les poiſſons, les légumes & les fruits, ſont les alimens qui doivent entrer dans ce régime; mais toutes ces nourritures ſont de la nature des ſubſtances ou des mixtes, qui ſe fondent & ſe diſſolvent facilement dans l'eau *e*; & par conſéquent l'eau aidera plus efficacement à les digérer dans l'eſtomac.

a *Ibid.* 32. | b *Ibid.* 507. | c *Id* 65. | d *Id.* 32. | e *Voyez là-deſſus l'excellente Theſe de M. Finot, l'un des plus ſavans, & des plus habiles médecins de la faculté de Paris.* Non ergo fructus vino temperati ſalubriores. 1673. 9. Mart.

Pour s'en convaincre, il ne faut que se souvenir que les poissons approchent plus de la nature de l'eau , que les chairs des animaux ; les légumes & les fruits sont à peu près de même qualité ; ce sont donc toutes créatures des eaux, & l'eau par conséquent deviendra leur dissolvant naturel. La raison en est connue ; c'est celle de la ressemblance de nature & de qualité , qui doit se trouver entre le dissolvant & la substance qui est à dissoudre : *Similia similibus solvuntur* [a]. *Quale vinculum corporis, tale solvens esse debet* [b].

La simplicité de l'eau, le peu de satisfaction que le goût en tire, le peu de sucs que le corps en reçoit, le défaut de parties spiritueuses dont on lui fait un reproche ; tout cela persuade assez que cette boisson est la moins sensuelle, la moins nourrissante, & la plus convenable par conséquent à l'esprit du jeûne. Mais le peu de convenance, pour ne rien dire de plus, que l'on a trouvé dans les premiers siecles, entre le vin & le jeûne, ne laisse rien à douter là-dessus.

a *Wedel.* p. 50. | b *Ibid.*

****

CHAPITRE IV.

De l'usage du vin en Carême.

LA regle du jeûne dans les premiers siecles, étoit de s'abstenir de vin & de viande : *Qui legum præcepta custo-diunt, ignorant vinum in jejuniis, carnium usum repudiant* [a]. Ce fut la maxime constante de l'église grecque, & de l'église latine, & les peres de l'une & de l'autre n'enseignoient autre chose. Saint Jerôme fait consister l'essence du jeûne dans le seul usage de pain & d'eau, *fortissimum jejunium est aqua & panis* [b] ; & s'il y avoit nécessité de permettre le vin, il en accordoit moins le goût que l'odeur ; *vini odor magis quàm gustus* [c]. Saint Augustin s'en explique de même. *Quadragesima sine vino divinâ lege servatur* [d] ; & voulant ailleurs réduire le jeûne à ce qu'il a d'indispensable, il marque entre autres choses, l'abstinence du vin, *cessent lavacra, vina, carnes* [e]. Saint Fulgence enfin, par-

---

a *Tomass.* p. 72. | b Epist. ad Nepot. | c Ad Furiam de viduit. servand. | d Cont. Faust. l. 30. c. 4. | e De tempore, serm. 64.

L vj

lant d'un jeûne exact, le renferme expressément dans la même privation, *à
carnibus & vino abstinent* [a].

Saint Basile apporte la raison de s'abstenir de vin en jeûnant; c'est que la
fin du jeûne, est de rappeller l'homme
à cette simple frugalité, qui lui auroit
suffi dans l'état d'innocence : & de là
il conclut, que comme l'homme innocent se seroit passé de vin & de viande, l'homme pénitent doit s'interdire
l'un & l'autre : *Non erat in paradiso vinum... non carnium esus. Post diluvium cœ-
pit vinum... desperata est perfectio, concessa
est fruitio* [b].

Un autre pere développant davantage cette raison, de se priver de vin &
de viande, ajoûte que ce n'est pas que
ces nourritures soient criminelles,
mais qu'il faut s'interdire les plus in-
nocentes, & les plus licites, si on prétend à la plus grande des récompen-
ses : *Jejunamus à vino, carnibusque absti-
nemus, non ea quasi piacula abhorrentes,
sed mercedem expectantes* [c].

On garda religieusement cette double abstinence aux jours de jeûne, pendant les quatre premiers siecles de l'E-

---

[a] L. de fid. ad Petrum. | [b] Orat. 1. de jejun. | [c] S. Cy-
ril. catech. 4.

glife [a]; mais on y donna atteinte dès le cinquiéme , en se permettant des liqueurs vineuses , ou semblables , à la place du vin qu'on ne s'accordoit pas encore. Cependant l'Eglise n'avoit pas encore adopté cette indulgence dans le sixiéme siecle , ni même au commencement du septiéme , puisque les docteurs d'alors tenoient encore bon là-dessus : ce ne fut que sur la fin du huitiéme , qu'on commença de prêter l'oreille aux raisons de dispense , & qu'on se laissa aller à accorder un peu de vin aux artisans & aux infirmes [b].

Il est donc évident, que ce ne fut que vers le huitiéme siecle, qu'on se relâcha sur l'abstinence du vin [c]. On s'autorisa de l'exemple des moines, & on se disculpa sur la foiblesse de l'estomac ; mais la cause du relâchement venoit d'ailleurs , suivant la réfléxion d'un célebre thélogien [d] , qui fait remarquer qu'on ne se laissa aller à boire du vin en jeûnant , que quand on cessa *de raisonner sur les principes du bon sens & de la religion , & qu'on leur substitua les maximes, qui tiennent plus de la sensualité*

<hr>

a *Baillet* , p. 122. | b *Theodulp.* c. 40. | c *Thomass.* p. 266. *Baillet* , p. 121. | d *Le 1ere Thomass.*

& de l'amour des superfluitez [a]. L'empereur Auguste [b] pensoit en effet, que le vin n'êtoit pas nécessaire à la vie : *Le peuple romain se plaignit de la disette & de la cherté du vin ; cet empereur reprima sévérement cette plainte, en declarant qu'Agrippa, son gendre, avoit suffisamment pourvû à la nécessité publique, lorsqu'il avoit fait conduire l'eau par des canaux en plusieurs endroits de la ville.* Mais quand bien même le besoin de vin auroit quelque realité, meriteroit-il tous les égards, & toutes les condescendances qu'on a eu pour lui ? N'est-il pas des nécessitez ausquelles il est plus sûr de résister, que de se rendre ? Le prophete roi en êtoit persuadé, lui qui ne demandoit pas à Dieu de quoi satisfaire ses besoins, mais la grace de s'en défaire, & d'y renoncer : *De necessitatibus meis erue me* [c]. En effet, *sous de vains prétextes de nécessité*, dit un saint pape [d], *le vice de la volupté établit sa tyrannie :* & ce fut la réponse qu'un solitaire fit à un de ses freres, que ce ne seroit pas un excès pour un moine, que de boire du vin, si le demon de la volupté y résidoit moins : *Si non esset*

a *Id.* p. 268. | b *Sueton.* | c Ps. 24. v. 17. | d S. *Gregor.* moral.

in vino satanas, id est, voluptas, non effet multùm [a].

On croit cependant, que l'exemple des solitaires, aufquels Pierre Da-mien [b] accorda le vin les jours de jeûne, aura pû donner occasion à la licence d'en boire, comme on a fait depuis. Mais outre que ce fage réformateur êtoit dans la penfée, que ce n'eft plus alors jeûner qu'imparfaitement : *Jejunare illos diximus, qui panem cum aqua & fale percipiunt ; ubi autem præter hæc aliud aliquid additur, perfectum jejunium non vocatur* [c] : outre cette réferve, dis-je, il n'a jamais prétendu, qu'on pût ufer de cette indulgence en Avent, & en Carême. D'ailleurs, les anciennes [d] regles monaftiques, & celles qui font venues depuis, n'y font entrées qu'avec précaution ; car fi faint Benoift accorda un peu de vin à fes religieux, ce ne fut qu'en petite quantité, & pourvû qu'il ne coûtât, ni trop de temps, ni trop de peine pour en trouver [e]. Et faint Pierre Damien, lui-même, ajoûte, que faint Benoift permettoit aux moines le vin, comme

a *Trait. de l'hemine*, p. 164. | b *Thomaff.* p. 268. | c *Ibid.* 269. | d *Differt. fur l'hemine*, p. 101. | e *Regl.* c. 40.

saint Paul accordoit le mariage aux fideles, par pure indulgence [a], *secundùm indulgentiam*, souhaitant que tous pussent s'en passer. On remarquoit enfin, que les plus réguliers se levoient de table, sans avoir touché au vin qu'on leur avoit servi [b]. En effet, saint Basile veut que les moines se gardent avec autant de précaution du vin, que des femmes ; parce que le vin & les femmes font tomber les sages dans le desordre : *Vinum & mulieres apostatare faciunt sapientes* [c]. Saint Augustin [d] rapporte aussi, que les réligieux de son temps se privoient du vin ; & saint Jérôme [e] le défendoit aux personnes de pieté, comme étant l'instrument ordinaire du démon pour inspirer le vice. Enfin, les disciples de saint Martin, les moines d'Angleterre, ceux du Mont-Cassin, de Cisteaux, de Clairvaux, de l'abbaye de Fuldes en Allemagne, & les Chartreux, tous [f] se font d'abord passez de vin. Ainsi la maxime de Théodoret [g] s'est trouvée exécutée, que le vin est expressément défendu aux moines, parce qu'un moine cesse

a *Trait. de l'hemine*, 150. | b *Ibid.* 151. | c *Ecclesiastic.* 19. 2. | d De morib. eccl. cath. c. 31. | e Epist. ad Eustach. | f *Trait. de l'hemine*, 152. &c. | g Serm. de carit.

de domter son corps, pour peu qu'il boive de vin : *Si parum vini accipiat, à propria corporis contritione declinat* [a]. Un autre pere de l'Eglise accuse le vin de bien d'autres inconvéniens : *C'est*, dit-il, *la peste des jeunes gens, la honte des vieillards, l'infamie des femmes, la nourrice de la folie, la mere des emportemens, le venin de l'ame, la mort de l'esprit, la ruine de toutes les vertus* [b]. C'est donc moins une raison qu'un prétexte, de s'autoriser à boire du vin en jeûnant, parce que quelques moines se le sont accordé eux-mêmes, puisque tous les instituteurs d'ordres, en ont ordonné l'abstinence à leurs religieux, qui n'en ont usé en effet, que rarement, & avec permission.

Mais les premiers fideles, dont la vie étoit un jeûne continuel, s'interdisoient aussi le vin ; car à commencer par le saint précurseur, l'évangile [c] marque qu'il ne beuvoit point de vin. Les apôtres s'en privoient aussi, comme on le voit par l'exemple de saint Paul, qui se trouva [d] prêt à se joindre aux nazaréens pour faire ses vœux ;

a *Trait. de l'hemine*, p. 146. | b *Greg. Nyssen.* homil. 2. in ecclesiast. | c *Luc.* 7. 33. | d *Act.* c. 18. v. 18.

car il falloit pour cela, qu'il fût dans l'habitude de se priver de vin, puisqu'il étoit ordonné [a] d'avoir passé 30. jours sans en boire, quand on se présentoit au temple pour cette cérémonie. Timothée, son disciple, en est encore une preuve, puisqu'il lui accorde par grace, un peu de vin, par où l'on voit qu'il n'en beuvoit pas ordinairement. Enfin, Eusebe [b] dit de tous les disciples de Jesus-Christ, qui ont prêché l'évangile, qu'ils ne beuvoient point de vin; & Baronius [c] ajoûte, que les chrétiens, de la primitive Eglise, vivoient tous dans cette même abstinence.

On la trouve encore, cette abstinence, établie parmi ceux des anciens peuples, qui s'étoient consacrez à un genre de vie religieux, parmi les prêtres d'Egypte [d], par exemple, parmi les *Rechabites* [e], les *Esséniens*, les *Therapeutes*, les *Athéniens*, dans leurs sacrifices, les *gymnosophistes*, les *prêtres* des Indes, les anciens *philosophes* [f], & encore aujourd'hui parmi les *Arméniens* [g], & les *Turcs* [h]. Le vin donc n'a

a Nombr. c. 6. Joseph. c. 15. | b Demonstr. evang. l. 3. c. 7. | c L'an 57. n. 191. | d Laurent. Polymath. 138. | e Jerem. c. 33. | f Athen. deipn. 46. | g Coem. Auban. p. 126. | h Ibid.

paru convenable, ni à l'esprit du jeûne, ni à celui de la pénitence. Mais les raisons pour lesquelles on le recommande si universellement, ne prouvent-elles pas qu'il y est contraire ? C'est, dit-on, un *cordial*, un *confortant*, un remede contre la mélancolie ; il échauffe l'estomac, il anime le sang, il donne de la vigeur, & multiplie les forces ; en un mot, c'est la consolation de l'esprit, la joye du cœur, le soûtien du corps, l'ami de la nature. Mais cet ami est incertain & douteux ; il ne flatte que pour surprendre ; *dubius amicus* [a], *anceps protheus*. C'est le nourricier de la volupté, & l'appas du crime, *lac veneris* [b]. S'il plaît au goût, il enflâme les passions, il souleve les sens, il trouble la raison, & tôt ou tard il perd ceux qu'il a flateusement seduits : *Sapit in ore, ardet in ventre, fumat in capite, suique amantissimis tandem jugulum petit.* [c] En lui donc se trouve un poison qui enchante, & un plaisir qui trompe, *suave toxicum, jucundum nefas* [d]. Un ancien conclut, qu'il est le centre de tous les maux,

a *Sere.* | b *Athen.* 444. | c *Patin.* Thes. Est ne longæ ac jucundæ vitæ tuta certaque parens sobrietas ? 14. Mart. 1647. | d *Ibid.*

parce qu'il mene à tous, *metropolis malorum* [a] ; puifque fouvent même le peu de bien qu'il procure annonce un grand mal : *Bonum prefens exiguum, malum emergens graviffimum* [b]. Prendra-t-on ceci pour des fpéculations outrées, pour des réfléxions mal entendues, pour des raifons de *bigoterie*, forties d'efprits timides, ou de cerveaux, que le fcrupule ou la devotion auroit affoiblis ? Mais ces raifons viennent en partie de philofophes, de médecins, de payens [c], c'eft-à-dire, de l'obfervation, de l'ufage & du bon fens. Ainfi le vin eft moins une production néceffaire, qu'un fruit de la volupté : *Voluptatis, non neceffitatis opus* [d]. Mais quelle bizarre févérité, dira-t-on, quelle *mifanthropie*, de bannir ainfi le vin des tables, & du plus doux commerce de la vie ? Les Pithagoriciens, certes, ne furent jamais en plus mauvaife humeur contre cette aimable liqueur, Mais tout ce qu'elle a de gracieux & d'aimable, eft ce qui la rend contraire au jeûne. Ce n'eft pas, au refte, qu'on voulût bannir le vin de

a *Athen.* deipn. p. 443. | b *Patin*, ibid. | c *Seneque*, M. *Patin*, les *conviez d'Athenée.* | d *Patin*, th. ibid.

tous les temps de la vie, on propose seulement de s'en abstenir en Carême par pénitence ; on ne voudroit pas en interdire l'usage, on croit seulement qu'on pourroit le suspendre. Le sacrifice seroit d'autant plus méritoire, qu'il coûteroit plus à la volupté qu'à la nature ; & que la pénitence y gagneroit plus, que la santé n'y pourroit perdre ; car enfin, s'exposer à faire un peu moins de forces pendant quelques jours, après ne s'être occupé pendant toute une année, qu'à en amasser d'inutiles, se soumettre pour un peu de temps à un sentiment leger de tristesse, affliger son goût, se retenir sur le plaisir, mortifier ses sens, s'épargner sur la bonne chere, c'est moins s'attaquer aux besoins de la nature, qu'aux appas du vice, & aux occasions du crime. On s'en persuadera, lorsqu'on aura vû dans la suite *a*, que le vin est moins nécessaire à l'estomac qu'on ne pense, & qu'il fait peut-être plus de maux qu'il n'en guérit.

a Chap. 6.

CHAPITRE V.

De l'usage des boissons vineuses en Carême.

LEs liqueurs vineuses & enivran-tes ne paroissent guere plus con-formes à l'esprit du jeûne, puisque l'Ecriture les défend, comme le vin à ceux qui se consacroient à la pieté ou à la pénitence. Dieu défend à *Aaron* & à ses enfans, le vin, & tout ce qui enivre : *Vinum & omne quod inebriare potest, non bibetis* [a]. La loi fait la même défense à ceux qui s'acquittoient d'un vœu, *à vino & omni quod inebriare potest, abstinebunt* [b]. Les *nazaréens* s'obli-geoient à la même abstinence, témoin le célebre *Samson*, au pere & à la mere duquel l'ange ordonna, qu'il ne bût rien de tout ce qui enivre, *vinum & sice-ram non bibat* [c]. L'évangile rapporte la même chose de saint Jean, *vinum & siceram non bibet* [d] ; car le mot de *sice-ra* dans l'Ecriture, s'entend de toutes les liqueurs qui enivrent, hormis du

---

[a] Levitic. 10. 8. | [b] Num. 6. 3. | [c] Judic. 13. 14. | [d] Luc. 1. 15.

vin [a]. Les livres saints accordent, au contraire, les liqueurs qui enivrent, ou aux personnes tristes, *date siceram mœrentibus* [b], ou en certains jours de fête & de réjouissance [c] ; car l'enivrement dans l'Ecriture sainte, ne s'entend pas toûjours d'une débauche grossiere ; il y est pris souvent pour une sorte de bonne chere. Quand il est dit, par exemple, que *Joseph* [a] s'enivra avec ses freres, celà signifie qu'il les régala, & qu'il leur fit une fête. Or, tout ce qui tient du festin ou de la bonne chere, & les liqueurs qui enivrent, tout ce qui appartient à la volupté, s'accorde-t-il avec le jeûne, & avec une exacte pénitence ?

Toutes les liqueurs enivrantes, & tous les vins *factices*, ne paroissent pas même avoir eu l'approbation des honnêtes gens dans l'antiquité. *Pline* se plaignoit de tant de soins superflus, dont on embarrassoit la vie pour inventer toutes les sortes de vins artificiels, qu'on mettoit à la place de l'eau, la seule des boissons qui fût naturelle. *In nulla parte operosior vita est, ceu non*

a *Isidor. Orig.* L. xx. c. 3. *Hieron.* de nominib. Hebræis l b Proverb. 31. 6. | c Deuteron. 14. 26. | d Genes. 43. 34.

saluberrimum ad potum, aquæ liquorem natura dederit, quo omnia animantia utuntur [a]. Or, des recherches si multipliées ressemblent mal à la simple attention, que demande l'étude d'un raisonnable nécessaire : *Simplex recti cura est, multiplex pravi* [b]. Qui ne diroit, en effet, que les hommes ne seroient faits que pour prodiguer le vin, & s'en gâter, en les voyant, dit le même historien, chercher par toute terre de quoi s'enivrer ? *Tanquam ad perdenda vina geniti... nulla in parte mundi cessat ebrietas* [c] ; de sorte que pendant que la terre ne paroissoit destinée, qu'à produire des fruits & des plantes, l'homme ingénieux à mal faire, a trouvé l'art de changer en vin l'eau des plantes & des fruits : *Fruges tellus parere videbatur, heu ! mirâ vitiorum solertiâ inventum est quemadmodum aqua inebriaret* [d].

Saint Augustin trouvoit ces vins *factices*, incompatibles avec le jeûne, & il pardonne plus volontiers à ceux qui s'accorderoient un peu de vin ordinaire, qu'à ceux qui lui substitueroient ces liqueurs : *Sunt qui vinum non bibunt, ut aliorum expressionem pomorum,*

a *Plin.* l. 14. c. 22. | b *Senec.* epist. 122. | c *Plin.* ibid. | d *Plin.* ibid.

aliosque

aliosque liquores, non salutis causâ, sed jucunditatis, exquirant. Quantùm honestius esset, ut qui propter infirmitatem stomachi, aquam potare non poterat, vino usitato & modico sustentaretur [a]?

Mais saint Jerôme déclame fortement sur cette sorte de supercherie. C'est, dit-il, une chose honteuse, une hypocrisie, une superstition, une momerie, de se donner pour observateurs du jeûne, tandis qu'on substitue à la place de l'eau, des liqueurs, & des friandises contraires aux besoins de la nature : *Audio quosdam contra rerum hominumque naturam aquam non bibere... sed sorbitiunculas delicatas, & contrita olera, betarum succum non calice sorbere, sed conchâ: proh dolor! Non erubescitis ejusmodi ineptiis, nec tædet superstitionis? Insuper etiam famam abstinentiæ in deliciis quærimus* [b].

Saint Grégoire de Nysse se plaint aussi amérement de ceux qui beuvoient l'eau rapidement, comme on fait une médecine qu'on craint de goûter, tandis qu'on goûtoit à longs traits les vins artificiels : *Uno anhelitu aquam extrahunt, quasi esset amara à medicis præbita*

a *S. August.* serm. 66. 157. | b *S. Hieron.* epist. ad Nepot.

potio. Multi etiam vinum ingenoisè imitantur, suamque cupiditatem factitiis quibusdam potionibus consolantur [a].

Enfin, un auteur [b] célebre du cinquiéme siecle, declare encore nettement, que c'étoit violer l'abstinence, que de se priver de vin, & s'accorder des breuvages délicats : *Illi qui negatâ sibi vini perceptione, diversorum poculorum potionibus inundantur, nequaquam abstinentiam mihi videntur implere* [c] ; par la raison que l'abstinence du vin emporte celle des liqueurs, ou qui en viennent, ou qui sont délicieuses : de peur, ajoûte cet auteur, qu'en voulant paroître jeûner, on ne soit vuide de pénitence en même temps qu'on s'en feroit honneur : *In vini enim usu, non à vino tantùm, sed ab omnibus quæ accipientes inebriant, vel ab aliis quæ etsi non ebrietatem, suavitatem certè conciliant, abstinebit : ut sit veritate abstinentiæ perfectè consummatus, non ejus imagine foris splendidus, intùs cavus* [d].

En effet, l'amour du vin ne vient guere que d'intempérance, *vina ex libidine hauriuntur* [e], & c'est une sorte d'enforcellement, que cette prodigieuse

a Serm. in princip. jejun. | b *Julien Pomere.* | c *Id.* de vit. contempl. | d *Ibid.* | e *Plin.* l. 14. c. 22.

inclination pour tout ce qui enivre, pour laquelle on met tout en œuvre, les poisons mêmes, ou les choses les plus mal-faisantes : *Quin ut plus capiamus, irritamenta excogitantur, ac bibendi etiam causâ venena conficiuntur* [a]. Quelques-uns ont porté ce plaisir insensé de s'enivrer, jusqu'à mêler l'opium dans leur vin artificiel, pour se mieux assurer de cet indigne plaisir, aux dépens même de leur santé, qu'ils mettent par là à d'étranges épreuves : *Adeo nihil in valetudinis dispendium intentatum (homo) reliquit, ut ebrietatem incurrat* [b]. Aussi ces liqueurs enivrantes furent-elles autrefois le partage des nations barbares [c], ou de celles ausquelles la débauche & la crapule étoient naturelles. Tels étoient les Egyptiens qui naissoient ivrognes ; tels étoient encore ces débauchez en vin, qu'Athenée [d] appelle des *entonnoirs* [e] à vin, qui croyoient le vin mal placé par tout ailleurs que dans leurs corps : *Tanquam effundi vina non possint, nisi per humanum corpus* [f].

Après tout ce qu'on vient de dire touchant ce qui est vineux, est-il bien

sûr qu'il n'y ait rien à redire à la coûtume qui s'établit aujourd'hui, de s'accorder si librement en Carême le cidre & la bierre ? Cette coûtume ne
laisse-t-elle rien à craindre à des personnes exactes ? La vertu s'y trouve-
t-elle en sûreté ? Du moins peut-on
douter que ces boissons s'accommodent avec le jeûne & la pénitence. Elles
doivent d'autant plus faire apprehender, qu'elles troublent plus l'imagination que le vin même, & remuent
plus dangereusement les sens : c'est
qu'elles ont à cet égard, toutes les
mauvaises qualitez du vin, & quelque
chose de pis. C'est la remarque de saint
Jerôme, qui fait observer que rien
ne nuit tant à la chasteté, que ce qui
est flatueux, & les nourritures grossieres ou pesantes, prises en trop grande quantité. Or, c'est précisément ce
que ces liqueurs vineuses & enivrantes font ordinairement. Elles font pleines d'esprits turbulens, mais embar-
rassez encore, & mal dépurez, qui se
portent d'autant plus rudement vers
le cerveau, qu'ils ont plus de volume, de poids & de masse, qui leur fait
heurter les nerfs avec plus de force.
La licence d'ailleurs avec laquelle on

s'accorde ces boiſſons, en augmente,
& en multiplie les dangers. Ce ſont
des ſucs tumultueux & abondans, dont
on remplit librement ſes veines, de la
nature par conſéquent de ceux, que ſaint
Jerôme fait appréhender à la continence.

Ces boiſſons ſont encore fort nourriſſantes, & d'autant plus qu'elles ſont
épaiſſes, & qu'elles ont plus de corps.
Or, il ne convient guere de boire dans
un jour de jeûne, des liqueurs alimen-
teuſes, qui tiennent tout-à-la-fois de
l'aliment & de la boiſſon ; telle qu'eſt
la bierre, par exemple, qui engraiſſe
ſi énormément, & qui fournit tant de
lait aux nourrices. Il faut donc craindre que ces ſortes de boiſſons, ne rem-
pliſſent le corps de ces cruditez acres
& ſalines, que ſaint Jerôme fait appréhender à la continence. Mais rien
ne fera ſi bien comprendre, ſi ces boiſſons vineuſes ſont propres à l'eſprit de
Carême, que la comparaiſon du vin,
avec la bierre & le cidre ; & l'hiſtoire
qu'on va faire de ces boiſſons, perſuadera de la juſtice qu'il y auroit, de ſe
les refuſer en jeûnant.

CHAPITRE VI.

De la nature du vin.

L'ORIGINE que les anciens ont donnée au vin, marque assez le cas qu'ils en faisoient. Ils ont fait croire que c'êtoit un présent des dieux : les Egyptiens, par exemple, ont fait cet honneur à leur Osiris :

Primus aratra manu solerti feci Osiris,
  Et teneram ferro sollicitavit humum.
Hic docuit teneram palis adjungere vi-
  tem,
  Hic viridem durâ cædere falce comam.
Illi jucundos primùm natura sapores
  Expressa incultis uva dedit pedibus [a].

Les Grecs l'attribuerent à Bacchus [b], & les Latins à Saturne [c] :

Quin etiam veterum effigies ex ordine
  avorum
Antiquâ ex cedro, Italusque, paterque
  Sabinus,

a *Tibul.* l. 1. eleg. | b *Athen.* l. 15. | c *Plutarch.* in parallel.

Vitisator, curvam servant sub imagine
falcem,
Saturnusque senex [a], &c.

Mais les livres saints, les seuls où se trouve la véritable origine des choses, nous apprennent celle du vin. Ce fut l'ouvrage de *Noé* [b], peu de temps aprés le deluge. Les Grecs avoient sur ceci une sorte de tradition, car ils disoient que leur *Bacchus* en avoit fait la découverte vers la mer rouge [c], d'où il l'avoit apporté en Grece. Quoi qu'il en soit, fût-ce superstition ou prudence, cette liqueur ne fut pas mise d'abord à l'usage des hommes. Peut-être que si l'exemple de *Noé*, qui s'en enivra par surprise, & celui des Grecs, qui s'y abandonnerent d'abord par débauche, effrayerent les premiers hommes, qui conclurent apparemment, qu'une liqueur si puissante, devoit être plûtôt le partage des dieux [d], que celui des mortels. Le vin fit donc d'abord, partie du culte qu'on leur rendit ; il entra en beaucoup des sacrifices des payens,

[a] *Virgil. Æneid. l. 7.* | [b] *Genes. c. 9.* | [c] *Athen. p. 676.* | [d] *Lactant.*

M iiij

Da mihi thura puer, pingues facientia flammas,
Quodque pio fusum stridat in igne merum [a].

& en particulier, en ceux qu'ils faisoient pour les morts [b]. Mais ce ne furent que d'impies imitations, de ce que pratiquoient les hébreux, pour adorer le vrai Dieu, auquel ils offroient du vin en holocauste [c] ; & aujourd'hui encore, le vin parmi les chrétiens, sert de matiere au plus auguste des sacremens.

Le respect pour cette liqueur, parut particulierement dans les traitez, que les anciens princes faisoient entre-eux ; car ils y répandoient le vin pour les affermir, & les rendre inviolables [d]. *Melchisedech* [e], roi de Jérusalem, en répandit en présence d'*Abraham*, pour remercier Dieu, de la victoire que ce patriarche venoit de remporter, & pour marque de leur alliance inviolable pour l'avenir. Les rois d'*Egypte* & de *Thrace* suivirent cet exemple, &

a *Ovid. Liv. Plin* l. 14. c. 13. | b *Alex. ab Alex.* gen. dier. l. 5. c. 26. | c *Exod.* c. 29. v. 40. *Num.* c. 15. v. 5. &c. | d *Suidas.* | e *Genes.* c. 14. v. 18. vid. *Menoch.* hîc.

répandoient le vin pour sceau de leur parole [a]. Les *Perses* & les *Germains* ne traitterent dans la suite d'aucune affaire de conséquence, sans y faire entrer le vin [b]. Il passa des sacrifices & des traitez d'alliance, sur les tables des princes, qui l'y répandoient en l'honneur de ceux qu'ils aimoient, & en faisoient servir à ceux qu'ils honoroient de leur amitié, d'où vint la coûtume de porter des santez [c] à table. L'usage du vin parut ensuite à portée du peuple, car l'empereur *Aurelien* [d] voulut lui en faire distribuer; mais on lui remontra qu'il n'étoit pas à propos, de mettre le peuple dans ce goût, de peur qu'on ne fût enfin obligé de lui donner des poulets, quand on l'auroit accoûtumé au vin.

Par une raison semblable, le vin fut interdit aux soldats romains [e], qui n'avoient la liberté, que de mettre un peu de vinaigre dans leur eau. Etant cependant éloignez de Rome, ils essayerent de s'en faire accorder, mais on leur répondit, que le *Nil* dont ils étoient voisins alors, devoit leur suf-

a *Alex. ab Alex.* gén. dier. l. 5. c. 3. | b *Tacit.* de German. c. 22. | c προπίνειν, *Suidas.* | d *Cuspinian.* e *Spartian.* c. 10.

fire [a]. *Platon* [b] rapporte la même rigueur des Carthaginois, qui défendoient aussi le vin à leurs troupes, sans leur laisser d'autre liberté, que celle d'user d'eau. Enfin, cette défense fut faite aux dames romaines, dès le temps de *Romulus*, qui ordonna par une loi, de punir une femme qui auroit bû du vin, comme on faisoit les adulteres : *Si vinum biberit domi, ut adulteram puniunto* [c]. *Mecennius* en fit un exemple dans la personne de sa femme, qu'il surprit en buvant dans sa cave, & *Romule* voulut que ce meurtre ne lui fût point imputé [d]. C'étoit pour épargner cette tentation aux femmes, que les Romains leur ôtoient les clefs de la cave ; car une femme qui y avoit bû, étoit condamnée à mourir de faim [e]. Il falloit qu'il restât encore quelque chose de cette loi en Italie vers le douziéme siecle, puisqu'un auteur [f] du quinziéme rapporte, qu'il a vû de son temps un contrat de mariage, fait 300. ans auparavant, par lequel on voit que l'époux futur, promettoit au pere de la fille qu'il épou-

a *Id.* c. 7. | b De legib. 1. 2. | c *Tiraquell.* tr. de leg. connub. | d *Plin.* 1. 14. c. 13. | e *Plin.* | f *Blendus*, lib. triumph. Rom.

foit, qu'il lui donneroit la liberté de boire un peu de vin, pendant l'efpace des huit premiers jours après chaque couche ; c'eft-à-dire, que la femme auroit une honnête liberté de boire du vin pendant huit jours, toutes les fois qu'elle donneroit un enfant à fon mari. Les peuples de *Marfeille*, & les *Milefiens* [a], défendirent auffi le vin à leurs femmes ; & les filles à Naples & en France, fe feroient autrefois deshonorées, fi elles en avoient bû [b]. C'eft pourquoi faint Chryfoftome, qui êtoit Grec, n'a pas craint de dire, qu'une femme adonnée au vin, & une femme impudique, fe reffemblent de fort près : *Omnis mulier qua vinolenta, eadem meretrix eft* [c].

Les Romains pouffoient encore la défenfe plus loin, car les domeftiques chéz eux, ni les enfans [d], ne devoient pas boire de vin. Platon entre dans un plus grand détail [e], car il l'interdit abfolument aux jeunes gens jufquà 18. ans, aufquels il n'en permet qu'un peu jufqu'à 38. & ils n'en doivent boire librement, felon lui, qu'à 40. fous les

---

a *Athen.* p. 429. | b *Scacchus*, de falubr. potu. p. 183. | c *D. Chryfoft.* in Matth c. 1.] d *Athen.* p. 429. | e L. 2. de legib.

yeux, & dans la compagnie des vieillards, pour profiter de leur exemple,
& de leurs difcours. Ce philofophe
renferme dans la même défenfe les
rois, les capitaines, les foldats, les
juges, les ferviteurs, les fervantes.
Arifote [a] y ajoûte les nourrices ; *Hippocrate* [b], *Galien* [c], & *Avicenne*, les perfonnes échauffées & bilieufes. D'anciens peuples enfin, & les Efpagnols,
qui font venus depuis, fe le font univerfellement interdit [d].

Deux raifons, cependant donnoient
droit de boire du vin, à ceux aufquels
les loix le défendoient le plus févére-
ment, favoir, la maladie & la réjouif-
fance d'une fête ; c'eft pourquoi les
femmes romaines avoient la permiffion d'en goûter, à certains jours de cérémonie, fuivant la remarque d'un
célebre commentateur [e] fur cet endroit de Virgile [f] :

Primaque libato fummo tenus attigit ore.

Et conformément à cette coûtume,
une claufe ftipulée dans le contrat dont
on vient de parler, obligeoit le mari

---

[a] De fomno & vigil. c. 4. | [b] Epid. 6. | [c] L. 1. d.
fan. tuenda, de bonit. & vit. fuccor. c. 11. de attent.
diæt. c. 12. | d *Athen.* l. 2. | e *Servius.* | f Æneid. l. 1.

futur à régaler en vin fa femme aux jours de fêtes.

Le vin devenoit encore permis, quand il tenoit lieu de remede, comme il étoit d'ufage en Afie, où par ordonnance du prince, on puniſſoit de mort ceux qui beuvoient du vin fans l'avis du médecin, qui devoit juger du befoin *a*. Cette clauſe, *de l'avis du médecin*, entroit encore dans le contrat de mariage dont on a parlé *b*; car il y étoit porté, que le mari accorderoit du vin à fa femme, tant que le médecin le trouveroit néceſſaire à fa ſanté.

Les *Mahométans* font encore punis de mort s'ils boivent du vin; & cette loi, qu'ils tiennent en apparence de leur *Mahomet*, qui fe l'étoit interdit, moins par principe de religion que de fanté, leur vient des *Sarrazins*, où anciens *Arabes*, leurs ancêtres, qui n'uſoient point de vin *c*. Et certainement le corps & l'ame, dit un fage médecin *d*, s'en trouveroient mieux, fi on n'accordoit le vin qu'en cas d'infirmité corporelle.

Galien *e* comprend les vieillards dans

a *Athen.* p. 429. | b P. 466. | c *Palmar* de vino fol 12. | d *Scacchus*, de ſalubr. pot. 187. | e 5. de ſanit. tuend. c. 5.

l'indulgence ; *Pline* & *Platon* renferment dans l'interdiction du vin , les gens de lettres [a].

Mais les conditions dont on accompagnoit la permission de boire du vin, font connoître, autant que l'interdiction même , ce qu'on doit penser de cette liqueur. Les Athéniens , au rapport d'Athénée [b], se trouverent bien plus obligez envers les dieux , de ce que le hazard leur avoit appris à mêler l'eau avec le vin, que de la découverte de cette liqueur, qu'ils croyoient devoir à Bacchus. C'est pourquoi après avoir loué celui-ci , en buvant le vin pur au milieu de leurs festins, sur le présent qu'il leur avoit fait , en leur découvrant une si douce liqueur, ils redoubloient leurs acclamations , & leurs réjouissances sur la fin du repas, qui êtoit le temps où l'on commençoit à mêler l'eau dans le vin, remerciant le grand Jupiter de leur avoir appris, à se conserver dans l'usage de cette liqueur, en y mêlant de l'eau [c] ; c'est qu'ils avoient été effrayez des desordres qui arrivoient, à ceux qui buvoient du vin pur. Les uns devenus comme

a *Palmer.* de vino. | b L. 2. 4. & 15. | c *Athen.*
1. 15.

des furies *, d'autres abbrutis, la plûpart hors d'eux-mêmes ; ces exemples
honteux & tragiques leur rendoient
l'ufage du vin formidable. Ils furent
perfuadez que le vin eft un feu dévorant, qu'il eft dangereux de mêler dans
les veines : *Videlicet ignem fuper ignem in
corpus animamque inducere non convenit* [b].
Un poete grec dans Athénée [c] en pen-
foit de même :

> *Eft eadem vini ac ignis vis : corpora
>   noftra*
> *Cùm fubiit, fluctus commovet, in Lybico*
> *Ut pelago Notus, aut Boreas : occulta
>   revelat*
> *Ex imo : mentes concutit, &c.*

Le vin n'a paru, ni moins dangereux, ni moins turbulent aux fiecles
poftérieurs ; tous ont crû qu'il étoit
autant capable de troubler l'œconomie
du corps, & d'altérer la fanté, que
d'allumer des paffions, & de déranger
l'efprit.

> *Denique cur hominem, cùm vini vis pe-
>   netravit*
> *Aeris, & in venas difceffit deditus
>   ardor,*

a *Ibid.* | b *Plat.* l. 2. de legib. | c *L.* 2.

Consequitur gravitas membrorum : præ-
pediùntur
Crura vacillanti : tardescit lingua, ma-
det mens,
Nant oculi : clamor, singultus, jurgia
gliscunt,
Etiam cætera de genere hoc, quæcunque
sequuntur,
Cur ea sunt ? nisi quòd vehemens violen-
tia vini
Conturbare animam consuevit corpore in
ipso [a].

Mais pourquoi, demande un ancien médecin [b], exagerer ce que le vin peut avoir de mauvais & de dangereux, tandis qu'on omet de lui faire l'honneur, d'un million d'avantages dont il est capable ?

On accorde au vin après *Socrate* [c], qu'il apporte la joye, & dissipe les chagrins; après *Aristote* [d], qu'il fortifie l'estomac, & procure le sommeil; après *Galien* [e], qu'il soûtient, & répare les forces; après *Avicenne* [f], qu'il donne de l'embonpoint; après *Plutarque*, qu'il inspire de la candeur. Accordons

a *Lucret* 1. 3. | b *Rufus Ephes.* apud *Oribas.* coll. l. v. c. vii. | c Apud *Athen.* l. 11. | d Problem. 30. Sect. | e De comp. med. sec. locos. c. 7. | f 2. prim. doctr. 3. c. 11.

encore à *Pline* [a], qu'il eſt le remede
univerſel, à tout ce qui arrive de mal
au corps , & de deſagréable à l'eſprit.
Paſſons à *Aſclepiade* [b], que les divinitez payennes n'eurent jamais tant de
puiſſance, que le bon vin. Avec tout
cela, le vin n'en ſera , ni plus eſtima-
ble pour la ſanté, ni moins dangereux.
En effet, ces avantages ne ſont vrays
au plus, que pour les vieillards, comme l'a reconnu *Platon* [c] lui-même, qui
ne le loue, comme un bon remede,
que pour les perſonnes âgées ; & *Galien* en a porté le même jugement.
D'ailleurs, il ne devient un bien pour
le reſte des hommes , qu'autant qu'il
eſt pris en petite quantité, & extréme-
ment trempé. Marques certaines de
ſes dangers & de ſes écueils.

——— *Vinum* ———
——————— *reȼtè utentibus*
ſummum bonum; intemperanter verò, ſum-
mum malum...
in quotidianis hominum convictibus
modicè bibentibus dilutum, &c. [d]

Ce n'eſt donc qu'en buvant peu de
vin , & en le buvant bien affoibli ,

<hr>

[a] L. 23. c. 1. | [c] Apud *Plin. ibid* | [c] L. 2. de le-
gib. l. 5. de ſanit. tuend. c. 5. | [d] Apud *Athen.* l. 2.

qu'il peut être utile ; car s'il n'est trempé qu'à moitié, l'auteur que nous venons de citer dit qu'il enivre encore, qu'il porte à la fureur, & qu'il sape les principes de la vie, si on le boit pur.

Par pari si bibitur, adigit ad insaniam;
Si merum, resolvit artus corporum [a].

D'où il faut conclure, que le vin ne devroit jamais faire une boisson ordinaire, mais qu'il ne faudroit s'en servir, que comme d'un remede pour guérir des maladies, ou d'un secours pour en prévenir quelques-unes.

Quapropter Bacchum omnibus in locis vocant
cant
Medicum, quibusdam verò edixit Pithia
Bacchum vocandum sanitatis præsidem [b].

Platon [c], en le défendant à tant de différentes personnes, au milieu de la plus parfaite santé, fait entendre qu'il doit moins être l'instrument du plaisir, ou la matiere d'une boisson ordinaire, qu'un secours dans les infirmitez, ou un remede en certaines maladies. Le vin, en effet, dit à ce sujet un habile médecin [d], est le tiran de l'ame, & le bourreau de la santé ; c'est pourquoi les sages parmi les anciens, ont crû qu'il y avoit une sorte de cruauté & de barbarie à boire du vin pur, parce que cela n'êtoit supportable qu'à des *Scythes* [a], & à des débauchez.

De là vint le soin que les anciens apportérent à modérer l'ardeur du vin, & à le rendre aqueux, parce que l'eau, selon eux, en êtoit le correctif : *Vinum quod noxium habet, aufert aqua* [b]. Dans cette vûe, quelques-uns préparoient un vin trempé dans la cuve, *vinum ablutum* [c], en mêlant un quart d'eau avec le suc des raisins. Mais la coûtume la plus suivie, êtoit de mêler l'eau avec le vin ; quelquefois trois parts d'eau, sur deux de vin [d] ; quelquefois trois d'eau, dans une de vin [e] ; d'autres fois une de vin, dans deux d'eau [f]. *Athénée* [g] rapporte, qu'on alloit jusqu'à mêler cinq parties d'eau, sur une de vin. La force du vin devoit donc régler la quantité d'eau, qu'il falloit y mêler pour le rendre sûr. Mais la régle la plus certaine, selon *Galien* [h], est que le goût du vin ne doit point prévaloir sur l'eau : car, selon ce sa-

a *Nonn.* p. 464. | b *Plutarch.* | c *Avicenn.* | d *Hemiolum.* | e *Diatessaron.* | f *Diapason. Plutarch.* sympos. | g *Lib.* 10. | h *De victûs rat. in morb. acut. com.* 3. sup. text. 40.

vant médecin, l'eau ne doit perdre par le mêlange du vin, que ce qu'elle pourroit avoir de trop crud ; mais elle ne doit jamais prendre la qualité du vin : *Vinum*, dit-il, *permiscemus omnino minimum, veluti excitationem quandam, quæ ad distributionem aquam trahat, quo duntaxat aquæ tollimus sinceritatem, non autem aquam vinum faciamus* [a]. Ce qui finit ce passage de *Galien*, n'est pas moins précis, contre ceux qui veulent que le vin domine sur l'eau ; car il le défend, en disant, que le vin ne doit presque point se faire sentir, *ita ut pauca sit vini repræsentatio.* Cette explication de *Galien*, est à propos d'une raillerie qu'un médecin voulut faire, sur ce qu'il ne permettoit que quelques gouttes de vin sur beaucoup d'eau, à un de ses malades ; surquoi ce railleur disoit, que c'êtoit montrer le vin, & ne le point accorder : *Quidam seni ægrotanti minimum aquæ instillantem me contemplatus risit, ægrumque vinum non bibere, sed videre dixit* [b], *&c.* C'est *Galien* qui parle.

L'antiquité a porté sa précaution contre le vin, jusqu'à définir la quantité de vin trempé, qu'un hon-

a *Ibid.* | b *Ibid.*

nête homme peut se permettre. Elle n'en accorde que trois coups dans un repas, pour les gens réglez :

Tria ergo pocula tantùm misceo.
Illis qui sapiunt, unum bonæ valetudi-
nis,
Quod omnium primum bibunt ; deinde al-
terum
Amoris & voluptatis, soporis tertium.
Hæc epoto ii, quos sapientes dicimus,
Sese domum recipiunt : post si quartum
additur,
Non est id amplius nostrum, sed proter-
viæ [a].

Il falloit encore, que ces trois ou quatre coups fussent mesurez ; & ils ne devoient pas ressembler à ces énormes tasses, qu'on appelloit, en plaisantant, des *puits d'argent*, ou des *mers* [b] *de vin*, qu'on présentoit autrefois aux grands hommes, pour marque d'honneur : *Græci non modò loci dignitate viros famâ præcellentes in mensa, sed poculis majoribus honestabant* [c].

Ces mésures donc devoient être médiocres. Les anciens en avoient de trois sortes, qui étoient des tasses de différentes grandeurs. Les petites conte-

<hr>

a *Bacchus*, apud *Athen.* l. 2. | b *Ibid.* | c *Athen.*

noient deux *cyathes* [a], qui faisoient la sixiême partie du setier, & contenoient un peu plus de trois onces de liqueur. Les plus amples en contenoient onze [b], & les moyennes étoient de cinq [c], qui faisoient le quart du setier, lequel étoit de vingt onces [d]. Les plus amples, étoient pour les débauchez ; les petites, & les moyennes, pour les gens sobres [e], qui bûvoient dans un repas, en quatre ou six coups, la valeur au plus de vingt onces de liqueur, c'est-à-dire, quelque chose moins que la chopine de Paris. La mesure de trois onces, étoit celle d'*Auguste* [f] ; & on en faisoit un mérite à ceux qui s'en servoient, parce qu'elle étoit celle des gens sobres & réglez, au lieu que celle de onze onces n'étoit pas exemte de reproche, parce qu'elle étoit une marque d'intempérance :

> *Sextantem poto, tu potas Cinna deuncem,*
> *Et quereris, quòd non Cinna bibamus*
> *idem* [g].

Que si *Auguste*, comme on peut raisonnablement le présumer, bûvoit de

a *Sextans.* | b *Deunx.* | c *Triens.* Vid. *Mercurial.* var. lect. l. 1. c. 22. | d Vid. *Differt.* sur l'hemine, p. 9. | e *Mercurial.* ibid. | f *Sueton.* de Aug. | g *Martial.* l. 12. epigr. 28.

ces excellens vins vieux, qu'on mêloit, au rapport de *Pline*, de vingt parties d'eau sur une de vin, ou du moins de ceux qu'on bûvoit mêlez de deux parts d'eau sur cinq de vin, comme nous l'apprend *Athénée* ; il se trouvera que les gens sobres, comme *Auguste*, ne bûvoient peut-être pas un poisson de vin dans un repas.

Peut-être même, que dans les festins, les tasses d'onze onces n'alloient pas si haut, qu'on se l'imaginoit. Car on sait, que les conviez se choisissoient un guide, un roy, un maître *a* de table, & un président de festin, tel qu'*Assuérus* en établit à chaque table du festin qu'il fit à ses peuples : *Præponens mensis singulis de principibus suis, ut sumeret unusquisque quod vellet* [b] : & ce roy de table modéroit les coups, & ne permettoit de vuider entiérement les tasses, que lorsqu'il falloit faire honneur, par exemple, à quelque santé sacrée ; car les yvrognes du paganisme ne croyoient pas leurs divinitez insensibles aux santez, qu'on se portoit en leur honneur [c]. Mais si

---

a Symposiarcham, regem, magistrum convivii. Vid. *Plut.* sympos. *Cat.* de senect. *Cic.* in Verrem. Modimperatorem.. *Varro.* | b *Esther*, c. 1. v. 8. | c Vid. *Rosf.* antiq. Rom. l. 5. c. 30.

l'on ajoûte encore, que le vin dans ces festins-là mêmes ne se bûvoit pas toûjours pur, puisqu'on le mêloit d'eau sur la fin du repas, comme on l'a fait remarquer ; il sera encore vrai, que les grands bûveurs de l'antiquité, bûvoient peut-être beaucoup moins, qu'on ne fait aujourd'hui. Il faut pourtant en excepter les débauchez, semblables à ces habitans de *Thrace*, notez d'infamie dans l'antiquité, qui noyerent leur roi *Lycurgue*, parce qu'il défendoit de boire le vin pur ; ou parce qu'il fit arracher les vignes dans tous ses états, pour arrêter les débauches énormes de ses sujets [a].

Tant d'attentions de la part des payens dans l'usage du vin, tant de précautions & de préceptes pour l'accommoder aux besoins du corps, sans qu'il intéressât ni la vertu, ni la sagesse ; tant de mesures enfin, forment-elles un préjugé favorable pour le vin, aux jours de jeûne des chrêtiens ? Ne seroit-il pas plus éxact de penser du vin, par rapport au jeûne, ce qu'un des plus sages du paganisme en pensoit, par rapport aux maladies ? Qu'étant,

[a] Plutarch. de Poet. utilit. Lactant. apud Scacch. de salubr. potu, p. 210.

pour

pour les pénitens, comme pour les malades, une boisson rarement utile, & souvent dangereuse, les chrêtiens feroient une sage pénitence de se le défendre en temps de jeûne. Le vin, dit *Ciceron*, n'a que des avantages trompeurs ; il est rare qu'il fasse du bien, & il fait presque toûjours du mal. Il est donc plus raisonnable de n'en point boire du tout, pour éviter un mal certain, que d'en prendre quelquefois, pour se procurer un bien, qui n'arrive presque jamais : *Vinum prodest rarò, nocet sæpissimè : melius est non adhibere omnino, quàm spe dubia salutis in apertam perniciem incurrere* ª.

a *Cicero*, de natur. deorum, l. 3. p. 437.

CHAPITRE VII.

De la nature de la bierre, *&* du *cidre.*

L'AMOUR du vin a fait estimer tout ce qui lui ressemble, & les hommes séduits par l'attrait de cette liqueur, auroient crû la vie malheureuse, s'il avoit fallu la passer sans boire quelque chose de vineux : *Tanta vini dulcedo, ut magna pars non aliud vitæ præmium intelligat* [a]. C'est pourquoi, il n'est fruit, graine, ou légume, dont ils n'ayent essayé de titer du vin, ou dequoi s'enivrer : *Adeo ut nihil (homo) intentatum reliquerit, ut ebrietatem incurrat* [b].

LA BIERRE.

Mais de tous ces vins *factices*, que l'intempérance & la volupté ont inventez, il n'en est point de plus ancien, ni de plus répandu dans le monde, que la *Bierre* [c], puisqu'elle a pris la place du vin, presque par tout où il n'y a point de vignes. La passion pour cette boisson a même été en certains pays, jusqu'à y exposer les habitans à mourir de faim, tant ils avoient envie d'en boire ; car mettant tous leurs grains en bierre, ils avoient à peine dequoi se faire du pain, & s'exposoient par là aux malheurs affreux de la famine [d]. Il y eut donc des réglemens pour en modérer l'usage [e], comme *Domitien* en fit autrefois pour faire couper les vignes, dont l'abondance faisoit qu'il restoit trop peu de terre pour semer du bled [f].

a *Plin.* l. 14. p. 157. | b *Schookius*, de cervis. p. 198.
c *Baccius*, de vinis, p. 352. | d *Id.* p. 23. | e *Id.* ibid.
f *Sueton.* in Domit. c. 7.

Les *Egyptiens* paſſent pour les inventeurs de la *bierre* : par où on pourroit ſoupçonner, qu'elle ſeroit à peu près d'auſſi ancienne date que le vin. Elle paſſa aux *Ethiopiens*, aux *Grecs*, aux *Eſpagnols*, & enfin aux *François* [a]. C'eſt le *zithum* des Egyptiens, le *vin d'orge* [b] des Grecs, le *cerviſia* des Latins, le *cedrea* des Eſpagnols, le *bera* des Flamans [c], & peut-être le *ſicera* des Hébreux [d].

Il eſt pourtant certain, qu'il y avoit une grande différence entre la bierre des Egyptiens, & celle des ſiécles poſtérieurs, telle qu'on la boit en Allemagne, en Angleterre, & en France [e]. L'ancienne bierre ne ſe préparoit qu'avec l'orge, qu'on laiſſoit macérer, ſe pourrir, & ſe fermenter dans l'eau, ſans l'aide du feu, & ſans houblon [f]. C'étoit par conſéquent une boiſſon manifeſtement mal-ſaine, indigeſte, & capable de tous les maux, qu'attribuoient à cet aliment liquide [g] d'anciens médecins [h], parce qu'ils trouvoient dant la bierre, à boire & à manger tout-à-la-fois. Depuis ces temps,

a *Baccius*, p. 17. *Plin*. l. 32. | b *Ariſt*. probl. Athen. l. 1. c. 30. | c *Dodon*. | d *Bacc*. de vin. p. 353. | e *Nonn*. p. 485. | f *Schook*. p. 188. | g Carnalis cibus. | h *Cœlius Aurelian*.

on y a fait entrer des grains capables de l'atténuer, & de la rendre moins pesante, comme le bled & l'avoine [a]. D'autres ont crû, que les lupins & la racine de *siseris*, la rendoient aussi meilleure, ou plus saine :

Sectaque [b] præbetur madido sociata lupino,
Ut pelusiaci provitet pocula zithi [c].

Mais la bierre a passé pour une boisson grossiére & barbare, tant que l'orge & le bled seuls l'ont composée : *Potu qui ex frumento & hordeo fit, utuntur barbari [d]*. Les *Moscovites* y ont ajoûté l'avoine [e], & d'autres des pommes, des poires, & de semblables fruits [f], pour la rendre meilleure. Mais rien ne l'a si heureusement perfectionnée, que la fleur de houblon ; car par ce mêlange la bierre devient amére, apéritive, amie de l'estomac, & de tous les viscéres [g]. Ce seroit donc de l'ancienne bierre, qu'il faudroit entendre tout le mal que les auteurs disent de la bierre, comme d'une boisson indigeste, lourde, propre à embarrasser le sang, à l'épaissir, & à tout boûcher. Un poé-

a *Nonn.* p. 487. *Schook.* p. 194. 198. | b Radix siseris. | c *Columel.* georg. 1. 10. | d *Geopon. Bass.* l. 8. c. 34. | e *Schook.* p. 198. | f *Baccius*, de vin. p. 354. | g *Nonn.* p. 487. *Schook.* p. 190.

te [a] d'Angleterre, où on la travaille si
bien, n'en parle pas mieux :

Nescio quòd stygiæ monstrum conforme
    paludi,
Cervisiam plerique vocant, nil spissius illâ
Dum bibitur, nil clarius est dum mingitur :
    unde
Constat, quod multas faces in ventre relin-
    quat.

Mais ce poëte étoit normand : peut-
être auroit-il mieux parlé du cidre. En
effet, si *Galien* [b], *Dioscoride* [c], & les
Italiens, se sont déclarez contre la bierre, *Simeon Sethi*, & d'excellens auteurs
plus modernes, instruits par conséquent
des correctifs qu'on a employez, pour
en faire une boisson agréable & utile ;
ces auteurs [d], dis-je, l'ont disculpée,
& l'ont mise au rang des boissons,
dont la santé a peu de chose à craindre.
(Ce n'est point que la bierre ne puisse
causer des maux ; car on l'accuse de
faire des coliques [e], des vents, des
fluxions [f], & des maux de téte [g] ; de
donner enfin, la galle & la lépre [h].)
Mais on prétend, que ces désordres

a *Henricus Abrincensis.* | b Lib. 6. de Medic. simpl. fa-
cult. | c Lib. 11. c. 89. | d *Manardus, Villanovanus, Car-*
danus. | e *Fien.* de flatib. | f *Schook.* p. 191. | g *Galen.*
de Medic. simpl. facult. | h *Dioscorid.* l. 11. c. 89.

viennent, ou de mauvaises bierres, ou de l'excès qu'on en fait. Car enfin, la santé, la longue vie [a], l'embonpoint [b] de ceux qui boivent ordinairement de la bierre, la bonne nourriture [c] qu'elle fournit, le lait qu'elle augmente dans les nourrices [d], le peu de goutte & de gravelle qui s'observe [e] dans les pays, où on en fait la boisson ordinaire ; tant d'avantages réels, & non contestez, méritent qu'on lui fasse grace sur des inconvéniens, que la négligence ou la débauche occasionne. On ne craint point de lui reprocher, qu'elle enivre [f] plus dangereusement que le vin : mais aussi ne faut-il pas s'en enivrer. L'accusation, dont on la charge, de donner des ardeurs d'urine, d'échauffer les reins [g], de grossir la pierre en ceux qui l'ont ; cette accusation est certainement plus grave, & mieux fondée : car c'est un fait [h] connu, que les habitans de *Brunsvic* sont fort sujets à tous ces maux ; de sorte qu'il n'est nulle autre part, tant de maux de vessie, ni tant de gravelle : mais la force, la san-

a *Mund* p. 342. | b *Ibid Sebis* p. 1148. | c *Nonn.* p. 188. | d *Schook* p. 197. | e *Id.* p. 191. *Sebis.* p. 1145. | f *Schook* p. 182. | g *Id* p. 191. *Palmar.* de pomac. p. 75. | h *Placotom.* de cervis. *Schook.* p. 385. *Palmar.* p. 74.

té, le courage des Allemans & des gens du nord, où on ne boit que de la bierre, tout cela doit la disculper merveilleusement, dans l'esprit de ceux qui seront équitables, & sans passion ; qui en reconnoîtront ses défauts, sans lui contester ses bonnes qualitez. Peut-être même, (c'est la réfléxion d'un sage & savant auteur [a]) la vie en seroit-elle plus longue, si la bierre prenoit la place du vin ; car la liberté d'user du vin pour boisson ordinaire, est devenue la cause de tant d'infirmitez [b], qui accablent les hommes.

Le *Cidre* a beaucoup moins d'antiquité, que la bierre. Un auteur [c], qui a étudié à fond l'origine & la nature de cette boisson, prétend en faire remonter l'invention jusqu'aux *Cantabres*, qui en avoient aussi l'usage. C'est en tirer l'origine de bien loin. Mais quelle apparence, qu'un peuple si grossier, & si mal-adroit, se soit avisé de travailler du cidre,

Cantabrum indoctum juga ferre nostra [d].

lui qui vivoit d'eau de son, grossiére-

LE
CIDRE.

---

a *Turneb.* de vino, p. 26. | b *Ibid. Palmar.* de pomac. *Schook.* de salubr. potu, in præfat. | c *Palmar.* de pomac. *Vid* etiam *Mappum.* de chocolata, p. 36. *Caldir.* de heredia tribun. Medic. magic. p. 466. | d *Horat.* l. 2. carm. od. 6. V. 2.

ment préparée, ou d'une sorte de *pain de chien*, qui a retenu dans l'antiquité le nom de *Cantabre* [a] ? Le terme latin *pomacium*, paroît même nouveau ; & quoique *Pline* parle de boissons qu'on tiroit des pommes & des poires, *è piris malorumque omnium generibus* [b], le mot de *pomacium* ne s'y trouve pas. Un ancien auteur [c] du septième siécle, paroît la désigner en parlant du *sicera* des Hébreux, qu'il interpréte d'une sorte de suc de pommes ; mais il ne lui donne pas le nom de *pomacium.* Un savant médecin d'Italie [d] parle d'un *vin de cérises*, qu'on prépare en certains pays ; mais il ne dit pas un mot du vin de pommes, quoiqu'il parle de la boisson ordinaire des normans : il dit au contraire, qu'ils usent de bierre, & qu'ils ne boivent de vins, que ceux qu'on leur apporte d'ailleurs [e]. Ceci n'est pas sans fondement ; car il n'y a pas deux cens ans, qu'on ne beuvoit que de la bierre à Rouen [f] ; & on trouve dans les anciens monastéres & châteaux du voisinage, d'anciens vestiges de brasseries [g] : marques certaines que

[a] Cantabrum quasi canabrum, puls canina. Vid. *Fabr.* Thesaur. | b *Plin.* l. 14. p. 147. | c *Isidor.* orig. | d *Baccius*, de vin. p. 353. | e *Id.* p. 359. | f *Palmar.* de pomac. p. 38. | g *Id.* ibid.

la bierre faifoit anciennement, la boiffon ordinaire de ce pays.

L'origine des normans confirme cette conjecture ; car ce font des peuples
qui viennent originairement du nord,
où on a bû de la bierre de tout temps [a] :
*Eft & occidentis populis fua ebrietas fruge
madida* [b] ; car c'eft de la bierre , qu'on
doit entendre [c] ce paffage. On fait encore l'eftime que la médecine a fait de
tout temps des pommes, & de leur fuc,
pour guérir des maux opiniâtres , fur
tout les affections mélancoliques [d] : on
ne trouve cependant nulle part, qu'il
foit fait mention de cidre ; & peut-être
feroit-ce de ces fucs de pommes préparez par la pharmacie , qu'on devroit
entendre le mot de *ficera* dans *Ifido-
re* [e], fi ce mot fe prenoit quelque part
pour un fuc de pommes, & s'il ne s'in-
terprétoit pas en général d'une boiffon
enivrante [f].

Mais à l'antiquité près, cette boiffon s'eft fait une affez belle réputation ;
car les inconvéniens , dont on la foupçonne , font beaucoup au-deffous des
avantages qu'on en promet [g]. On ne

a *Schook.* paffim. | b *Plin.* l. 14. p. 160. | c *Vid.* eru-
ditiff. *Hard.* hîc. | d *almar.* de pomac. p. 43. | e *Origin.*
l. 20. | f *Suicer.* Thefaur. Ecclefiaft. in hac voce. | g *Pal-
mar.* de pomac.

croit pas trop dire à son avantage, en avançant qu'elle est fort amie du sang, dont elle imite la nature [a], parce qu'elle est douce, tempérée, & humectante [b]. On ajoûte, qu'elle le nourrit, & le multiplie abondamment ; têmoin les ouvriers, ausquels elle suffit avec un peu de pain ; têmoin encore les nourrices [c], dont le lait devient abondant, & d'excellente qualité, par son moyen. C'est pourquoi, un savant médecin [d] conseille de faire boire du cidre aux nourrices des princes. Le *cidre* fait encore plus, il est aliment & reméde tout-à-la fois ; car il engraisse, répare & purifie le sang en même temps. Ce même auteur l'a éprouvé sur lui-même, & sur d'autres malades, en des cas presque desespérez. Il accommode sur tout, suivant lui, les personnes maigres, menacées de consomption, ou prêtes d'y tomber [e]. On le tient enfin préférable au vin, qui échauffe en desséchant ; au lieu que le cidre ranime le sang en humectant les viscéres. En lui donc se trouve dequoi entretenir la fluidité des liqueurs, & la souplesse des parties solides [f], deux conditions essentielles à

a *Palmar.* p. 39. | b *Ibid.* p. 42. | c *Ibid.* p. 44. | d *Ibid.* | e *Pag.* 40. | f *Id.* p. 68. 39.

une boiſſon ſalutaire. Ainſi le foye n'a
rien à craindre du cidre [a], tandis que
le vin le deſſéche [b]. Les nerfs en ſouf-
frent auſſi peu, & l'eſtomac [c] nerveux,
comme il eſt, s'en accommode : c'eſt
pourquoi la goutte ſuit d'auſſi loin le
cidre, qu'elle ſuit de près l'uſage du vin.
On a même remarqué, que le cidre
pur réuſſit autant & plus ſûrement en
boiſſon, que le vin bien trempé [d]. Une
marque enfin de la préférence que mé-
riteroit cette boiſſon, c'eſt qu'il n'en
eſt pas de compoſées, auſquelles on
s'accoûtume ſi facilement [e]. Les maux,
s'il en vient, n'arrivent que quand le
cidre eſt mal-fait, mêlé d'eau en le pré-
parant, on compoſé avec de mauvaiſes
pommes pourries, ou aigres : encore
celles-ci ne rendent-elles pas le cidre
abſolument mal-faiſant [f] ; car pourvû
qu'elles ne dominent pas, elles le rendent rafraîchiſſant, & en font par ce
moyen une boiſſon d'été [g], utile aux
bilieux. Mais ce qui releve plus que
tout ceci l'excellence du *cidre*, quand
il eſt pris dans ſa boite [h], c'eſt qu'il
convient à tout âge, & à tout ſexe.

a *Ibid.* p. 66. | b *Konig.* Regn. veget. p. 66. | c *Ibid.*
p. 41. *Mund.* p. 332. | d *Palmar* paſſim. & p. 41. | e *Ibid.*
p. 62. | f *Ibid.* p. 62. 63. | g *Gontier*, p. 59. | h Pag. 52.

Les enfans [a] & les femmes s'en accommodent, parce qu'il ne nuit ni à la
croissance des uns, ni à l'embonpoint
des autres. Les adultes, & les vieillards, n'en ont rien à craindre, parce
qu'il prévient le desséchement en ceux-
là, & qu'il le retarde en ceux-ci ; têmoin ces huit vieillards, dont parle le
chancelier *Bacon* [b], qui se trouvoient
tous gais & vigoureux, chacun à l'âge
de cent ans ou environ, pour s'être ré-
galez de cidre toute leur vie.

LE POIRÉ [?]. Le *Poiré*, est une autre sorte de *vin
fruitier* [c] : l'on en tiroit encore un des
dates du temps de *Pline*, qui fait mention de l'un & de l'autre [d] : mais de
ces deux, il ne nous reste que le *poiré*,
qui est bien moins estimable que le cidre [e], parce qu'il trouble la digestion,
& qu'il cause des vents [f] : c'est pourquoi on le condamne à ne paroître, que
sur les tables des gens de travail ; & on
le défend aux personnes délicates [g], à
cause qu'il les resserre [h] trop, & qu'il produit en eux des obstructions. Tout ceci
est fondé, sur ce qu'on le croit plus pé-
sant & plus froid [i], que le cidre. Mais

a Pag. 54. | b Verulam. Fr. *Baco*, hist. vit. & mort.
c Vinum fructuarium. *Konign*. regn. veget. p.
d Lib. 14. c. 16. | e *Mund.* p. 333. | f *Mund.* ibid.
g *Palmar.* p. 73. | h *Mund.* p. 333. | i *Palmar.* p. 70.

puifqu'on le trouve ª femblable en qualité au vin blanc, tous les mauvais effets, dont on le charge, ne viendroient-
ils pas de ce qu'il feroit plus vineux
que le cidre ? Car on fait qu'il enivre ᵇ
comme le vin, par la raifon que les
poires font plus fucrées & plus vineufes, que les pommes. Ce fera par ces
raifons, qu'il fera plus mal-faifant que
le cidre ; car on fait que le vin blanc
eft plus dangereux à la fanté, que le
rouge : on l'appelle même *vin mâle*,
parce qu'il a quelque chofe de plus puif-
fant, que le rouge ; il fond, par éxemple, davantage les humeurs, & charie
plus fur la veffie. Ce feroit donc la co-
pie d'un affez mauvais original, qu'une
liqueur vineufe qui reffembleroit au vin
blanc : auffi convient-on que le *poiré*
eft moins fûr pour la fanté, parce qu'il
remplit les veines de fucs *fermentatifs* &
turbulens, qui occafionnent des coliques, des cours de ventre ᶜ, &c.

ª *Id.* ibid. | b *Gontier*, p. 100. | c *Id.* ibid.

CAHPITRE VIII.

De la bierre, & du cidre, par rapport au jeûne.

CE sont des liqueurs qui enivrent facilement, & dès là elles sont à craindre dans les jours de jeûne ; car c'est ce que les péres craignoient principalement de la boisson : *Ab ebrietate* [a] *metuo*, disoit saint *Basile* ; & par cette raison, ils craignoient les pommes, & les fruits vineux, comme sont les poires, *à pomis cæterisque sorbitiunculis judicant temperandum* [b]. C'est donc se tromper de croire, qu'en renonçant au vin en jeûnant, on puisse s'accorder librement l'usage des boissons vineuses, qu'on tire des fruits : *Sunt etiam qui vinum ita non bibunt, ut aliorum expressionem pomorum, aliosque liquores exquirant* [c]. C'est une opinion insensée, dit un pére de l'Eglise, de croire qu'on puisse dédommager la sensualité, en lui accordant des liqueurs vineuses, & toutes préparées pour faire plaisir, tandis

a *S. Basile*, orat. 2. | b *Jul. Pom.* de vit. contin.
| c *S. August.* serm. de temp.

qu'on lui refuse le vin : *Multi vinum ingeniosè imitantur, suamque cupiditatem factitiis quibusdam potionibus consolantur.... quod fatuum valde arbitror* [a]. Parce qu'enfin, le jeûne n'interdit pas seulement le vin, mais tout ce qui enivre, ou qui charme : *In vini enim usu, non à vino tantùm, sed ab omnibus quæ accipientes inebriant, vel ab aliis quæ non etsi ebrietatem, suavitatem certè percepta conciliant, abstinebit* [b], *&c...*

Ces raisons ne sont pas sans fondement : car outre que les payens attribuoient à *Bacchus*, (ce dieu sensuel, cette divinité débauchée) l'origine de la bierre [c], ils convenoient eux-mêmes de tous les mauvais & honteux effets, qui suivent l'usage des liqueurs qui enivrent : *Hinc furiales somni, & inquies nocturna, præmiumque summum ebrietatis libido portentosa, jucundum nefas* [d]. On ne manquera pas de dire, que ces inconvéniens ne regardent que l'abus de ces boissons : mais c'en est un, que la licence de les boire pures ; car en cela se trouve l'art malheureux de s'enivrer, de ce qu'on ne croit que de l'eau :

---

[a] *S. Greg. de Nyss.* serm. in princip. jejun. | [b] *Jul. Pom.* | [c] *Eusebe*, de præp. evang. l. 2. c. 2. | [d] *Plin.* l. 14. p. 159.

Non ceſſat ebrietas, meros quippe hauriunt tales ſuccos : nec diluendo, ut vina mitigant. Heu mira vitiorum ſolertia ! Inventum eſt quemadmodum aqua inebriaret [a]. La bierre ſur tout, dont on ſe défieroit peut-être le moins, eſt autant & plus dangereuſe que le vin. Voici comme en parle un évêque d'Angleterre [b] : *Cum Cerere & Baccho lis eſt, ſed in cerviſia quæ apud nos vincit, regnat, imperat, prævalet Ceres, &c.* Et un autre auteur non moins connoiſſeur, puiſqu'il étoit d'un pays où on boit communément de la bierre, dit [c] expreſſément, que la forte bierre, *cerviſia potentior*, enivre autant que le vin, & ſoûleve davantage les paſſions. Une raiſon tirée de la phyſique, doit le faire comprendre. La bierre, du conſentement de tous les médecins, pouſſe beaucoup par les urines ; & par cela ſeul, elle doit ſe faire craindre aux perſonnes chaſtes. Mais l'obſervation d'un médecin célébre [d] doit en convaincre, par les ſuites honteuſes [e] qu'elle attire à ceux qui s'en ſervent ; & c'eſt ce qu'on doit naturellement attendre de

---

a *Plin.* l. 14. c. ult. | b *Joan. Salisburierſis*, epiſt. 266. | c Vid. *la Diſſert. ſur l'hemine*, p. 251. | d *Palmar.* de vino. p. 75. | e Gonorrhææ genus affert.

ces flatuositez [a], que la bierre produit ordinairement.

Que penser d'ailleurs pour un temps de jeûne, d'une boisson comme la bierre, qui nourrit si étrangement [b], & qui produit un embonpoint prodigieux ; puisque les hommes du monde les plus puissans [c], tels que sont les habitans du nord, sont des beuveurs de bierre ? C'est que cette boisson ne soulage pas seulement la soif, mais elle satisfait encore la faim [d].

Il est vrai qu'on ne trouvera pas tous ces fâcheux inconvéniens dans le cidre ; mais c'est une boisson flatteuse, faite pour la volupté. Sa vertu d'égayer les esprits, de chasser la mélancolie, d'engraisser le corps, de le remplir autant que feroit la chair de bœuf ; ses rapports enfin, & sa convenance avec le vin, tout cela fait-il une boisson de pénitence ?

Le poiré y est aussi peu conforme ; car étant plus vineux, enivrant davantage, & étant plus flatueux que le cidre, il rassemblera en lui ce que les péres font le plus craindre de tout ce qui ressemble au vin.

a Schook. p. 185. | b Mund. p. 342. Sebis. p. 1147, | c Ibid. p. 1148. | d Nonn. p. 488.

Ajoûtons, que les boissons vineuses
font nuisibles & contraires, ou mal as-
forties, par rapport aux effets qu'on
s'en promet : C'est, dit-on, pour faciliter les *digestions*, & les *fecrétions*, dans
nos corps. Mais tout ce qui tient du
vin y est peu propre, & le vin n'y est
favorable, qu'autant qu'il est foible,
ou bien trempé [a]. C'est par cette raifon, que le vin pur, ou trop fort, gâte
la digestion, & que les médecins anciens & modernes, donnent la préférence pour la santé aux vins qui font
légers, & peu nourriffans [b].

Comment en effet les liqueurs vineufes aideroient elles à la digestion, puifqu'aucun *diffolvant* naturel, pour parler
vulgairement, ne devroit être vineux ?
C'étoit, difoit-on, un *efprit urineux*,
que le levain qui féparoit dans le cerveau l'*efprit animal*. Un *acide* devoit é-
paiffir dans la rate le fang, que l'*alkali*
de la bile auroit trop développé dans le
foye. Un autre *acide* (car on en avoit
à commandement) devoit modérer l'action de la bile, pour affaifonner le chyle dans les inteftins. Un *précipitant* devoit féparer l'urine dans les reins. Le
levain enfin de l'eftomac, deftiné, com-

<hr>

a *Palmar.* de pomac. p. 41. | b Oligophora.

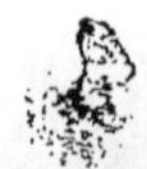

me il êtoit, pour agir fur tant de différens matériaux, êtoit un amphibie,
un levain neutre, tenant de tout, horſ-
mis du vin ; car perſonne ne l'en a ſoup-
çonné. Eh ! en quoi en effet lui auroit-
il reſſemblé, puiſque le ſang d'où ſeroient ſortis ces *diſſolvans* ou *levains*,
s'il en êtoit dans nos corps, ne reſſem-
ble à rien moins, qu'à du vin ? Car
c'eſt de l'*analogiſme*, qu'on a eſſayé d'é-
tablir entre celui-ci & le ſang, que ſont
venues tant de fauſſes & dangereuſes
idées, tant de ſyſtêmes ruineux en médecine. En effet, l'on s'eſt vû trompé,
tant qu'on a prétendu faire paſſer le
ſang pour une liqueur imparfaite, laquelle ſemblable au *mût*, auroit eu beſoin de ſe dépurer par le temps, & la
fermentation. Toutes ces idées empruntées des liqueurs fermentatives, telle
qu'eſt encore la bierre, n'ont ſervi qu'à
embarraſſer la phyſique de *levains* & de
fermens, auſſi peu réels, qu'inutiles. On
a donc été contraint de reconnoître,
que le ſang êtoit une liqueur qui ſe
perfectionne [a] ſans *levain*, & qui ſe dé-
pure ſans *efferveſcence* ; qui eſt ſimple,
douce [b], laiteuſe, & incompatible avec

a *Cockburn*. œcon. p. 31. | b *Louver*. biblioth. ana-
tom. tom. 2. p. 91.

les sels, dont on le croyoit composé. *L'alkali* qu'on y trouve, n'y vient que par l'action du feu, qui en est l'auteur, & le pére ; & l'*acide* qu'on y a cherché avec tant de soin, ne s'y trouve a jamais. Ce fut une prétention creuse & systématique, qui a passé pour ridicule dans le monde littéraire, & que les meilleurs observateurs ont confondue b. Le sang est une liqueur non salée naturellement, qui s'exhale & s'évapore, sans laisser que tres-peu de *terrestreitez*, ou de *tête morte* ; le peu qui en reste c par l'*analyse* chymique, est une créature du feu. La *transpiration* journaliere qui se fait du sang, en est une preuve incontestable ; car cette sorte d'*analyse* & de *distillation*, où le feu n'a point de part, le fait évaporer, sans qu'il en reste rien.

On s'est mieux trouvé de comparer le sang au lait, & de le comprendre sous l'idée d'une liqueur douce, chyleuse ; en quoi on s'est confirmé, parce que tout ce qui est doux & laiteux nourrit davantage, & plus utilement ; que le chyle lui-même est un lait, puisque le lait des nourrices n'est qu'un chyle,

a *Cockburn.* p. 37. | b *Pitcarn.* Dissert. p. ult. | c *Boyl.* hist. sangu. p. 19.

& que la lymphe fine & fpiritueufe qui
remplit les nerfs, eft douce, exemte de
tout fel, telle enfin, que le feu ne peut
la coaguler [a] ; mais fi peu reffemblante
à un efprit ardent, que l'efprit-de-vin
la coaguleroit peut-être, comme il paroît le faire dans les gouteux, & comme on le voit fixer & coaguler [b] le fang
lui-même.

Le vin donc, & tout ce qui lui reffemble, eft moins favorable, qu'on ne
penfe, aux befoins de la vie ; le plaifir
plûtôt que la néceffité, lui a fait un fi
gros parti dans le monde ; le palais fé-
duit par la douceur de ce fuc enchanteur, a perfuadé les hommes, naturellement fenfuels, qu'une boiffon, pour
être utile, devroit être flateufe & piquante ; & l'on a crû, que ce n'étoit
pas boire, fi on ne bûvoit quelque chofe qui agaçât le goût, & qui piquât la
langue : *Noftrorum hominum palato nullus
fapor nifi acer & mordax placet, ut nifi
puncti fint, bibiffe fe nefciant* [c].

Mais cela ne répond, ni à l'intention
de la nature, ni à la pratique de nos
péres, qui donnoient la préférence à
l'eau : En effet, on apperçoit en elle

a *Bellin.* opufcul. | b *Boyl.* hift. fangu. p. 12. 21.
c *Turnebus*, de vino, p. 22.

un principe de fécondité, qui devroit la juſtifier dans l'eſprit de ceux, qui la croyent ſans force, & ſans action. C'eſt dans les eaux que naiſſent les plus grands des animaux ; & la terre ne produit pas tant de prodigieux arbres, & de ſi nombreuſes plantes, que dans les endroits où les eaux l'arroſent, ou la pénétrent. Pour appliquer à préſent ce principe aux beſoins de la vie, jamais elle ne fut plus longue, ni plus ſaine, que dans les ſiécles où on ne bûvoit que de l'eau ; & jamais les hommes ne furent ſi vigoureux, & ſi puiſſans, qu'avant la découverte, ou l'uſage ordinaire du vin [a]. Ce n'eſt pas, qu'on ne ſe ſoit ſervi de vin il y a long-temps ; mais on en uſoit peu, & rarement, plûtôt comme d'un reméde [b], que comme d'une boiſſon ; & il ſeroit encore tel, ſi la coûtume n'en avoit corrompu l'uſage. Les Grecs furent grands, & puiſſans, tant qu'ils ne bûrent que de l'eau [c] ; & les François d'aujourd'hui ſeroient auſſi hauts, & auſſi grands que les auteurs [d] nous les décrivent, ſi, comme alors, ils ne bûvoient que de l'eau [e]. Les Gaulois fu-

a *Ibid.* paſſim. | b *Barcius*, de vinis, p. 13. 15. *Turnebus*, de vin. p. 26. | c *Homer.* paſſim. | d *Cæſar. Tit. Liv. Ammian.* | e *Turneb.* de vino, p. 22.

rent tels, tant qu'il n'y eut en France ni pommiers, ni vignes, c'est-à-dire, jusqu'à *Jules César* [a]. On y en planta peu de temps après lui : Eh ! plût à Dieu que l'édit de *Domitien*, qui les fit arracher des bords de la seine, eût subsisté. Mais l'empereur *Probus* les permit ; & on en vit à Paris sous *Julien l'apostat* [b], qui fut d'abord proconsul des Gaules, puis proclamé ensuite empereur [c]. Jusques-là cependant, le mal n'étoit qu'à demi fait ; car on fut encore quelque temps [d], sans faire du vin en France ; & les François, ou leurs voisins, passoient toûjours pour de puissans corps d'hommes ; têmoin les bourguignons, qu'un auteur appelle des hommes de sept pieds [e]. Mais le vin devenu enfin journalier, diminua du volume des corps, à mesure qu'il affoiblit les santez ; & de là, plus que de toute autre cause, seroit venu l'accourcissement de la vie. Les enfans partageant les vices des péres, & expiant leurs fautes, devinrent moins grands ; parce que le vin durcissant les os, & desséchant les nerfs, arrêtoit leur crois-

a *Id* ibid. | b *M. de la Mare, traité de la police*, p. 70. 72. 75. 76. | c *Ibid.* en 360. | d *Turnebus*, de vino, p. 22. | e Septipedes, *Sidon.*

sance, & avançoit leur vieillesse. Ce fut un feu secret, plus capable d'avancer les corps, que de les perfectionner : semblables à ces fruits précoces, qu'une chaleur étrangere précipite, sans les meurir. Les passions s'allumérent donc avant le temps ; l'incontinence forma les mariages ; & les sexes trop avancez, se pressérent trop tôt de peupler le monde : mais ce ne furent plus que des ébauches de corps, si on ose le dire, que ces productions prématurées, si on les compare aux enfans de ces anciens gaulois, dont la raison plûtôt que l'incontinence, & la réfléxion plûtôt que le crime, faisoit des péres [a]. On voit encore aujourd'hui parmi les nations qui se passent de vin, que les enfans ne deviennent pas si-tôt péres, mais qu'ils demeurent plus long-temps jeunes : *Apud Germanos vini ignaros sera juvenum venus est, & inexhausta pubertas.* Il ne faut pas s'étonner après cela, si on a osé avancer, qu'il n'est pas de vin innocent, *ego vinum nullum innocens puto* [b] ; & de sages loix [c] devroient en réprimer l'abus [d], puisque c'est un ennemi domestique, & un poison fami-

a *Turnebus*, de vino passim. | b *Id.* p. 21. | c *Traité de la police*, p. 580. &c. | d *Turneb.* de vino, p. 21.

lier,

lier, qui va à déranger la raison, *vinum nostrum obumbrat prudentiam* [a], & à altérer la santé. En effet, sans se borner au goût, qu'il enchante, il passe plus loin ; car il saisit insensiblement l'esprit, & gagne le cœur. C'est même une sorte de poison, qui mene à la fureur : car c'en est une, que la passion d'aujourd'hui avec laquelle on boit le vin ; plûtôt, ce semble, pour allumer ses sens, que pour soulager ses ennuis : *Quòd venenum vinum sit arguunt insaniæ* [b]. Dira-t-on, qu'on en boira sobrement ? Mais c'est souvent un excès, de s'accorder rarement une chose, qu'il faudroit peut-être s'interdire pour toûjours : *Ecquis lineas non transilit in eo, cujus quotidie cyathum gustasse propè nimium sit* [c] ? Puis donc que le vin est si peu nécessaire, & moins encore naturel à l'homme ; puisqu'il est même contraire à sa santé, qui ne s'accommode que de ce qui est doux,

> *Nil..,... committere venis*
> *Nil nisi lene decet* [d].

reste à conclure, qu'il est encore moins convenable à l'esprit du jeûne, & de la pénitence.

[a] *Athen.* p. 43. | *Turneb.* de vin. p. 27. | c *Ibid.* p. 22. | d *Horat.*

❖❖❖❖❖❖❖❖❖❖❖❖❖❖❖❖❖❖❖❖

CHAPITRE IX.

De l'usage du thé.

IL semble qu'on se soit tout permis pour se donner le plaisir de boire, car on s'est laissé prendre à tout ce qui pouvoit y attirer ; de sorte que la crainte même de s'empoisonner, ou de prendre des boissons mortelles ou dangereuses, n'a pû sur ce sujet retenir les hommes : *Alia irritamenta excogitantur, ac bibendi etiam causâ venena conficiuntur* [a]. C'est ce que la multiplicité des boissons, que le luxe des Romains avoit introduit, fit dire à Pline, qui comtoit déja de son temps au moins 195. sortes de boissons différentes : *Quantò in potu ingeniosior vita apparebit, ad bibendum generibus centum nonaginta quinque excogitatis* [b] ? Seroit-on moins bien fondé aujourd'hui à faire les mêmes plaintes, contre cette varieté dangereuse, de tant de liqueurs ardentes, aussi mortelles, & autant multipliées qu'autrefois, dont on s'empoisonne aujourd'hui ? Ce n'est pour-

a *Plin.* l. 14. p. 158. | b *Ibid.* p. 161.

tant point de celles - là qu'on entreprend de parler ici ; car, outre qu'on
veut croire qu'on s'interdira, du moins
en Carême, ces boissons, autant contraires à la santé, que funestes à la
vertu, on se renferme à ne traitter que
de celles, que la mode a mises de tous
les repas, & que des gens sages & re-
glez d'ailleurs, s'accordent journellement.

C'est du *thé*, du *café*, & du *chocolate*
qu'on va parler ; de ces liqueurs barbares ou étrangeres, que la coûtume
toute seule a naturalisées. Car, le
monde toûjours, & par tout seduc-
teur, n'offre pas moins au *Méxique* &
à la *Chine* qu'en *Europe*, des pieges à
la santé, & des écueils à la vertu ; de
sorte que la découverte d'un nouvel
hemisphere, est devenue celle de nouveaux dangers pour l'une & pour l'autre. Les Romains burent à la grecque,
& se perdirent ; les François boivent
en Arabes & en Chinois, n'est - ce
point adopter un goût barbare ? Peut-
on n'en rien craindre ?

C'est du moins une chose dont on
pouvoit se passer, que l'usage habituel de ces boissons, puisqu'on s'en
étoit toûjours passé : la volupté donc

O ij

aura plus fervi à les établir, que l'utilité. C'eft pourquoi l'on demande la place qu'on doit, ou qu'on peut donner à ces boiffons en Carême? On en jugera par l'hiftoire qu'on en va faire.

Le thé eft la boiffon des Chinois, parmi lefquels elle ne paroît pourtant pas fort ancienne, puifque les voyageurs n'ont commencé d'en parler qu'en 1578. Une autre preuve que leurs ancêtres ne l'ont point connu, c'eft que parmi les caractères, ou lettres hieroglyphiques [a], qui compofent leur écriture, il ne s'en trouve aucune dans leurs plus anciens livres, pour exprimer le thé. La coûtume de boire chaud [b], aura peut-être donné occafion à la découverte du thé, ou du moins à la réputation qu'il s'eft faite; car cette coûtume eft ancienne dans le monde, puifqu'elle étoit commune chez les Grecs & les Romains, aufquels l'eau chaude étoit devenue délicieufe. C'eft de là, dit *Varron*, qu'on appella *calix*, le vaiffeau dans lequel on boit, parce qu'on buvoit chaud: *Calix à calido, quòd in eo calidum bibebant* [c]. De là vient encore l'ufage des

<hr>

a *Vuorm. Muf.* p. 165. | b *Mappus*, de potu calide fparfim. | c *Varr.* l. 4. de ling. latin.

gobelets de terre, qu'on préferoit alors
à ceux de cristal & de verre, parce
qu'ils resistoient mieux à l'eau chaude,

Nullum sollicitant hæc, Flave, torcu-
mata furem,
Et nimium calidis non vitiantur aquis [a].

Ce plaisir de boire chaud êtoit tellement du goût public à Rome, que les
empereurs le défendoient dans les
temps de deuil & d'affliction. C'est
pourquoi *Caligula* ayant perdu sa sœur,
fit défendre au peuple d'aller boire de
l'eau chaude au cabaret, sur peine
de mort : *Quidam ob aquam calidam ven-*
ditam impietatis reus factus, & à Caio
trucidatus fuit [b]. Il alla jusqu'à faire abbattre les cabarets, où l'on donnoit à
boire de l'eau chaude : *Cauponum ta-*
bernas in quas coeuntes potabant, demoli-
tus est... ne quis aquam calidam vende-
ret, in quosdamque contra delinquentes
animadvertit [d]. Car il y avoit des maisons qu'on nommoit *thermopoles*, principalement à cause de l'eau chaude
qu'on y vendoit [d], & il y avoit une
ordonnance de police, qui défendoit
d'ouvrir ces cabarets avant quatre heu-

a *Martial.* epigr. 61. l. 12. | b *Dio. Cass.* l. 59. | c *Id.*
l. 50. | d *Tul. Pollux.* l. 9. c. 6.

res : *Ampelius Romæ præfectus statuit, ne taberna ante horam quartam aperiretur* [a], *&c.* Leur goût pour l'eau chaude alloit si loin, qu'ils chargeoient de coups de bâton un garçon de cabaret, qui ne leur auroit pas apporté de l'eau chaude assez diligemment : *Ita sunt inter eos severi vindices deliciarum, ut si aquam calidam tardiùs attulerit servus, trecentis affligi verberibus juberetur* [b]. Ce n'est point qu'on ne bût des liqueurs & du vin dans les *thermopoles*, comme on le voit en plusieurs endroits de *Plaute* [c], mais l'eau chaude y tenoit le premier rang, & c'est de quoi il paroît qu'on faisoit plus d'excès [d] ; la plus chaude êtoit même apparemment la plus délicieuse, puisqu'on s'en brûloit le gosier.

———————*Termopotasti gutturem.*
————*Absorbui, nam mihi nimius*
Calor comburebat gutturem [e].

Mais il falloit que cet inconvenient fit partie du plaisir, puisque, comme on vient de le dire, on rouoit de coups un valet qui ne se hâtoit pas, appa-

a *Ammian. Marcel.* l. 28. | b *Ibid* | c In milit. in pseudol. | d *Plaut.* in Trinummo. | e In milit.

remment parce qu'il n'auroit pas servi
l'eau bouillante.

Les Grecs êtoient dans ce même usage, car *Aristote* beuvoit toûjours chaud ;
& *Athénée* [a] rapporte, sur la foi de ce
philosophe, qu'on se servoit d'une eau
chaude, où on avoit fait bouillir des
aromats, pour se préserver de l'ivresse.
Voilà donc une eau chaude analogue,
ou ressemblante au thé, d'autant plus
que les Persans ajoûtent au thé, de
l'anis & du girofle. Or, ces usages de
boire chaud êtant plus anciens que celui du thé, il n'est pas impossible qu'ils
ayent passé à la *Chine*, où on aura découvert cette boisson ; dans la *Floride*,
où l'on boit une semblable liqueur [b] ;
dans la *Laponie*, où l'on use d'une infusion de bayes de genievre [c] ; en *Arabie* & en *Turquie*, où l'on prend tant
de café ; dans le *Mexique* enfin, où l'on
prodigue le *chocolate*. Quoi qu'il en soit,
l'usage du thé n'est venu en Europe,
que dans le treiziéme siecle [d]. Il y fut
mal reçû d'abord, car un médecin [e]
Danois, de réputation, s'échauffa fort
contre cette boisson ; & craignant pour

[a] Lib. 11. | [b] *Mundius*, p. 353. | [c] *Ibid*. p. 354.
| [d] *Mappus*, de potus calidi generibus *Dusen*, p. 241.
[e] *Simon Pauli*.

O iiij

la vie des hommes, qu'il prévoyoit être menacée, si on s'y accoûtumoit; il déploya toute l'amertume de son zele contre le thé, dont il demanda par un écrit [a] fait exprès, la destruction & la ruine, aux puissances, aux magistrats & aux princes.

Les Chinois en ont eu bien meilleure opinion; ils y ont cru quelque chose de divin [b]. Ils en ont fait le plus précieux de leurs présens, & leurs rois se faisoient honneur de le servir aux hôtes, après l'avoir préparé de leurs propres mains [c]. Le prix du thé à la Chine est une autre preuve du cas qu'on en fait; car depuis un *louis*, qui est le prix du médiocre, il y en a qu'on paye jusqu'à 100. 150. & 500. livres la livre [d]. Aussi l'auteur Danois a-t-il été mal écouté, l'usage a prévalu; & un médecin célebre de Hollande [e] s'est autant répandu en éloges en faveur du thé, que le Danois s'êtoit épuisé en injures contre lui. D'autres sont entrez dans cette querelle, & ont solidement justifié le thé.

Une chose cependant qui a tenu

a De abu.û thee. | b *VVorm. Musf.* p. 165. | c *Tulp.* obsf. p. 381. | d *Id.* p. 353. *Dufour*, p. 229. *Tavernier.* anonym. aut. Sinæ & Europ. | e *Bontekoe*, elem. de medec.

quelques favans en défiance contre lui, a été l'incertitude où l'on étoit fur fa nature ; fa condition étant mal établie ; on ne favoit *a* fous quel genre le ranger, d'arbriffeau ou de plante. En tout cas on prétendit, que ce n'étoit pas la peine de courir au loin, à la Chine, ni aux Indes, chercher de quoi faire nos boiffons, *pocula... quibus admifcetur quidquid nutrit India, quidquid devehitur herbarum quibus Creta generofa eft* *b* ; que la *bétoine* *c* renfermoit en Europe autant, & plus de vertu, que le thé des Chinois, puifqu'elle feule étoit un fpecifique à 47. maladies *d* différentes. On ajoûta que le thé n'étoit qu'une même plante avec le *piment royal* *e*, dont les Chinois s'étoient avifez de compofer leur eau de thé ; eau auffi peu digne de fervir de boiffon, que le feroit une eau d'étuves & de bains, *aqua balnearia* *f*. Qu'enfin la vertu du thé lui étoit moins propre, qu'à une forte d'eau de la Chine qu'on fervoit à la table des princes, qui faifoit tout fon prix, & à l'odeur des taffes dans lefquelles on le fervoit dans

---

a Voyez *Sim. Paul.* paff. | b *Macrob.* faturn. l. 7. | c *Sim. Paul.* p. 36. | d Vid. *Ant. Muf.* libell. de Beton. e *Sim. Paul.* | f *Id.* p. 37.

O

ce pays *a*. C'étoit infinuer que les taffes des Chinois faifoient fur l'eau, ce que la myrrhe faifoit à Rome fur le vin ; elle l'embaumoit, & en faifoit un vin aromatique & délicieux :

Si calidum potas, ardenti myrrha falerno Convenit, & melior fit fapor inde mero *b*.

Qu'il étoit donc du thé, comme des bierres de certains endroits, qu'il faut aller boire fur les lieux, pour les trouver excellentes ; qu'il faudroit, par conféquent, aller à la Chine, pour éprouver toutes les vertus merveilleufes du thé *c*. Mais on eft revenu de ces défiances, on s'eft affuré que le thé eft un arbriffeau *d*, de la taille de nos grofeilliers, ou de nos rofiers, lequel croît à la Chine, au Japon, &c. On en cueille les premieres feuilles, qu'on trie l'une après l'autre, & qu'on choifit les plus tendres & les plus mollettes. C'eft une autre adreffe que celle de les fécher à propos ; & c'eft à quoi fert aux Chinois un vaiffeau particulier qui y eft deftiné *e*. On a encore découvert

a *Id.* p. 47. 50. | b *Martial,* | c *Sim. Paul.* p. 52. | d *Maptus*, p. 4. *Dufour.* p. 225. *Mundius*, p. 352. e *Nieuhoff.* c. 30. 32.

la calomnie qui attribuoit aux tasses les vertus du thé, parce qu'on a sû que ces sortes de tasses odoriférantes, ne sont pas entre les mains de tous les Chinois, & qu'ils en ont aussi de bois [a], dans lesquelles le thé est aussi bon, & autant efficace. On a encore vérifié, qu'il étoit aussi peu possible de croire, que chacun des Chinois pût avoir de cette eau merveilleuse, qu'on apporte de loin à *Pequin*; qu'ainsi les vertus du thé se communiquoient à quelque eau que ce fût, puisque tous les Chinois s'en louent également. Mais ce qui détruit parfaitement la calomnie, c'est qu'ils font souvent leur thé dans le vin, dans le lait, & dans l'eau de ris [b].

La seule chose qui rend le thé plus efficace, c'est quand il est d'un bon crû, & nouveau; car il perd beaucoup de son mérite dans l'esprit des Chinois, lorsqu'il a plus d'un an [c], au lieu qu'ils le croyent admirable, lorsqu'ayant été cueilli au printemps, l'on s'en sert peu de mois après. Il est aussi des provinces d'où on tire le meilleur, tel qu'est celui du *Japon* [d]; & dans ce-

a *Mapp.* de pot. thé, p. 26. apud *Mapp.* | b *Martin.* p. 135. | c *Mappus*, p. 41. | d *Tulp.* obs. p. 380.

lui - ci , il faut encore préférer celui qu'on nomme *impérial* [a], qui eſt proprement la fleur [b] du thé , qu'on conſerve pour la bouche de l'empereur, & dont on voit peu en Europe, où il eſt auſſi deſtiné pour la table des rois, tant pour ſon excellence, qu'à cauſe de ſon prix exceſſif ; car il eſt [c] de 500. liv. la livre à la Chine, & plus du double à Paris.

D'autres diſtinguent le *thé noir* d'avec le *thé verd*. Le premier eſt moins précieux, plus commun, plus aſtringent, & flatte moins le goût. L'autre eſt plus délicat, plus leger, & plus agréable [d]. Mais un célebre voyageur [e] donne un moyen auſſi ſûr que facile , pour ne ſe point méprendre au thé. Il dit que le commun teint rouge , que le médiocre teint jaune, & que l'excellent teint verd. En tout cas, il n'eſt pas de thé abſolument mauvais, s'il en faut croire l'auteur [f] qui en a le plus employé ; car s'il eſt moins bon , il eſt toûjours ſans danger [g] , profitable même , pourvû qu'on en mette infuſer une doſe un peu plus forte , pour en

a *Mappus*, p. 17. | b *Dufour.* | c *Tavernier* dans *Mappus* | d *VVorm. Muſ.* p. 165. *Mund.* p. 352. *Tulp.* p. 380. | e *Tavernier.* | f *Buntekoe,* elem. de medecin. p. 203. | g *Mappus,* p. 51.

tirer une teinture plus chargée. Mais quand bien même cette teinture seroit foible, ce seroit au moins une boisson chaude, dont la santé s'accommoderoit, à l'exemple des décoctions de *gayac*, du vin & de la bierre, qu'on ordonne aussi de boire chauds en certains cas [a]. On fait craindre [b] encore que le thé ne soit frelaté par les Chinois, qui sont avares, intéressez & malins, ou qu'ils ne nous envoyent un marc de thé, dont ils auroient tiré une premiere infusion. Mais il faudra entrer dans la même défiance, sur tout ce qui nous vient des pays étrangers [c] & lointains : c'est donc pousser trop loin la défiance, & outrer le soupçon. On sait, d'ailleurs, assez à quoi s'en tenir sur les fourberies qui se pourroient faire dans les marchandises étrangeres ; on a des regles là-dessus, il suffit de les suivre, pour se garantir de la tromperie.

Mais quelle force, dit-on, est-il possible d'attendre raisonnablement d'une petite portion de thé dans beaucoup d'eau ? Peut-on s'en promettre plus de vertu, que d'un lavage d'eau

a *I.l.* de potu calido. | b *Sim. Paul.* p. 54. *VVorm. Muf.* p. 165.| c *Mappus*, p. 51.

chaude [a] ? L'obſervation ſuivante ruine abſolument cette objection.

Un *gros* ou une *dragme* de thé communique au moins un tiers de ſon poids à l'eau [b] ; ce ſont, par conſéquent, 20. grains d'un *volatil huileux* par chaque *gros* de thé ; 160. grains, ou deux *gros* & 40. grains par onze ; quatre onces enfin, par conſéquent, de *volatil* par chacune livre de thé qu'on peut attendre. Mais l'*Opium*, ce remede ſi efficace, & l'un des plus riches mixtes en *volatil*, n'en fournit que ſix onces au plus par chacune livre [c], & cela paroît prodigieux. Le thé pourra donc auſſi paſſer pour un remede d'une tres-grande vertu, d'autant plus que le *volatil* du thé, ſe ſéparant ſans l'aide d'autre chaleur que de celle d'une ſorte de *bain-marie*, ſe ſublimant d'ailleurs ſi promtement au cerveau, paſſant ſi facilement dans les nerfs, ſe mêlant ſi naturellement, & avec ſi peu de trouble ou d'agitation avec les eſprits [d], doit être des plus parfaitement *déphlegmez*, des plus fins, des plus legers, & des plus *étherez* ; comparable par con-

a *Hannnemann.* ephem. nat. cur. germ. dec. II. ann. 5. obſ. 103. ſchol. | b *Mappus*, de potu thé, p. 44. | c *V. Pitcarn.* diſſert. p. 117. | d *Dufour*, p. 267.

féquent, en fa maniere, à la finefſe, &
la ténuité des parties de l'opium. Or,
fi un grain de l'opium eſt équivalent
en puiſſance & en force, à 60. grains
d'un autre volatil [a], il en fera peu au
deſſus de celui du thé. C'eſt auſſi pourquoi le thé, comme le café, endort [b]
quelques perſonnes, tandis qu'il en
éveille tant d'autres, parce que tous
les volatils aſſoupiſſent [c], étant donnez en une forte doſe [d]. Or, le volatil
du thé peut tenir lieu d'une forte doſe
de volatil, ſi le corps où il fera reçû
eſt replet, & abondant lui-même en
volatil; car celui-ci fe fublimant, à
l'occafion du thé, au cerveau, il aſſou-
pira par cette raiſon, au lieu d'éveil-
ler : en effet, ce font les perſonnes
échauffées, & trop repletes, que le
thé aſſoupit. Mais c'en eſt aſſez pour
montrer que le thé n'eſt, ni méprifa-
ble, ni indifférent : auſſi le loue-t-on
pour mille bonnes qualitez qu'on lui
attribue [e]. Il paſſe pour un des meilleurs *céphaliques*; pour un *cordial* naturel, pour un *diurétique* admirable, parce qu'il eſt également utile au cerveau,
à la poitrine, à l'eſtomac, & à tous

a *Pitcarn.* 116. | b *Dufour*, p. 268. | c *Pitcarn. ibid.*
| d *Ibid.* | e *Mappus*, p. 30.

les principaux visceres [a]. Toutes ces bonnes qualitez lui viennent, de ce qu'il est comme l'exterminateur des acides, qui font, ou entretiennent les maladies, *acidorum destructor* [b]. En effet, l'infusion de thé émousse & adoucit la *crême de tartre* [c], elle préserve le lait de *coagulation*, ou l'en délivre, lui conservant, ou lui rendant sa fluidité [d]. Ajoûtez qu'il n'est partie dans le corps qu'il ne soulage ; il rafraîchit la bouche, il tempére les intestins, il délaye le sang, il nourrit la chaleur naturelle, il fortifie le cerveau, il préserve tous les sens, c'est pourquoi il est si peu de sourds & d'aveugles à la Chine [e]. C'est pour la même raison encore, que les Chinois le prennent sans mesure [f], & sans en rien craindre pour l'estomac, qui s'en trouve plus fort, & plus propre à la digestion [g], ni pour les reins, qui n'en font pas affoiblis, ni pour la vessie, qui n'en souffre aucun relâchement. Pourquoi, en effet, s'affoibliroit-elle par la présence ou le volume de l'eau de thé, elle qui est accoûtumée, & desti-

a *Mund.* p. 353. | b *Mappus*, 32. | c *Bontekoe*, p. 171. | d *Ibid.* p. 171. | e *Ibid.* 180. | f *Dufour*, p. 231. g *Ibid.* p. 279.

née à servir comme de reservoir à une eau chaude [a] ? Mais la preuve que les reins & la vessie n'en souffrent pas, c'est qu'on ne voit, ni pierre, ni gravelle à la Chine [b]. Il n'est pas moins recommandable pour la guérison d'autres maladies ; il diminue l'asthme [c], soulage les phthisiques [d], adoucit la goute [e], affermit les reins [f], fortifie la mémoire [g], modere l'épilepsie [h], guérit l'apopléxie [i], arrête la fiévre [k], appaise la soif, modére le chaud, & dissipe les frissons ; enfin, il prévient l'hydropisie [l]. C'est qu'il est peu de choses qui flattent aussi agréablement les nerfs que le thé, ou qui conservent mieux aux parties solides, leur ressort & leur force ; & il n'est guere de délayans qui détrempent plus utilement les liqueurs, ou qui leur fournissent un véhicule plus sûr [m].

On l'accuse d'échauffer ; mais que craindre d'une chaleur douce & vaporeuse [n] ? D'autres disent qu'il desséche [o] ; mais quoi de plus sûr pour humecter, que l'eau ? On ajoûte qu'il

a Bontekoe, 158. | b Vvorm. p. 165. | c Ib. d | d Dufour, p. 143. | e Id 287. | f Bontekoe, 190. | g Vvaldsmith opera 130. | h Id. 134. | i Id. 136. | k Bontekoe, 199. | l Ibid. | m Mappus, p. 32. | n Dufour, p. 266. | o Ibid. 267.

cauſe des flux d'urine ; mais on l'a vû auſſi les modérer, en affermiſſant les reins , & en arrêtant le ſang *a*, qui s'échapoit par ces voyes. On trouve donc dans le *thé* l'agréable & l'utile, puiſqu'il plaît autant qu'il ſoulage. Doit - on après cela s'étonner, s'il a tant d'attraits pour ceux qui l'ont une fois goûté *b*, & s'il forme en eux des panchans invincibles pour lui ? Une auſſi douce habitude engage à des retours, & l'on aime un joug qui charme les cœurs, & qui gagne les volontez ; c'eſt dominer ſans violence ; c'eſt aſſujettir ſans contrainte.

a *Bontekoc*, p. 190. | b *Kircher*, Chin. illuſt p. 180.

CHAPITRE X.

De l'uſage du Café.

NOus tenons le *Café* des *Arabes*, & ils en ſeroient en poſſeſſion depuis ſept à huit ſiécles, ſi le *bunk* d'*Avicenne* & de *Rhaſes* (tous deux médecins arabes) êtoit véritablement le *café*, comme on l'avoit crû d'abord *a*. Mais deux autres médecins, voyageurs

a Vid. *Naironi*, de potu *café*, p. 26.

célébres, *Alpinus* [a], & *Veslingius* [b], conviennent que le *café* ne s'appelle pas en orient *bunk*, mais *bon* ou *ban*; & ce n'est qu'à une mauvaise traduction d'*Avicenne*, qu'il faut se prendre de cette méprise [c]; comme de beaucoup d'autres, que la mal-habileté des traducteurs a répandu dans les écrits de ce savant homme [d]. Quoiqu'il en soit, le *café* comte deux siécles au plus d'antiquité en *Turquie* [e] : du moins y êtoit-il encore inconnu au milieu du treizième siécle [f]. Les *Egyptiens* le connoissoient en 1518 [g]. & il vint en *Europe* au commencement du dix-septiême, comme on le voit par la lettre d'un voyageur [h] célébre, qui mandoit à Rome en 1615. qu'à son retour de Constantinople, où il êtoit, il enseigneroit à prendre du café [i]. Il fut long-temps à passer en France; car il n'y avoit point encore de cabarets à café dans Paris en 1662. de sorte que ceux qu'on y voit aujourd'hui, n'y font que depuis 25. ans, quoiqu'ils soient plus anciens à Londres, où il

a De medic. Ægypt. l. 4. c. 3. | b Not. ad Prosp. Alp. c. 16. | c Mappus, p. 2. & 3. Nairon. p. 18. 19. | Vid. Coving. Introduct. in artem med. | e Dufour. p. 19. | f Mappus, p. 13. | g Dufour, p. 20. | h Petr. de S. Vall. | i Mappus, p. 12.

y en avoit il y a 50. ans [a]. On le connoît à préſent en Dannemark, & en
Suéde [b] ; mais il n'eſt encore guére
en uſage en Allemagne, qu'à la cour
des princes [c]. *Proſper Alpin*, & *Veſlin-
gius*, ſont les premiers qui l'ont introduit en *Europe* : mais on ne ſait qui
en a fait la premiere découverte en
Arabie. Le hazard qui a valu tant de
bons remédes à la médecine, aura
peut-être donné occaſion à celui-ci.
C'eſt du moins une tradition [d] établie
en Turquie, qu'un cas fortuit décou-
vrit la vertu du *café*. Ils racontent,
qu'un berger dans l'*Arabie* heureuſe,
fut ſurpris de ce que ſes chévres bon-
diſſoient plus qu'à l'ordinaire, & de-
meuroient éveillées toutes les nuits,
qui ſuivoient les jours pendant leſquels elles avoient pâturé en certains
endroits. Il communiqua ſa ſurpriſe
à des moines chrêtiens de ſon voiſinage, leſquels excitez par la rareté
de l'événement, éxaminérent les ſortes d'herbes que ces chévres brou-
toient ; & ils remarquerent, que c'ê-
toient des arbriſſeaux, dont le fruit
produiſoit cet effet. L'envie prit au

a *Ibid.* p. 13. | b *Mollenbroc*, de Arthtitid. vag. c. 13.
| c *N. a. ptus*, p. 13. | d *Naironi*, de pot. *café*, p. 15.

fupérieur [a] du couvent d'en eſſayer ;
& ayant reconnu que ce fruit tenoit
ſes religieux éveillez , pendant l'office
de la nuit , il en êtablit l'uſage , dont
le ſuccès paſſant du voiſinage dans
toute l'*Arabie* , donna cours au *café* ,
& le fit eſtimer de tout le monde. Les
Turcs reconnoiſſans de ce bon office ,
font tous les jours de leur vie des prieres pour ces moines [b] , & ils n'en parlent qu'avec reſpect.

Quelques-uns voudroient tirer de
plus loin l'uſage du *café* , prétendant [c]
que le *jus nigrum* , ou le bouillon noir
des *Lacédémoniens* , êtoit du café. Ils ſe
fondent ſur la réputation de ce breu-
vage , qui alloit ſi loin , qu'un roy de
Sicile prit à ſes gages , & mit dans ſa
maiſon un cuiſinier Lacédémonien ,
pour lui préparer ce ragoût [d]. Mais le
mauvais accueil que ce prince fit à ce
mets , prouve qu'il n'êtoit rien moins
que du café ; car il le recracha ſur le
champ , & maudit le ragoût , que le
cuiſinier ne juſtifia , qu'en diſant qu'il
n'êtoit ſi méchant en *Sicile* , que parce
que les principaux aſſaiſonnemens de
ce mets , ne ſe trouvoient qu'à *Lacédé-*

---

a *Id*. ibid. | b *Id* ibid. | c *Mund*. p. 351. | d *Plu-*
tarch. p. 237. *Bruyerin*. p. 98.

mone ; c'étoit le palais d'un *Sparte*, sa vie laborieuse, & sa frugalité [a]. Mais il devoit être d'ailleurs un horrible ragoût, supposé qu'il ait été l'ἀιμάτια [b] des *Grecs*, qui étoit un composé liquide de sang, avec d'autres ingrédiens bizarres, semblable à celui de nos boudins [c], *edulium sanguiculum* ; & cet horrible bouillon étoit connu d'*Athénée* [d] :

Lacedæmone si fueris, ejus civitatis legibus
Obtempera ....
    Nigro jusculo fruere.

Il a dû être aussi horrible, s'il étoit leur *hyposphagma* [e] cité encore dans *Athénée*, & le plus affreux des mets, puisque ce n'étoit qu'un dégoûtant mêlange de chair, de fromage, &c. détrempé avec le sang de bouc [f], ou plûtôt de séche [g] ; car les interprétes l'appellent, *encre de séche : Sepiæ atramentum* [h].

On ne peut donc raisonnablement confondre le *café*, avec ces affreux bouillons noirs des *Lacédémoniens*, ou des *Grecs* ; d'autant moins, que le *café*

a *Ibid.* | b *Jul. Pollux*, l. 6. onom. | c Farciminis genus. *Tusan.* Lexic. | d Lib. 1. | e *Mund* p. 351. | f *Ibid.* | g *Lister.* in Apic. p. 128. | h *Id.* ibid.

eſt encore aujourd'hui aſſez peu d'uſage parmi les *Grecs* [a], qui s'accommodent mieux du vin.

On s'eſt partagé ſur le genre, ſous lequel on devoit ranger le *café*. Quelques-uns trompez par ſa reſſemblance, l'ont crû une ſorte de fêve : d'autres mieux inſtruits, croyent que ce n'eſt pas la graine d'un légume, mais le fruit d'un arbriſſeau. Ce dernier ſentiment a prévalu [b].

Le *café* eſt commun en Egypte, & ſi familier en Turquie, qu'il tient lieu de vin [c], qu'il fait les délices des riches, & la principale ſubſiſtance des artiſans, des pauvres, & des ſoldats qui ſe nourriſſent [d] de quelques taſſes de café. Il y paroît même ſi néceſſaire à la vie, qu'un mari s'engage par ſon contrat de mariage, d'en fournir à ſa future épouſe [e]. C'eſt qu'outre qu'il rend la vie plus ſupportable par la joye qu'il inſpire, & la ſérénité qu'il donne à l'eſprit [f], il nourrit beaucoup, donne du courage, & de l'embonpoint [g]. C'eſt pourquoi, les Turcs ſont gras en prenant force café, & les Grecs

---

a *Dufour*, p. 189. | b *Naironi*, *Dufour*, *Mappus*.
c *Dufour*, p. 106. | d *Mappus*, p. 26. *Dufour*, p. 28.
e *Duſ ur*, p. 100. | f *Id.* paſſim. | g *Ibid.*

font maigres en bûvant du vin [a] pur ; & par une semblable raison, il engraisse les scorbutiques [b]. Il doit ces bons effets, à la vertu qu'il a d'adoucir les liqueurs, de les dessaler, & d'en absorber les *acides* [c] ; parce qu'il est naturellement farineux, *alkalin*, par conséquent propre à empâter, & à concentrer ; mais il est encore amer, & le feu en fait un *alkali* [d] véritable, propre à briser les *acides*. Ceci le fait un peu craindre aux bilieux [e], aux atrabilaires, & aux personnes maigres [f], parce qu'il est en effet desséchant : mais pour prévenir les inconvéniens qui pourroient en venir, on tient en orient, qu'il ne faut pas prendre le café à jeun [g] ; de sorte, qu'il faudroit, suivant la maxime du pays, *avaller son bouton* [h], si on n'avoit rien autre chose à manger avant le café. Les orientaux apportent encore deux précautions, pour le rendre moins desséchant : en quelques endroits, ils boivent le *forbet* [i] devant, ou après le café, pour en tempérer l'ardeur ; & dans les cafez publics, où on pourroit

a *Id.* p. 189. | b *Mollenbroc.* c. 13. de arthrit. vag. c *Dufour*, p. 120. | d *Id* p. 114. | e *Mund.* p. 352. f *VVillis*, de potu café, p. 329. | g *Mappus*, p. 41. h *Dufour*, p. 26. | i *Id.* p. 101.

fe laiffer aller à l'excès de cette liqueur, il y a des valets qui ont foin
de diftribuer aux bûveurs, des graines
de melon [a]. Il paroîtroit d'ailleurs,
que la chaleur defféchante n'eft pas fi
étrange dans le café, puifqu'il devient un reméde à quantité de maux,
ou d'accidens de maladies, qu'on impute communément à l'excès du feu.
Il rafraichit, par éxemple, en été [b],
il appaife la foif [c], il guérit les fiévres [d], il prévient l'hydropifie ; car
il n'en fut jamais moïns en Angleterre [e], que depuis qu'on y prend du
café. Il eft d'ailleurs le correctif du
vin, (fi fujet à deffécher le foyë, le
poûmon, & les nerfs) car il def-
enivre [f], il diffipe l'affoupiffement,
guérit les maux de tête, & donne autant de liberté à l'efprit, que le vin
lui apporte de trouble & d'agitation.
Quelques-uns trouvent, qu'il a quelque chofe de dur & d'âpre, capable
de froncer les nerfs, ou de les blef-
fer ; mais on l'adoucit [g], en y mêlant du lait, & ce mêlange le rend
même propre à la poitrine. Les orien-

---

[a] *Mappus*, p. 30. | [b] *Id.* p. 33. | [c] *Dufour*, p. 154.
| [d] *Ibid.* p. 112. 156. | [e] *Mappus*, p. 59. | [f] *Naironi*,
p. 48. *Dufour*, p. 114. | [g] *Mappus*, p. 55.

taux ne connoissent pas cet artifice innocent ; mais les médecins François [a],
qui en sont les auteurs, l'employent
utilement, & ont trouvé le moyen
d'empêcher le lait de se coaguler en
le *cafetant*, & d'en faire ainsi conti-
nuer l'usage à des personnes, ausquelles jusques-là le lait avoit été insupportable [b]. Mais indépendamment de
ce correctif, il soulage encore plus
d'une sorte de maux ; il prévient la
goutte [c] : c'est pourquoi il y en a si
peu en Turquie [d], où l'on en fait un
usage journalier. Il tarit les fluxions [e] ;
& par cette raison, on ne mouche &
ne crache [f] dans les pays, où le café
est familier : apparemment, parce
qu'êtant excellent pour l'estomac [g],
il épargne beaucoup de cruditez, qui
sont les sources ordinaires de ce qu'on
appelle *pituite*. Il est encore un puissant diurétique [h], propre par conséquent à délivrer le sang des sérositez,
qui entretiennent les fluxions. Enfin,
c'est un fondant lent, mais efficace,
qui conserve le sang dans sa fluidité,
& l'empêche de séjourner, de croupir,

a *Mappus*, p. 53. | b *Dufour*, p. 143. &c. | c *Mappus*,
p. 59. | d *Naironi*, p. 49. | e *Id.* p. 44. | f *Sim. Paul.*
de abus. thée, p. 46. | g *Mappus*, p. 56. | h *Id.* p. 60.

de s'aigrir, & de faire des obftructions [a]. Par une même raifon, il conferve les dames en fanté, & les préferve de pâles couleurs. [b], & de pareils accidens. Son amertume, enfin,
le rend autant ami du foye, que le
vin lui eft contraire ; car il défend la
bile contre l'aigreur qui la corromt : &
par la même raifon, prévient, ou guérit les cours de ventre [c].

Cependant, parmi tant de rares
qualitez, & dans un fiécle fi prévenu
en faveur du *café*, on l'a foupçonné
d'une malignité fecrete [d]. Mais *Veflin-
gius*, qui fait mention de cette prétendue malignité, affure que les Egyptiens ne s'en font jamais apperçû : *De
latente in coava malignitate nec mihi, nec
aliis qui in Ægypto degerunt, fufpicio nata unquam fuit.* Nonobftant cette dé-
claration, M. *Duncan*, tres-célébre &
tres-favant médecin [e] d'Allemagne,
a entrepris dans un ouvrage [f] fait exprès, de découvrir au public cette
maligne vertu, que le *café* cache, &
qu'il eft toûjours prêt d'éxercer fur
toutes les nations, fi on continue de

a *Id* p. 57. | b *A'pn.* de med. Ægypt. 1. 4. c. 3.
| c *Dufour*, p. 136. | d *Vefling.* epift ad P. Kircher. *Sim.
Paul* p. 33. | e *M. Duncan.* | f *Avis falut. contre l'abus,
&c. du café, &c.*

P ij

s'y livrer, au point qu'on a fait jusqu'ici. C'est un ouvrage auffi paffionné contre le *café*, que l'eft celui [a] de *Sim. Pauli* contre le thé. Mais, n'en déplaife à ces illuftres auteurs, ces deux ouvrages paroiffent également injuftes, & outrez. Ils accufent le *café* & le thé de crimes, qu'ils ne prouvent pas ; & ce qu'ils difent en général contre l'ufage de l'un & de l'autre, ne pourroit s'avancer au plus, que contre une licence la plus effrénée, & contre l'abus le plus outré de tous les deux. M. *Duncan* a fenti cet excès en finiffant [b] fon ouvrage : c'eft pourquoi, il raffure fon lecteur contre tout ce qu'il a dit de defobligeant, ou de méprifant contre le *café*, &c. Il avertit donc, qu'il ne faut pas pourtant croire que le *café*, &c. foit un poifon, (c'eft que fon livre paroîtroit en effet avoir été fait pour l'en rendre fufpect) ; parce qu'il n'attaque que l'abus des liqueurs chaudes, lefquelles ont d'ailleurs leurs utilitez. Il falloit établir ces utilitez, & les faire valoir, pour ne rien laiffer perdre à la médecine, des avantages dont la providence la favorife, & ménager, au

[a] De abufu tabaci & thée. | [b] Pag. 277.

profit de la santé, tous les secours qui se présentent. On aura occasion de suivre cette pensée contre M. Duncan, quand on aura parlé du chocolate ; car comme son livre est aussi contre lui, ce sera la place naturelle des réfléxions qu'on se propose de faire, sur les accusations impitoyables de ce savant & agréable auteur, contre toutes ces liqueurs.

Mais il y a une accusation qui regarde uniquement le café, & que M. Duncan n'a point inventée ; car elle vient de plus loin, puisque c'est la plus ancienne, la plus universelle & la plus fâcheuse qu'on ait formée contre lui. C'est la tache originelle du café ; car il est venu en Europe avec cette mauvaise réputation : c'est celle de rendre les hommes impuissans, & les femmes infécondes. Le soupçon est atroce & intéressant ; car que deviendroient les familles, les états & tout le monde ? Cette accusation toute seule devroit attirer au café un anathême universel, si elle étoit bien prouvée. M. Duncan l'entreprend foiblement, & M. Sim. Pauli, ne rapporte qu'une mauvaise histoire là-dessus, plus propre à réjouir, qu'à instruire.

Il tient, dit-il, cette prétendue histoi-re d'*Olearius*, sécrétaire d'ambassade en Perse ; mais elle tient plus du comte que de l'histoire [a].

En effet, aucun autre voyageur [b] ne l'a rapportée, quoi qu'elle soit assez singuliere, pour mériter place dans une rélation. Nous lui ferons donc la même justice que tous les historiens [c], qui gardent là-dessus un parfait silen-ce. On trouve même dans leurs écrits quelque chose de contraire à cette histoire ; car ils nous apprennent, que les *Perses* ne font point débauche de café, dont ils usent rarement [d], mais qu'ils s'abandonnent à l'eau de vie [e]. Il sera donc plus vrai-semblable, que l'indifférence des hommes viendroit plûtôt en Perse, de l'excès de l'eau de vie, que du café, si l'on se ressouvient, que la passion pour l'eau de vie éteint l'inclination pour le mariage. Les peu-ples enfin, qui usent le plus du café, comme ceux du *Caire* [f] en *Egypte*, sont autant riches en enfans, qu'aucune autre nation. S'il est vrai d'ailleurs, comme l'ont dit les premiers auteurs [g],

a *Sim. Paul.* p. 46. | b *Mappus*, p. 64. | c *Dufour*, p. 199. | d *Id.* 204. | e *Id.* 205. | f *Id.* 199. *Map-pus*, p. 64. | g *Alpinus*, *Veslingius*.

qui ont mis le café en réputation,
qu'un des meilleurs effets de ce breu-
vage, soit de préserver les femmes de
pâles de couleurs, & de pareils inconvéniens du sexe ; rien certainement ne
sera si propre que lui, à préparer des
femmes & des meres. Or les femmes
Egyptiennes, & les femmes *Arabes* usent
de café, sur tout, dans les temps [a]
des couches, où ces inconvéniens seroient plus à craindre ; & c'est peut-
être pour une raison pareille, qu'une
femme en *Turquie* oblige son mari,
en l'épousant, à lui fournir [b] suffisamment du café : on ne croit donc pas
en orient, que le café rende les femmes infécondes. Eh ! comment leur
rendroit-il un si mauvais office, lui
qui paroît fait en leur faveur, puisqu'il les garantit de la plûpart des
maux, ausquels leur sexe les expose ;
lui, sur tout, qui assure leurs santez [c]
pendant leurs couches contre les tran-
chées, & contre tant d'autres accidens,
qui les menacent dans ces dangereuses conjonctures ?

Il faut pourtant convenir, que le café

a *Alpinus*, med. Ægypt. l. 4. c. 3. *Dufour*, p. 126.
&c. | b *Dufour*, p. 100. | c M. *de la Closure. Dufour*,
p. 127.

passe pour un remede contre l'incontinence [a]. La lettre écrite de Malthe [b]
au cardinal *Brancaccio*, à la louange
du café, portoit, qu'il rabattoit le feu
des passions, & qu'il aidoit à la continence. Des personnes obligées de la
garder par leur état, prétendent en
avoir reçû de grands secours. On a
même crû, qu'il se voyoit moins de
maladies honteuses à Paris, depuis que
le café y étoit en vogue, comme si
depuis ce temps, la débauche y étoit
devenue moins fréquente. Fasse le ciel,
que cette observation se confirme !
Mais cela supposé, le café en seroit-il
tant à blâmer ? Car alors il modére-
roit cette passion, il la régleroit sans
la détruire, & la soûmettroit sans l'é-
teindre. Il resteroit donc suffisamment dans les sexes dequoi ne se pas
haïr, ils auroient seulement moins dequoi se passionner. La passion donc
les uniroit moins que la raison, parce
que le corps seroit assujetti. Ainsi, ce
ne seroit plus une inclination honteuse, qui engageroit les cœurs ; l'amitié
seule, & l'estime en feroient les plus
doux liens. Les mariages, par consé-

[a] Antivenereum est, *Ettmuler*, comment. in Ludo-
vic. | [b] *Naironi*, p. 42. 43.

quent, deviendroient plus raisonnables, les sociétez mieux assorties, &
les états plus heureux.

A Dieu ne plaise, cependant, qu'on
voulût excuser dans le café une vertu
meurtriere ! Car que seroit-ce autre
chose, qu'anticiper le crime, & avancer le meurtre, que de s'opposer à la
naissance des hommes, puisqu'il n'est
pas plus criminel de procurer la
mort, que d'empêcher de prendre vie ?
Car si c'est être déja homme, que d'ê-
tre prêt de naître ; c'est le tuer, que
d'en éteindre le principe, puisque c'est
détruire un fruit, que d'en ruiner le
germe : *Homicidii festinatio est, prohibere*
non nasci, nec refert natam quis eripiat
animam, an nascentem disturbet. Homo est
qui est futurus, etiam fructus omnis jam
in semine est [a].

a *Tertul.* c. 9. apolog.

****

CHAPITRE XI.
Du chocolate.

ON refuseroit presque au chocolate le titre, ou la qualité de
boisson ; car il trouveroit mieux sa
place parmi les bouillons [a], ou les

a *Mund.* p. 350. *Mappus*, p. 3.

conſommez, tant il eſt nourriſſant &
plein de ſuc, capable de ſoûtenir les
perſonnes les plus robuſtes :

> ————— Illatâ, falſi ſub nomine potûs,
> Per fraudem pulte, athletas quæ robore
> firmet [a].

On le fait, cependant, paſſer aujour-
d'hui pour la reine des boiſſons, pour
la boiſſon des dieux :

> Hic fons, hic veſtros diva ſervatur in
> uſus [b].

Que ſi elle ſe prête aux mortels, c'eſt
moins pour ſervir au corps qu'à l'eſprit, *potus mentis* [c] : parce qu'elle en
eſt le ſoûtien ou le remede : *Dejecta . . .*
pharmaca mentis [d].

Ces vins que l'antiquité vantoit le
plus, & ceux qui paſſent aujourd'hui
pour les plus flateurs, & les plus
exquis, doivent, nous dit-on, le ceder
au chocolate.

> ————— Nec maſſica poſthac
> Aut creſſo invideant ſtillantia vina
> racemo [e].

L'ambroſie enfin, ce divin nectar, ne

a *P. Thomas Strozza*, ſ. 1. de cocolatis opificio,
p. 73. | b *Ibid.* p. 27. | c *Id.* p. 1. | d *Id.* p. 31.
| e *Id.* p. 42.

lui fut jamais comparable : *Blandior ambrosiâ est* [a].

Voilà le préfent, dont on eft redevable à l'*Amérique* ; car d'où la volupté n'a-t-elle point emprunté de nouveaux charmes ? C'eft qu'elle a fes dégoûts, & elle lafferoit fi elle fe montroit toûjours la même. Il faut donc qu'elle varie pour plaire, quoi qu'elle promette toûjours plus qu'elle ne tient : *Est in defiderio, non in fatietate* [b]. Peut-être donc ce préfent, d'une terre étrangere, a-t-il auffi peu de vraie utilité, que tout ce qui a fervi jufqu'ici au plaifir ; peut-être faudroit-il s'en défier, comme d'un vrai mal, ou d'un bien apparent, d'autant plus féduifant, qu'il flatte davantage : *Moneo te, ne oblectamenta ista terræ pro magnis aut veris bonis habere te credas, quæ funt non tantùm fallacia, quia dubia ; verùm etiam infidiofa, quia dulcia* [c]. Il eft donc à craindre, que l'Amérique, avec tout ce qu'elle offre de plus voluptueux, réuffiffe auffi peu que les autres parties du monde, à fatisfaire le cœur de l'homme, que le monde entier ne remplira jamais, parce qu'il faut autre chofe que des

<hr>

a *Id.* p. 52. | b *Cicero*, Tufcul. l. v. c. 34. | c *Lactant.* de opific. Dei, c. 1.

créatures , pour un cœur qui n'eſt point fait pour elles : *Irrequietum eſt cor noſtrum* [a] , &c. Cependant, puiſqu'on exagere tant cette boiſſon prétendue , puiſque l'on en vante tant les bonnes qualitez pour la ſanté , & qu'on nous la donne pour un *elixir,* & pour une *panacée,* c'eſt-à-dire, pour un remede à tous maux :

> *Ammericum elixir, vel mexiacam panaceam* [b].

Il eſt bon d'en parcourir l'hiſtoire, d'en ſuivre les changemens, & d'en étudier les vertus.

On en concevroit aſſez mauvaiſe opinion à en juger, par ce que les Eſpagnols nous rapportent du chocolate, tel qu'ils le trouverent à leur entrée en Amérique ; car c'êtoit alors une boiſſon plus propre à engraiſſer des porcs, qu'à régaler des hommes : *Porcorum magis colluvies, quàm hominum potio* [c]. Ce fut en 1520. que les Eſpagnols firent la découverte de cette boiſſon brute & ruſtique , dont ils s'appliquerent à faire une liqueur , autant agréable, qu'ils l'avoient trouvée dé-

a *D. Aug.* confeſſ. | b *Strozza,* de cocolatis opiſic. p. 59. | c *Cluſius,* l. 11. de exot. c. 28.

plaisante. Ils en retrancherent dans la suite une partie des aromats, ou drogues acres & piquantes, dont les Mexiquains rehaussoient le goût de leur chocolate, & n'employerent principalement à sa composition, que les *cacaos* & la *vanille* [a] : de sorte que le chocolate se trouva en 1600. [b] entre les mains des Espagnols, tout autre que celui des Amériquains. Il passa ainsi réformé en Espagne, en Italie, en Angleterre & en France [c]. Pour mieux y réussir encore, les Espagnols ne l'apporterent plus en masse, ou préparé d'Amérique ; car comme il ne se conserve au plus que deux ans [d], quand il est en *conserve*, ils apporterent en Europe le *cacao* & les *vanilles* non employées [e], dont ils firent chez eux le chocolate. Cet expédient leur réussit d'autant mieux, que les *cacaos* se conservent sains tres-long-temps [f], sans s'engraisser, ou sans devenir huileux [g]. Ils les amassent même dans le pays, & ils s'en servent comme d'une monoye [h], qu'ils donnent par aumône aux pauvres, qui les mettent en

a *Mappus*, p. 41. | b *Id.* p. 37. | c *Dufour*, p. 306. | d *Mappus*, p. 37. | e *Ibid.* | f *Mappus*. p. 13. Vid. Pomet. | g *Ibid.* | h *Mappus*, *Dufour*, *Cald. ra.*

réferve, jufqu'à ce qu'ils en ayent affez pour les trafiquer, ou pour s'en faire de l'argent. Depuis ce temps, chaque pays a préparé le chocolate à fa mode ; mais il ne fe trouve nulle part, ni meilleur, ni plus fain qu'à Paris [a], parce qu'il y eft plus fimple [b], dépouillé de ce fratras d'ingrédiens, plus convenables à la rufticité des barbares, qu'au goût délicat des Européens. Il en vient un cependant aujourd'hui de l'Amérique, plus fimple encore, puifqu'il n'eft compofé que de *cacao* fans *vanille*. Le *cacao* fait la bafe de celui des Européens, la *vanille* l'affortiffement & le goût, & le *fucre* adoucit & perfectionne l'un & l'autre. Le *cacao* eft une forte de noix ou d'amende, renfermée dans une gouffe, qui en contient jufqu'à quarante ; & c'eft une forte d'oranger, par fa reffemblance extérieure, qui porte cette gouffe [c]. Ce fruit eft d'une fubftance douce, graffe, onctueufe :

―――――― *Tota ingenito cacavatis bacca redundat*
Vnguine [d].

a *Pomet.* l. 7. c. 15. | b *Mappus*, p. 41. | c *Dufour*, P. 312. *Mappus*, p. 6. | d *Strozza*, p. 68.

Le ſuc, dont il eſt plein, paroît laiteux ; car il mouſſe [a] étant battu, &
on trouve, qu'il tient quelque choſe
du beurre [b] ; il s'aigrit enfin ſur le feu
comme le lait [c]. Il eſt d'un goût un
peu amer [d], lequel, joint à ſa qualité
graſſe & huileuſe, l'a fait ranger parmi
les alimens chauds & humides, mais
dans un degré fort tempéré. Ce qu'il
a de plus actif & de plus ſavoureux,
il le tient du feu ; car le cacao doit
être légerement torréfié, pour entrer
plus utilement & plus agréablement
dans le chocolate.

Eſt ſapor, aſt toſto major, mihi crede,
   cacao
Gratia ; nec cyathos dabit exhaurire ſa-
   lubres ;
Ni ſcabrum ſucci ingenium priùs igne
   retundas [e].

La *vanille* eſt une autre ſorte de gouſſe
longue & étroite, d'une odeur char-
mante, & d'un goût délicieux, ſur
tout, en Amérique [f] ; & c'eſt d'elle,
ou de ſon mêlange avec le cacao, que
vient la ſaveur ſi flateuſe du choco-

<hr>

[a] *Caldera*, de hered. tribun. medic. mag. P. 449.
[b] *Ibid.* | [c] *Id.* p. 473. Vid. *Mappum*, p. 19. | [d] *Du-
four*, p. 317. | [e] *Strozza*, p. 44. | [f] *Mappus*, p. 29.

late, dont elle fait un *nectar* [a] & un *baume* :

   —— *Labentis* ——— *opobalsama vitæ* [b].

Sa vertu merveilleuse & sa conformité avec notre nature paroît, en ce qu'on raconte de lui, que toutes les nations, tous les âges, les sexes & les tempéramens s'en accommodent [c], & qu'il convient en toute saison [d], dans l'été, dans l'hiver, &c. *Crudis necessarium, temperatis utile, innoxium omnibus* [e]. Mais rien ne prouveroit si parfaitement cette conformité, avec les causes qui nous font vivre, que l'observation qu'on a faite, que le poux [f] de ceux qui viennent de prendre du chocolate, ne s'éleve aucunement ; car ce seroit une marque non équivoque, qu'il ne fermente pas le sang, mais qu'il se lie, *s'amalgame*, pour ainsi dire, & s'incorpore avec lui, sans agitation & sans trouble. Ce bon effet lui vient, dit-on, de ce que c'est moins une liqueur succulente [g] qu'une substance grasse, mais fine, déliée & vaporeuse,

a Indicum nectar ex *Stubbeo* apud cardinal. *Brancat.* p. 165. | b *Strozza*, p. 17. | c *Mappus*, p. 57. *Caldera*, p. 474. *Dufour*, p. 387. | d *Ibid.* | e *Caldera*, p. 475. | f *Dufour*, p. 388. | g Ex Ludovic. *Ramirez* & *Gaspar. Branc.* apud *R. P. Strozza*, p. 87. n. a.

qui entre dans le sang insensiblement,
&, pour ainsi dire, sans qu'il s'en ap-
perçoive :

Haud equidem lapsos pleno quod nutriat
  artus
Fomite ; sed multo quod pinguis ab un-
  guine, magnam
Spirituum vim progignat [a].

Or ce mélange d'esprits ne se fait si
tranquillement dans les vaisseaux, que
parce que le chocolate est une substance déja domtée, parfaitement bri-
sée, & que la trituration qui l'a préparée, a rendue douce, molle & souple, analogue enfin au sang, qui n'a
point de combat à livrer à son arrivée, parce qu'il le trouve conforme
à sa nature. Par la même raison, les
parois des vaisseaux n'en sont point
ébranlez, les *oscillations* demeurent les
mêmes, & conservent leur mollesse,
leur ordre & leur cadence ; parce qu'un
suc laiteux, gras, & aussi parfaitement
broyé, se mêle dans le sang sans effer-
vescence, & y est admis sans travail.
Différent de ces *volatils* vineux & ardens, qui portent d'abord à la tête &
brûlent l'estomac, peu ressemblant

a Strozza, p. 87.

encore à ceux que le feu prépare, qui font turbulens & impétueux, qui mettent tout le corps en trouble, & en allarme, par les ébranlemens qu'ils font, par les effervescences qu'ils causent, & les soulevemens qu'ils excitent. Le chocolate, dis-je, différent de ces esprits & de tous ces *soufres* emportez & fougueux, il entre dans l'estomac sans douleur, dans les vaisseaux sans tumulte, dans les nerfs sans violence. Avec de si heureuses dispositions, il a dû être un soûtien pour la santé, & un préservatif contre les maladies. C'est aussi la réputation qu'on lui donne, & qu'il mérite, dit-on, par tous les secours qu'il apporte ; c'est, sur tout, à cause de la vertu qu'il a de fortifier l'estomac, de le préserver d'aigreurs & de corruption, d'embaumer le chyle & le sang ; car, par ces moyens, il prévient ou épargne autant de maux, que les vices de la premiere digestion sont capables d'en faire.

Principio stomachum moderato confovet
   hauftu,
Excitat & lapsas infuso robore vires
Ventriculi, ingenitumque fibris vitalibus
   ignem,

*Exacuens pigrum ad sua munera fortiùs
  urget :
Hinc uno plures arcet medicamine morbos.*

———————

Obterit omnigenas obtrito in semine pestes [a].

Après cela, il faut lui accorder une vertu merveilleuse pour fournir beaucoup de sang & d’esprits [b] : cela est en effet vrai, & on en donnera les preuves, en parlant du chocolate, par rapport au jeûne.

Un aliment si excellent demande cependant quelque précaution ; car plus il est délicat, plus on doit le préserver des vices, qu’il pourroit prendre dans l’estomac ou dans le sang. Il lui faut, sur tout, une sauve-garde, pour le munir contre des piéges, que l’intempérance peut lui tendre. Il est donc à propos de prendre le chocolate à jeun ; & parce qu’il est aisé à enflammer, étant gras & aromatique, un verre d’eau [c] qu’on avalle avant que de le prendre, le défend contre les amorces de feu, qu’il pourroit trou-

———————

a *Strozza*, p. 60. | b *Dufour*, p. 405. *Mappus*, p. 21. 58. *Mund.* p. 350. | c *Caldera*, p. 475. *Dufour*, p. 372.

ver en chemin. Car s'il est des cas où il convienne d'affoiblir la force de l'estomac , & de retarder la diges-tion , c'est, sur tout, quand on a à craindre , qu'une nourriture fine & délicate, comme celle du chocolate, ne s'exalte & ne s'enflamme d'abord. Par une raison semblable , que les *Méxiquains* ignorent, mais qu'ils ont sentie , ils prennent le chocolate avec l'*atolle* [a], qui est une bouillie faite avec une sorte de farine ; à la place de cette bouillie, en Italie & en France, on accompagne le chocolate , de petites tranches de pain rôti, qu'on trempe dedans.

> *Infudisse juvat spumanti in nectare ofellas*
> *Panis , & intinctu mollitas frangere morsu* [b].

D'autres mangent un biscuit, ou des pâtes de semence froide, en prenant le chocolate ; quelques-uns prennent auparavant un lait d'amande , ou un couli d'orge [c]. Ces préludes sont permis, comme pour se préparer au chocolate, & le rendre moins promt à *s'exalter* ,

a *Dufour*, p. 362. | b *Strozza* , p. 52. | c *Marradon* , dialog. p. 436.

ou à se développer. Mais il est dangereux de le prendre après le repas [a] ; car
c'est surcharger l'estomac, & exposer
les vaisseaux à s'engorger, que de mêler une substance si succulente, avec
un chyle abondant & demi-fait. C'est
encore pour ménager l'estomac, qu'il
faut se garder du chocolate fraîche-
ment fait ; car alors il est turbulent
& *fermentatif* : il doit avoir, du moins,
trois ou quatre mois [b]. Mais l'excès [c]
en est toûjours pernicieux, tant il est
vrai, qu'il faut toûjours être en garde
contre tout ce qui est plaisir. Deux
tasses donc, au plus, d'une once de chocolate, sur six onces d'eau chacune,
suffiront par jour [d] ; & c'est à cause
de l'excès qu'on en fait, qu'on l'a
soupçonné à Rome de faire des apopléxies [e], & de causer des morts subi-
tes : soupçon, qui est aussi passé en France, & dont d'habiles médecins croyent
avoir de bonnes preuves. On prétend,
qu'il est incapable de ces inconvéniens, parce qu'il est d'un suc abondant, & tres-bien conditionné [f]. Mais
la force, & la grande quantité de

a *Caldera*, p. 475. | b *Dufour*, p. 393. | c *Id.* p. 400.
| d *Caldera* p. 477. *Mappus*, p. 52. | e *Lancisius*,
de mortib. subitaneis, p. 113. | f *Ibid.* p. 119.

nourriture, pourront devenir en lui des causes d'apopléxies, puisqu'elles sont le plus souvent *phelgmoneuses & inflammatoires*, occasionnées par l'interception d'un sang abondant, qui se fermente, se dilate, & qui prend un volume plus gros, que les vaisseaux ne sont larges ; car alors il s'embarrasse & oppose à son cours une digue insurmontable, qui arrête promtement le sang, & éteint tout d'un coup la vie. Ce n'est pas que le chocolate ne favorise & n'accélere même la circulation du sang :

> —— *Is purum potiori è sanguine florem*
> *Assiduo circum præcordia turbine versat* [a]

Mais c'est lorsqu'il est pris frugalement, & reçû dans un corps, en qui les liqueurs ont toute leur aisance, & les parties solides leur battement & leur jeu ; qui ne sera plein, par conséquent, d'un sang, ni trop bilieux, ni trop volatile ; car le chocolate est dangereux aux corps échauffez [b], & il ne soulage surement, que quand il ne trouve point de réplétion [c].

Les Indiens ont trouvé le moyen de

a *Strozza*, p. 68. | b *Martadon*, p. 436. | c *Dufour*, p. 402.

ſe faire un chocolate froid, dont ils font débauche par le plaiſir qu'ils y trouvent [a]. A leur imitation, les Européens ont inventé le chocolate à la glace [b]. Le plaiſir de boire froid, a introduit cette abominable [c] coûtume, qui eſt tres-dangereuſe à tout le monde, &, ſur tout, aux perſonnes du ſexe [d], comme on l'a obſervé. Mais, bons dieux, s'écrie un ancien philoſophe, une ſoif ordinaire & naturelle, a-t-elle beſoin de tant de façons, pour être ſoulagée ? *Dii boni ! quàm facile eſt extinguere ſitim ſanam* [e]. Ce que vous appellez ſoif, ajoûte-t-il, eſt une maladie ; c'eſt une fiévre d'autant plus ardente, qu'elle brûle intérieurement, & que ſa chaleur ſe fait moins ſentir au pous & ſur la peau, qu'au cœur, que la paſſion de la volupté dévore. Cet ancien mal, que le temps n'a pû guérir, eſt d'autant plus opiniâtre, qu'il eſt entretenu par la molleſſe de la vie, & par la lâcheté des hommes : *Sitim iſtam eſſe putas ? febris eſt : & quidem eò acrior, quòd non tactu venarum, nec in cutim effuſo calore deprehenditur ; ſed cor ipſum excoquit luxuria, invictum ma-*

a *Ibid.* p. 366. | b *Caldera,* p. 474. | c *Ibid.* | d *Dufour,* p. 366. | e *Senec.* l. 4. nat. q.

luin, & ex molli fluidoque durum atque patiens [a].

Un célebre médecin espagnol [b] a fait voir les inconvéniens de la boisson froide ; & *Galien* [c], long-temps avant lui, avoit averti, que rien n'est si capable de durcir le foye, & d'amener l'hydropisie, que de permettre aux malades de boire froid. Mais un autre médecin [d] d'un roy d'Espagne, se déchaînant contre les boissons à la glace, regrette l'ancienne frugalité des Espagnols : *Antiqua Hispanorum continentia sepulta* ; & il craignoit tout, pour une nation autrefois si sage, en la voyant de son temps plongée dans l'intempérance : *Damno*, dit-il, *doleo ævi calamitatem ; video enim luem Epicuream, nunc Hispaniam quoque in tyrannidem tenore.... hac nostrâ tempestate veluti quadam pestis suborta est, consuetudo diluendi vinum nive* [e]. Le chocolate à la glace, ne doit point être moins dangereux ; car autant qu'il est ami des visceres, & en état de se mêler surement avec le sang, quand il est chaud, autant devient-il pesant, indigeste, & capable de rallentir la circulation, étant à la

a *Id.* ibid. | b *Nicol. Monardes.* | c L. 5. de loc. affect. c. 7. | d *Christoph. à Vega.* | e L. 2. de arte med. f. 3. c. 1.

glace.

glace. On le comprendra mieux, quand on rapportera ci-après les utilitez qui reviennent à la santè, de lʼusage de boire chaud.

Les Amériquains donnent le chocolate aux malades [a] ; mais il faut distinguer en Europe les maladies. Il soulage particulierement, comme on lʼa déja dit, les foiblesses dʼestomac :

Non dedignantis stomachi corporibus ulla
Blandior ambrosia est [b].

Il guérit les cours de ventre, il appaise les coliques, il redonne des forces [c], il charme les ennuis ; & tandis quʼon lʼa vû dissiper lʼassoupissement, ou lʼenvie de dormir, en quelques-uns qui se trouvoient dans la nécessité de veiller la nuit [d], il a rendu le sommeil à dʼautres, que le travail, la méditation, ou lʼinfirmité avoient épuisez :

Advocat is potius somnos ; nam pectore
lenes
Excitat ipse suos, tenuato rore vapores :
Et blando admulcens consopit lumina
victu [e].

Le chocolate ayant tant dʼavantages, on

a *Mapp.* p. 58. | b *Strozza*, p. 51. | c *Dufour.* | d *Dufour*, p. 395. | e *Strozza*, p. 67.

Tome II.   Q

ne doit plus s'étonner, si l'on se met aux Indes en de si gros frais, pour n'en pas manquer : c'est dequoi l'on jugera par l'effroyable quantité de sucre qu'on dépense en ce pays ; car elle va à près de treize millions de livres de sucre, qu'on employe par an en chocolate [a]. Il a cependant un inconvénient, dont il est bon d'avertir ; le chocolate a quelque chose d'enchanteur, pour ceux qui s'y sont accoûtumez ; on les a vû aux Indes ne pouvoir attendre la fin de l'office [b] divin, & humer goulument leur chocolate dans les églises. On a encore vû pis, des prêtres à l'autel se faire servir scandaleusement du chocolate, aussi-tôt après la communion [c]. Ces exemples ne laissent-ils rien à craindre ? Doit-on se livrer à une boisson, qui iroit à affoiblir la foy, ou à éteindre la piété ? L'excès du vin a-t-il de plus fâcheuses suites ? On donne cependant la préférence au chocolate, avec lequel on nous dit, qu'on peut se passer de tous les vins du monde, parce qu'ils n'ont, ni les mêmes douceurs, ni les mêmes charmes que lui :

a *Marradon*, p. 443. | b *Id.* p. 437. | c *Id.* p. 438.

Vina vorent alii, ————— —————
Haud equidem invideo, capiti oculisque
 nocentem
Devoveo, hesperiâ lætus promulcide,
 Bacchum [a].

————— ————— *Hispani ô dicite, Galli*
Credite, non animos quæ vellicet ulla su-
 pinos
Acrior, & crebro jubeat sibi plaudere
 saltu [b].

[a] *Strozza,* p. 52. | [b] *Ibid.*

****

CHAPITRE XII.

S'il est utile de boire chaud ?
Raisons d'adopter le Thé *, le*
Café*, & le* Chocolate. *Motifs
de s'en passer dans les jours de
jeûne.*

DE tous les animaux, il n'y a
que l'homme, dit *Pline* [a], qui
boive chaud : mais cet habile historien n'avoit point observé, que les
chevaux, & d'autres animaux domestiques, préférent l'eau chaude à la
froide, quand on a êté obligé de les

[a] Lib. 28. c. 4.

y accoûtumer pour quelques maux.

Il y a d'ailleurs des raisons de boire chaud ; & les anciens en comtoient quatre : 1°, pour fondre ou dissoudre les vins : 2°, pour rendre l'eau plus promte à se rafraîchir ; parcé qu'ils avoient remarqué, qu'elle devenoit telle, quand elle avoit été chauffée : 3°, pour la corriger, & en ôter la crudité : 4°, pour la mettre à la portée des infirmes. Quand bien même donc le *thé*, le *café*, & le *chocolate*, seroient parfaitement indifférens par eux-mêmes à la santé, du moins auroient-ils l'avantage d'être des eaux chaudes, qui ne sont pas inutiles aux besoins de la vie ; puisque l'eau simple étant échauffée, remplissoit autrefois plus d'une vûe, & satisfaisoit à plusieurs intentions utiles à la santé.

La raison principale, pour laquelle on vendoit autrefois publiquement de l'eau chaude dans les *thermopoles*, êtoit pour dissoudre les vins : c'êtoit autrefois la coûtume de laisser vieillir les vins ; de sorte, que les plus vieux êtoient les plus recherchez : *Quo generosius vinum est, hoc magis vetustate crassescit* [a] ; & l'on comtoit leur âge

a *Plin.* l. 233. c. 1.

par les noms & les temps des con-
fuls : *Ut fi quis falerno vino delectetur ,
fed eo nec ita novo , ut proximis confulibus
natum velit , nec rurfus ita veteri , ut opi-
mium & anitium conf. quærat* [a].

Pour les conferver pendant de fi
longues années, ils les faifoient fécher
de maniere, qu'ils prenoient une con-
fiftance de miel, & quelquefois la du-
reté du fel : tel étoit le vin d'Arcadie,
dont parle *Ariftote* [b], que l'on cou-
poit au couteau. Ceci arrivoit, ou à
force de laiffer vieillir les vins, comme on a vû [c] encore d'excellens vins
d'Efpagne, fe durcir feulement par la
longueur des années, ou en les def-
féchant au feu, au foleil, & le plus
fouvent à la fumée :

Coɛta fumis mufta Maffilianis [d].

Par ces moyens, on parvenoit à conferver des vins jufqu'à deux cens ans [e] ;
& ceux - ci étoient les plus exquis,
parce qu'ils étoient les plus vieux :

Vini vetuftiffimi maxima eft gratia [f].

Pour ne s'y point méprendre, on

a *Cicero* in Bruto. | b Lib. 4. *Météor.* | c *Scacchus,*
de falubr. potu, p. 41. | d *Martial.* l. 1. epigr. 80.
| e *Plin* l. 23. c. 1. | f *Athen.* l. 2.

mettoit des étiquettes fur les bouteilles, pour marquer le cru d'où ils venoient ; & c'étoit la marque d'un bon
vin, quand ces étiquettes paroiſſoient
uſées, ou pourries de vieilleſſe :

> —————————— *Vinum*
> —— *Cujus patriam, titulumque ſeneĉtus*
> *Delevit multâ veteris fuligine teſta* [a].

Ces mêmes étiquettes marquoient les
noms des conſuls [b], ſous leſquels le
vin avoit été fait :

> *Nunc mihi famoſos veteris proferte falernos*
> *Conſulis* [c] *, &c.*

De là vient cette ſorte de proverbe,
que le plus ancien citoyen romain
êtoit plus jeune, que le vin qu'il bûvoit : *Apud Romanos, nemo tam ſenex,*
qui ante ſe genita vina non biberet [d]. C'ê-
toit donc pour diſſoudre ces vins, &
les rendre coulans & potables, que
les anciens êtoient obligez de les détremper avec de l'eau chaude. Ils le
faiſoient encore pour une autre raiſon ;
car ces vins étant devenus extrême-
ment forts en vieilliſſant, on les dé-
layoit avec de l'eau chaude, puis on

---

a *Juven.* ſatyr. 5. | b *Plin.* l. 14. c. 13. | c *Tibul.* l. 2.
v. 34. eleg. 1. | d *Plin.* l. 19. c. 4.

les couloit pour les énerver , *ad caſ-*
tranda vina ; ſans quoi cette force alloit quelquefois au point, qu'il êtoit
des vins [a] qu'on ne bûvoit, qu'après
y avoir mêlé vingt parts d'eau ſur une
de vin [b] : cette quantité d'eau n'y auroit pas même ſuffi, ſi elle n'avoit été
chaude [c].

Au reſte, la coûtume d'alors n'étoit
pas de mêler l'eau avec le vin, à me-
ſure qu'on le ſervoit ; il y falloit plus
de cérémonie ; & le temps qu'on donnoit à détremper ces vins épais & dur-
cis, demandoit qu'on les tint détrempez. Cela ſe faiſoit dans de grans vaiſſeaux, faits exprès, de métal ou de
bois, d'où l'on verſoit le vin trempé
dans des taſſes. Ces taſſes étoient de
corne, ou des cornes mêmes [d] ; coûtume qui s'eſt long-temps conſervée
parmi les peuples du nord, *Cornibus*
barbari ſeptentrionales potant [e] ; & qui
ſubſiſte encore aujourd'hui parmi les
Tartares [f]. C'êtoit donc dans ces cornes, qu'on ſervoit à boire aux conviez. Il y avoit enfin des valets pré-
poſez, pour tenir le vin trempé, une

à Maronea. | b *Plin.* l. 14. c. 4. | c *S·acch.* p. 44.
| d Crateres quaſi κερατία, *Athen.* l. 11. | e *Plin.*
l. 11. c. 37. | f *Del. Vall.* itiner. tom. 3.

heure avant le festin ; & ils étoient rudement punis, s'ils y manquoient [a].

Les anciens faisoient encore chauffer l'eau, pour avoir le plaisir de la boire plus fraîche : ce qui se faisoit sur tout pour la table des princes [b] ; car la fraîcheur que contractoit l'eau, après avoir été chauffée, leur paroissoit délicieuse :

Decocta nobile frigus aquæ [c].

Cette invention vint de *Néron*, qui faisoit refroidir dans la neige des bouteilles d'eau chaude ; & l'eau ainsi rafraîchie, passoit pour être plus saine, & mieux faisante :

Si stomachus domini fervet vinoque ciboque,
Frigidior Geticis petitur decocta pruinis [d].

C'est ce qu'on appelloit hiverner les eaux, *aquas hyemare* : mais cette délicatesse étoit mise au nombre des choses, que le luxe & la débauche avoient introduites [e].

La troisiéme raison qu'avoient les anciens de faire chauffer l'eau, étoit

a *Scacch.* p. 51. *Ammian.* l. 28. | b *Id.* p. 25. *Futius,* de pot. antiq. c. 9. | c *Martial.* l. 13. | d *Juven.* satyr. 5. v. 49. | e *Vid. Plin.* l. 19. c. 4. l. 31. c. 3.

de la corriger, persuadez qu'ils étoien t, que l'eau perdoit sur le feu, tout ce qu'elle avoit de mauvais [a]. En effet, les empereurs, comme on l'a dit de *Néron*, ne bûvoient l'eau, que quand elle avoit passé sur le feu ; & *Athénée* [b] rapporte une pareille coûtume des rois de Perse. A l'imitation des rois, les grands d'abord, & les peuples ensuite, en auront fait de même : ce qui aura servi à établir la coûtume de boire chaud, dont on voit tant d'exemples dans le même *Athénée*. En effet, il est étonnant combien les sujets aiment à imiter leurs princes ; & ne dûssent-ils jamais atteindre à leurs manieres, ils s'en approchent du moins le plus qu'ils peuvent, & se font honneur de les étudier : *Est admiratione dignum quantopere divites principum mores, vel imitentur, vel si non imitentur, videri saltem velint* [c].

La quatriéme raison, pour laquelle on bûvoit l'eau chaude autrefois, étoit pour la rendre plus utile aux personnes, dont les entrailles délicates demandoient cette précaution :

---

a *Galen.* lib. de bonit. aqu. c. 1. *Avicenna*, l. 11. p. 1. doctr. 2. c. 16. | b Lib. 1. | c *Galen.* l. 1. de antidot. c. 4.

Ahenum calefacere nobis aliquem, &
aquam
Jube decoquere, visceribus ut auxiliemur.

Ce sont les paroles d'un des conviez
d'*Athénée* [a].

Les anciens médecins [b] étoient aussi
dans l'usage d'ordonner l'eau chaude
à leurs malades, sur tout dans les maladies inflammatoires. Mais ceux qui
se portoient bien, s'en accordoient de
froide, pour se donner plus de plaisir :

Aquam in olla mihi, qui coquat neminem
Aspicere sustinebo,
Non enim malè valeo [c].

L'eau chaude étoit donc principalement ordonnée dans les maladies :
Hippocrate la conseille dans les fiévres ;
Avicenne, l'ordonnoit en pareil cas ;
Trallien, dans les phrénésies ; *Platon*,
dans les dégoûts ; *Celse*, dans les maux
d'estomac ; *Trallien*, dans les maux de
reins ; *Aëtius*, dans ceux de vessie :
d'autres enfin, dans les maux incurables [d].

Un des plus savans hommes qui ait

---

a Lib. 3. | b *Hipp. Galen.* passim. *Avicenna*, l. 1.
fem. 2. c. 16. Vid. *Butium*, de potu antiquorum, c. 6.
& 7. | c *Athen.* l. 3. | d Vid. *But.* de potu antiq. c. 6.

été en médecine [a], a douté que les
anciens ayent bû l'eau chaude dans
leurs festins, parce qu'elle lui paroît
plus propre à faire vomir, qu'à mettre en appétit. D'où il conclut, qu'ils
ne prenoient apparemment de l'eau
chaude, que pour se vuider l'estomac,
avant que de se mettre à table, pour
se préparer à mieux manger. Mais
tout ce qu'on vient de rapporter,
prouve combien ce savant homme s'est
abusé. Il n'avoit pas assez distingué
l'eau bouillante, *aquam decoctam, aquam
fervidam*, d'avec l'eau tiéde : celle _ ci
fait vomir, l'autre en préserve ; & l'u-
ne & l'autre êtoient connues des anciens, qui se servoient de toutes les
deux, suivant leur besoin, ou leur
plaisir :

Ancilla effundebant,
Altera quidem calidam aquam, altera
μετάκερας.
Amphitis in balneo
Alta voce jussit
Aquam sibi calidam afferri, alius
μετάκερας [b].

On voit aussi par cet endroit d'*A-*
thénée, que les anciens bûvoient l'eau

a *Mercurial.* var. lect. l. 1. c. 8.] b *Athen.* l. 3.

de la main des filles, qui la fervoient ; & il y a des exemples de nouvelles époufées, qu'on chargeoit de cette fon-
ction, ·

——— *Calidam nympha miniftrat aquam* [a].

Peut-être fut-ce un effet de la moleffe du paganifme. On fait pourtant que les anciens fe faifoient fervir [b] affez indif-féremment, en beaucoup de chofes, par des hommes, ou par des femmes. Un habile médecin de Naples [c] décide la queftion, touchant la préference qu'on doit donner à l'eau chaude, ou à l'eau froide, & il fe déclare pour l'eau bouil-lante, mais qui n'aura point bouilli [d]. L'on a obfervé en effet, que celle-ci eft plus pefante, & qu'elle paffe moins bien, parce qu'elle a bouilli ; de forte qu'il n'eft fûr de la faire bouillir, que quand on y ajoûte quelques herbes, ou quelques fleurs, &c. parce que l'eau bouillant avec elles, fe charge plus in-timement de leur teinture.

Au refte, qui n'apperçoit en ceci, com-me en tant d'autres chofes, l'extrême fageffe des anciens ? Dépourvûs des dé-

———

a *V. Eut.* c. 9. | b. *V. Pignor.* comment. de fervis. | c *Lucas Portius*, de fan't. milit. tuend. | d *Id* de aqu. fervent. præftantia, p. 2.

couvertes de ces derniers siecles, ils en ont cependant senti les conséquences ; & quoiqu'ils fussent mal instruits de la mécanique de nos corps, cependant leur attention & leur prudence leur ont tenu lieu de lumiere, & ils ont sçû démesler les voyes, qui conduisoient le plus sûrement à la conservation de la santé, ou à son rétablissement. En effet l'usage des boissons chaudes, si fort recommandé dans leurs livres, & dont ils faisoient si grand cas, s'accorde parfaitement avec les principes de la physique moderne. Tout ce que nous connoissons aujourd'hui de l'économie du corps, ne tend qu'à nous persuader, que comme la liberté des fonctions entretient la santé, le cours libre du sang, ou sa facilité à circuler, entretient la liberté des fonctions. C'est donc principalement dans la fluidité des liqueurs que consiste la vie ; car en cela, sont contenues les sources de la santé, comme l'a si solidement prouvé l'un des plus sensez, & des plus habiles médecins de la faculté de Paris [a]. Ainsi tout ce qu'on conçoit de force dans les puissances, qui font rouler ces liqueurs, ne va qu'à en mesurer

---

[a] M Finct le Pere, *dans son excellente thèse.* Ergo quò fluxilior sanguis, eò sanitas firmior, 16. Novemb. 1701.

les mouvemens, à en regler le cours, à en prévenir les saillies, & à en modérer l'impétuosité. Toutes choses, qui s'exécutent par une force de ressort, établie dans toutes les parties, qui poussent ces liqueurs ; force, au reste, toujours constante, mais toujours retenue & modérée, laquelle va moins à pousser avec roideur, qu'à conduire avec adresse le volume, qu'elle fait agir. Deux choses donc toutes seules entretiennent ce concert, & conservent cet équilibre : le sang d'une part avec les liqueurs qu'il contient, d'autant plus coulant, qu'il est plus fluide & plus intimement détrempé, mû & poussé d'autant plus efficacement, qu'il se pousse & se meut moins lui-même [a] ; d'une autre part, un ressort, qui tient sa force de son aisance, & sa durée de sa souplesse. Les liquides donc parfaitement délayez, les solides mollement tendus, les uns & les autres constamment mûs & agitez, font la vie, & entretiennent la santé : ainsi tout ce qui délaye, ce qui détrempe, & ce qui amollit, doit être d'un grand secours pour notre conservation. Mais quoi de plus propre & de plus efficace pour produire tant de bons effets,

a *Cockburn.* œconom. p. 39.

qu'une boisson simple & douce , sur-
tout si elle est chaude ? Voici pourquoi.
La fluidité du sang, & la fléxibilité des
ressorts dans le corps humain , dépendent d'une chaleur , qui est beaucoup
au-dessus du médiocre ; car il fait aussi
chaud en tout temps dans le petit monde, c'est-à-dire , au centre du corps humain , qu'en plein été dans le grand
monde. On le sait , parce que le ther-
mometre monte aussi haut, étant posé
sur le sang, au sortir des veines, qu'il
fait dans les jours caniculaires [a]; mais le
sang doit être encore beaucoup plus
chaud dans les vaisseaux [b], à l'abri des at-
teintes & des impressions d'un air froid
& crud. L'intérieur du corps est donc une
sorte d'étuve. Or un feu sec & immédiat
étoit peu propre , pour entretenir une
semblable chaleur; un bain de vapeur y
étoit nécessaire, mais d'une vapeur douce, molle, insensible , & entretenue par
des liqueurs chaudes , mûes sans trouble , poussées sans violence, qui roulent
sans courir , & qui rampent sans croupir, lesquelles formeroient comme un
bain-marie, au centre du corps. Car d'i-
maginer dans les visceres des *feux de*

a *Boyle*, hist. hum. sanguinis, part. 1. p. 9. | b *Borell.*
bibliot. anat. p. 59.

roue & de reverbere, ce seroit mal entendre les causes de la vie, & les manieres de la nature ; quoi qu'ait avancé là-dessus le savant & ingénieux auteur [a], qui entreprend de faire appercevoir dans nos corps *les fourneaux & tous les instrumens* des chymistes.

Mais fut-il rien de plus propre, pour entretenir cette sorte de chaleur, ou pour la rétablir, que l'usage des liqueurs chaudes, quand elles sont douces, molles & vàpoureuses ? Elles lui conviennent d'autant plus, que tout étant aussi chaud au centre du corps, qu'on vient de le faire voir, il doit être dangereux d'y rien introduire de froid. La raison pourquoi on se morfond plûtôt, quand on a bien chaud, fait en effet comprendre, que le froid doit agir plus dangereusement sur les visceres, & que le sang & les liqueurs étant coagulées, ou rallenties, doivent causer, ou des maladies aigues, ou des infirmitez opiniâtres. Ceci est fondé sur ce principe constant dans la nouvelle médecine, que le sang paresseux, ou rallenti, [b] fait la plûpart de nos maux. Quelques-uns emportez par l'analogisme tiré de la

a *Duncan*, chymiæ naturalis specimen. | b Voyez *la même these de M. Finot.* Quò fluxilior, &c.

chymie, imaginent des *concrétions fali-*
nes & tartareuses ; d'autres fe figurent des
coagulations , pour expliquer la lenteur
du mouvement du fang. Mais , en ces
cas mêmes, la boiffon chaude paroîtroit
convenable , parce que rien ne fond fi
bien, & ne *décoagule* fi parfaitement, que
la chaleur. Ce feroit une *leffive* qu'on
feroit , pour diffoudre & enlever les
fels , dont le fang feroit imbibé ; mais
cette idée tient de l'imagination , &
peut-être enfin que la doctrine des *fels* ,
comme caufe des maladies , pofée fur
un fondement auffi ruineux , que celle
des *levains* , aura le même fort. Ce n'eft
pas que les liqueurs ne fe falent, & ne
s'aigriffent dans nos corps , il y en a
trop de preuves ; mais ces *acides* font
ordinairement les fuites du rallentiffe-
ment du fang , rarement en font-ils les
caufes. Un fang croupiffant s'aigrit ;
mais il ne croupit guére , parce qu'il eft
aigre. En un mot, les *fels & les acides*
finiffent toujours les maladies , fouvent
ils les fomentent, ou les accompagnent,
rarement ils les commencent. C'eft
donc par d'autres caufes, que le fang fe
rallentit. Les voici. C'eft dans les artéres capillaires [a] , que le fang commen-

---

[a] Voyez *Pitcarn*, differt.

ce à perdre de son mouvement, jamais dans les veines ; car celles-ci ayant plus de *diamétre*, ou de capacité, que l'extrémité des artéres, transméttent toujours le sang au cœur, parce que les veines forment en se recourbant vers ce viscere, un cône renversé. Elles tirent le sang d'un lieu plus étroit, pour le faire passer dans un plus large : ainsi le sang vénal fait aisément sa route, & ne séjourne nulle part. Par une raison contraire, les artéres sont plus sujettes à retarder le cours du sang, parce qu'elles ont moins de *diamétre*, que les veines. Leurs membranes *denses* & épaisses, les rendent encore moins propres à ceder à l'impulsion des liqueurs ; car comme elles prêtent plus mal-aisément, elles se laissent moins dilater par les liqueurs, qui les traversent. Cependant la principale raison, & la plus ordinaire, est que les artéres sont musculeuses & pleines de ressort, plus sensibles, par conséquent, à tout ce qui peut les heurter, les agacer, & les mettre en contrainte. Qu'une passion donc, comme la joye, excite le sang ; qu'une autre, comme le chagrin, (& celle-ci est journaliere) contriste les esprits ; qu'un excès grossisse le volume des humeurs, qu'une liqueur vive,

acre & vineuſe les fermente : alors les
eſprits dérangeront les battemens des
artéres ; le paſſage du ſang ſera inter-
rompu ; ſon cours deviendra moins uni-
forme ; & les membranes irritées prenant plus de roideur, lui oppoſeront
trop de réſiſtance. Celui-ci de ſon côté,
ayant trop de maſſe par ſon abondance,
ou trop de volume par ſon feu, qui l'enfle & le gonfle, il s'engoüera, & s'em-
barraſſera au paſſage ; il y croupira ; il
s'épaiſſira enfin. Mais êtant rétardé dans
les capillaires, il porte le trouble dans
toute l'œconomie du corps : car les gros
vaiſſeaux ne ſe vuident qu'imparfaitement alors, parce qu'ils trouvent moins
de décharge : le ſang reflue donc, & revient ſur lui-même ; & reculant d'autant plus, qu'il va moins en avant, il eſt
retardé, & par là aſſujetti aux battemens
redoublez des artéres, qui le frappent,
le ſaſſent, & l'épaiſſiſſent davantage,
parce qu'ils le trouvent plus long-
temps ſous leurs coups. Or, la boiſſon chaude remediera à ces inconvéniens ; car elle amollira les artéres, &
leur donnera de la ſoupleſſe ; d'autant
plus, que venant en même temps à délayer le ſang, à le fondre, & à le pénétrer ; elle le rendra plus coulant, plus

glissant, pour ainsi dire, & plus propre à s'échaper de dessous les coups des artéres. Il fuira donc, il circulera mieux, & se rallentira moins. C'en seroit assez pour confirmer la réputation du *thé*, du *café*, & du *chocolate*, & pour assûrer leur possession : mais il y a encore d'autres raisons de faire valoir leurs droits, & de les défendre. Les voici.

****

CHAPITRE XIII.

Suite du précédent.

Raisons d'adopter le thé, *le café, &*
le chocolate. *Motifs de s'en pas-*
ser dans les jours de jeûne.

ON oppose à l'usage du *thé*, du *café*, & du *chocolate*, que ce sont des boissons êtrangeres, peu propres, ou dangereuses à nos climats, pour lesquels elles ne paroissent pas faites, comme ils ne sont pas faits pour elles ; *Non placent tam longè nascentia, non nobis gignuntur* [a] ; & que peut-être il vaudroit mieux se passer de toutes les drogues, qui nous viennent des *Indes*, de

a *Plin.* l. 12. c. 24.

l'*Arabie*, ou du nouveau monde : *Nos Indicarum Arabicarumque mercium aut externi orbis non attingimus medicinas* [a]. On le prouve : 1°, parce qu'il n'est pas sûr d'adopter pour l'usage de la vie, des choses qui sont douteuses & inconnues, puisqu'elles viennent de si loin : *Non placent remediis tam longè nascentia* [b]. 2°, parce que les drogues des Indes ne sont que des appas d'avarice, & des amorces de cupidité : *Officinarum hæc, imò avaritiæ commenta.* 3°, Que c'est, par conséquent, se prêter à la fourberie, & se rendre dupes, que de prendre confiance à ceux qui nous les vendent, parce qu'ils sont moins occupez de prolonger notre vie, que de la mettre à prix : *Fraudes hominum & ingeniorum capturæ, officinas invenere istas, in quibus sua cuique homini venalis promittitur vita.* Voici encore un autre inconvénient, On trouve que cette inclination, ou cette préférence, qui s'établit pour tout ce qui vient de loin, a quelque chose de bas, & de servile ; car n'est-ce point aimer à se soûmettre aux étrangers, que d'emprunter leurs goûts ? N'est-ce pas moins prendre sur eux que sur nous, que de nous conformer à leurs manieres ? Il y

a *Plin.* ibid. | b *Ibid.*

a en cela pour nous moins à gagner, qu'à perdre : *Paremus externis .... ita profectò vincendo victi sumus* [a].

Pourquoi, ajoûte-t-on, courir si loin chercher des secours, que la nature a répandus, & semez à pleines mains en tout pays, où on les trouve sous les pieds de tout le monde : *Sola naturæ placuit esse remedia, parata vulgò, inventu facilia, & sine impendio, ex quibus vivimus* [b] ?

C'est par de semblables soupçons, qu'un auteur [c] de réputation a voulu donner de la défiance du *thé* ; car ce sont les mêmes qu'il avance, pour fonder l'anathême qu'il prononce contre cette boisson ; après quoi il conclut, que le *thé* doit être abandonné uniquement aux *Indinens*, pour lesquels la providence l'a créé.

Mais le vin si universellement reçû aujourd'hui dans toute l'*Europe*, & en *Dannemarc* même, la patrie de cet illustre médecin ; le vin, dis-je, est-il moins étranger que le *thé* ? Et l'*Arménie*, où il a pris naissance [d], approche-t-elle de plus près de nos tempéramens,

a *Plin* l. 24. c. 1. | b *Plin.* ibid. | c *Sim. Paul.* de abus. thé, p. 41. | d. *Calderæ Tribun.* p. 444. 446. *Le Pere Calmet*, sur la Genese.

& de nos climats, que la *Chine* ? C'eſt donc outrer manifeſtement les reproches, & cette raiſon d'accuſation prouve tant, qu'elle ne prouve plus rien. Elle iroit en effet à donner l'excluſion à toute autre boiſſon qu'à l'eau, parce qu'elle ſeule eſt de tout pays, & qu'elle ſeule conſtamment a plus de convenance & de rapport à quelque conſtitution, & à quelque climat que ce ſoit. On rapporte de *Fioraventi* fameux empirique Italien, qu'il êtoit ſi indigné contre tous les remedes qui viennent de loin, qu'il a plus d'une fois ſouhaitté d'être pape, ou empereur, pour ſe voir en droit de défendre, & de proſcrire toutes les drogues étrangeres. Pourroit-on porter plus loin ſon reſſentiment contre elles ? Bien leur en a pris donc, de ce qu'il n'a point êté exaucé ! *Mais le* quinquina *nous vient du Perou;* l'ipecacuanha, *du Breſil;* l'opium, *de Turquie;* la caſſe, *d'Egypte;* les tamarins, *d'Arabie; le* bezoard, *de Perſe:* le girofle, *la* canelle, *&* la muſcade, *des Indes; le vrai* baume, *de Judée; le* benjoin, *de Samarie; le* muſc, *de Tunquin; le* tabac, *le* ſucre, *les* perles, *&* la civete, *des Indes.* Ces ennemis déclarez des drogues étrangeres, auroient-ils conſenti qu'on retranchât toutes

celles-ci de la médecine[a] ? *Platon* n'auroit point été de leur fentiment, lui qui
vouloit qu'on voyageât, pour s'enri-
chir des découvertes, qu'on feroit parmi les nations éloignées. *Salomon*, plus
fage encore certainement que *Platon*,
plus éclairé[b], que tous les orientaux,
que les Egyptiens, & que tous les favans du monde, confeilloit auffi de
voyager, pour s'inftruire parmi les
êtrangers : *Sapiens… in terram alienige-*
narum gentium, pertranfiet : bona enim &
mala in hominibus tentabit[c]. L'on fait en
effet, que ce fut par le commerce des
nations, & par les voyages, que les
grands hommes de l'antiquité s'inftrui-
firent de ce qu'ils nous ont laiffé de plus
curieux dans les fciences. *Alexandre le*
grand êtoit encore dans ce fentiment.
Je trouve, difoit-il, parmi les êtrangers des chofes, que nous devons nous
faire honneur d'imiter ; & je ne vois
point qu'un fi vafte empire que le mien,
puiffe bien fe maintenir, qu'en com-
muniquant nos manieres aux peuples
êtrangers, & en adoptant les leurs : *In*
multis gentibus effe video quæ non erubef-

<hr>

[a] Voyez à ce fujet *Pitcarnii*, differt, de legibus hifto-
riæ naturalis, p. 63. | b *Reg.* 3, c. 4. v. 30. | c Ecclefia-
ftic. 39. v.

camus

camus imitari : nec aliter tantum imperium apptè regi potest, quàm & quædam & tradamus illis, & ab iisdem discamus [a].

César donna un semblable conseil au sénat. Les premiers maîtres de Rome, leur dit-il, qui ne le cédoient ni en sagesse, ni en courage à aucune nation, ne se crurent pas deshonorez en adoptant des usages étrangers, quand ils les trouvoient utiles & convenables. C'est pourquoi ils emprunterent des *Samnites*, la maniere de s'armer ; des peuples de *Toscane*, les habits & les marques d'honneur de leurs magistras ; & se firent une étude de ne rien négliger, de ce qui pouvoit faire fleurir leur empire, ou augmenter leur gloire, à quoi ils faisoient servir tout ce qu'ils trouvoient de bon chez leurs alliez, ou parmi leurs ennemis : *Majores nostri, P. C. neque consilii, neque audaciæ unquam eguêre : neque superbia obstabat quominus instituta aliena, si modò proba erant, imitarentur : arma atque tela militaria à Samnitibus, insignia magistratuum ab Tuscis pleraque sumpserunt : postremò quod ubique, apud socios aut hostes idoneum videbatur, cum summo studio domi exsequebantur* [b]. Il n'y a que l'impieté & le crime des na-

<hr>

a *Quint. Curt* | b *Sallust.*

tions étrangeres, contre lesquels il faut se tenir en garde ; & ce fut de quoi Dieu ordonna à son peuple [a], de se préserver au milieu des nations payennes. Il lui permit au contraire, de partager avec elle la graisse de la terre, en se nourrissant librement du lait & du miel, c'est-à-dire ; de tout ce que ces pays produisoient de plus excellent, ou de plus utile à la vie. Il y a même des exemples qui montrent, qu'on se trouve mieux de ce qu'on tient des étrangers, fussent-ils nos ennemis : les armes [b] de Saül ne se trouverent point à la portée de David, elles lui parurent insupportables ; mais il s'accommoda de celles de son ennemi [c], pour l'en égorger d'abord, & pour s'en défendre lui-même dans la suite. Les dépouilles des étrangers ne sont donc pas toujours inutiles : tout ce qui vient de leur part, n'est pas absolument condamnable. Pourquoi d'ailleurs s'opposer aux secours mutuels, que les nations peuvent tirer les unes des autres ? Un ancien sophiste [d], célebre par les soins qu'il a donnez à l'éducation de deux peres de l'Eglise, disoit, que c'étoit

a *Levitic.* c. 19. v. 4. | b L. 1. *Reg.* c. 17. v. 39 | c *Ibid.* v. 51. | d *Libanius* précepteur de S. *Basile*, & de S. *Jean Chrysostome.*

par un ordre secret de la providence,
que tous les avantages de la vie ne se
trouvoient pas ramassez dans un même
pays ; que c'étoient des biens, que Dieu
avoit partagez entre des nations différentes, afin qu'elles s'en fissent réciproquement part, & qu'elles entretinssent
ensemble une societé : *Deus non omnia
omnibus terræ partibus concessit, sed per re-
giones sua dona distribuit, quo homines alii
aliorum indigentes ope, societatem colerent* [a].
Il ajoûte, que c'est par une permission
de cette même providence, qu'il s'est
établi des marchands, pour faciliter aux
nations les moyens de s'entrecommuniquer leurs biens : *Itaque mercaturam
excitavit, ut quæ usquam nata sunt, iis
commodè frui omnes possint* [b]. Saint *Chrysostome* pensoit sur ce point, comme son
précepteur. La merveilleuse facilité,
dit ce pere, que celle que la providence a donnée aux hommes, pour se faire
mutuellement part de leurs biens ! Le
monde étoit trop vaste, & la vie des
hommes trop courte, les nations, par
conséquent, n'auroient pas eu le temps
de s'aller visiter, ni de se porter des secours mutuels. Dieu y a pourvû en fai-

---

a *Id.* apud *Huggrot.* l. de jur. bel. & pacis, l II. c. 2.
art. 13. n. 5. b *Ibid.*

fant tourner la mer autour du monde, comme autour d'une maison unique, qui renfermeroit tous les hommes. Par ce moyen, un homme dans le plus petit coin du monde, participe aux biens des régions les plus éloignées, avec la même facilité, que s'il les habitoit toutes. Il est donc permis, après cela, de se représenter toute la terre, comme une grande table, autour de laquelle seroient arrangez tous ceux qui l'habitent. Tous participeront également aux mets qui la couvrent ; car, ou ils s'en serviront eux-mêmes de leurs propres mains, s'ils en sont proches, ou ils s'en feront servir par les autres, s'ils en sont trop éloignez : *Quomodo satis dignè quis explicet facilitatem ad mutua commercia nobis datam ? Ne enim itineris longitudo impedimentum aliorum ad alios commeatibus afferret, breviorem viam, mare scilicet ubique terrarum disposuit Deus, ut mundum, tanquam unam domum communiter habitantes, crebrò nos viseremus, & apud se nata quisque alteri communicans, vicissim commodè acciperet res apud illum abundantes, ac si exiguam tenens terræ partem, ita tanquam si teneret universam, frueretur ejus quæ ubivis sunt bonis. Licèt itaque nunc tanquam in communi mensa convivarum, unicuique ea quæ sibi ap-*

posita, dare alteri longiùs accumbenti, ac contra quæ apud ipsum funt, accipere manu tantùm extentâ [a].

On se retranche à dire, que l'Europe trouve chez elle des plantes aussi efficaces, & plus faciles à trouver, que le *thé*, & le *café*. Notre *sauge* [b], par exemple, est aussi agréablement reçûe des Chinois, que leur *thé* parmi nous [c] : la *véronique* [d] & le *chamédris*, passent encore pour d'excellens *substituts* du *thé* en Europe. Le *segle* [e] & l'*orge* bien brûlez avoient commencé de prendre la place du *café*. De si heureuses tentatives, ne seroient-elles pas pour nous de favorables augures ? Ne seroit-ce pas des surs garans de la découverte de quelque excellent *substitut* du *chocolate*, qu'elles nous annonceroient ? Mais cette espérance seroit assez peu flateuse ; car quoi qu'il faille convenir de l'utilité de la *sauge*, qui ne promet pas moins, que de préserver de la mort :

An morietur homo cui salvia crescit in horto ?

a *Ibid.* | b *Bontekoe*, elem. de medec. | e *Mappus*, p. 50. | d Voyez *Francus*, veronica theisans. | e *Mappus*.

& quoique la *véronique* ait tant de réputation, elles n'atteindront de long-temps celle du *thé*, & jamais elles ne la surpasseront. La préparation du *segle* n'a déja plus de protecteurs ; celle de l'*orge* les perd tous les jours ; que si la découverte d'un *chocolate* d'Europe venoit à réussir aussi mal, ce seroit plûtôt fait de s'en tenir à celui du Méxique.

Les coups que M. *Duncan* porte contre le *thé*, le *café* & le *chocolate*, sont plus terribles. Son stile, pour être poli, n'en est pas moins véhément ; ses termes sont forts, ses expressions vives, ses reproches piquans, & ses accusations accablantes. Ce sont, à l'entendre, les démons du petit monde, que le *thé*, le *café* & le *chocolate* ; car il n'est maux qu'ils n'y fassent, il n'est trouble qu'ils n'y causent, il n'est danger qu'ils n'y apportent. Ils y menacent tout, ils s'attaquent à tous les visceres, ils intéressent toutes les fonctions, ils blessent toutes les parties. Le cerveau n'est plus en sûreté avec eux, la poitrine a tout à craindre, le foye, la rate, tous les visceres sont prêts de s'altérer & de se corrompre.

a *Avis salutaire .... contre le café*, &c.

Mais ce n'eſt pas ſeulement à la ſanté, qu'ils tendent des piéges, ce n'eſt
pas à un chacun des hommes en particulier, qu'ils en veulent ſeulement,
ils en menacent l'eſpece, & vont à
en éteindre la ſouche ; car ce ſont
des torrens de feux, des tourbillons
de ſoufres, que ces liqueurs chaudes,
dont on uſe trop volontiers, & ſans
ménagement, qui deſſéchent les organes, & tariſſent les liqueurs.

Deux circonſtances, cependant, af-
foibliſſent ces formidables accuſations;
car M. *Duncan* les fonde toutes ſur
l'abus de ces boiſſons, & ſur celui des
liqueurs ardentes, du vin, de l'eau de
vie, & pareilles liqueurs chaudes &
fortes ª, qu'on boit en même temps.
C'eſt donc à l'uſage immodéré de ces
boiſſons, & aux liqueurs, dont on les
accompagne, qu'il impute les deſordres, dont il les accuſe. Mais deux autres raiſons du danger de ces liqueurs,
ont échappé à la cenſure de cet habile
auteur ; ce ſont celles de l'intempérance & de la bonne chere, deux vices
qui ſont plus communs en Europe,
qu'en orient. Car enfin, tous ces
maux, dont on ſoupçonne ces boiſ-

ª *Ibid.* c. 5.

sons chaudes, étant inconnus dans les pays où elles sont anciennes & habituelles, on ne peut, sans injustice, les mettre absolument sur le comte du café, &c. Si donc M. *Duncan* a observé ces maux, soit en Allemagne, soit en France, il doit s'en prendre à l'abus [a] qu'on fait de ces liqueurs, à l'intempérance de nos peuples, à leur bonne chere, autant qu'à l'usage journalier du vin, dont on l'accompagne.

Le *café*, le *thé* & le *chocolate*, tiennent lieu de vin [b] à la Chine, au Méxique & en Turquie. Les Chinois, les Méxiquains & les Turcs, vivent de ris, de fruits, de légumes [c], &c. Ils ne boivent point de vin [d], & mangent peu [e]. Au contraire, on mange beaucoup en Allemagne & en France ; on y use abondamment de viandes, qui sont d'ailleurs toûjours assaisonnées & de haut goût. Les fruits y sont comtez pour rien. Ce sont des desserts, qu'on s'accorde comme par surcroît, encore sont-ils ordinairement sucrez ou confits. Les légumes y sont, ou

a *Mappus*, p. 63. | b *Id.* p. 36. 39. | c *Id.* p. 44. *Dufour*, p. 117. | d *Dufour*, p. 214. | e *Mappus*, p. 39. *Dufour*, p. 118.

méprisez, ou si étrangement déguisez
par les sausses qu'on y fait, qu'ils sont
méconnoissables. Le vin, le cidre, ou
la bierre, arrosent largement ces repas ; & le café, le chocolate, ou le
thé, sur le tout, les terminent. Imaginons donc d'une part, un *Turc*, un
Indien, un *Méxiquain*, qui mange un
peu de ris, de fruits ou de légumes,
simplement assaisonnez, & qui finit
ou accompagne son repas de quel-
ques tasses de *thé*, de *café*, &c. De l'autre, examinons un François à table,
à dîner, par exemple, commençant
par une souppe succulente, mangeant
d'une entrée délicate, se remplissant
d'un bouilli excellent, le tout, avec
du pain blanc, passant à un dessert de
compotes sucrées, ou de confitures
choisies ; un vin délicat, peu ou point
trempé, accompagne ce repas, & le
café le suit. Fut-il rien qui ressemblât
mieux à une fête ? C'est du moins
plûtôt l'image d'un festin de joye,
que d'un repas ordinaire. L'étrange
différence donc, qu'il doit y avoir entre le sang d'un Turc, & celui d'un
François ! Le dangereux inconvénient
de la part du café, &c. pour celui-ci !
Car dans le Turc, le sang se trouvera

R v

moins subtil, moins abondant, plus *phlegmatique*; dans le François, il sera *spiritueux*, bouillant & bilieux; autant donc que les boissons chaudes perfectionnent le sang d'un Turc, autant corrompront-elles celui d'un François. Le mal sera plus grand, s'il use immodérément du café, &c. Or tout usage du café, &c. devient un abus pour lui, s'il vit à l'ordinaire des François. Alors, une tasse de cette liqueur l'incommodera plus, que trois n'incommoderont un Turc, qui ne boit pas de vin, qui mange des légumes, & du pain sans levain [a]; parce qu'enfin, c'est un double vin, pour ainsi dire, qu'un François boit dans un même repas, puisque le vin d'une part, & le café de l'autre, développeront son sang à l'excès. De là, cependant, viendront ces feux, ces dessechemens, ces bouillonnemens d'humeurs, dont on nous fait peur [b]: mais ces feux seront sans flamme, ces dessechemens sans effet, ces bouillonnemens sans force, si un François est sobre, s'il est frugal [c], s'il se prive de vin, s'il use modérément du café, du chocolate,

a *Dufour*, p. 118. | b *Duncan*, passim. | c *Caldera* p. 475.

&c. Il faut donc conclure, que le café doit exclure le vin [a], qu'il oblige à la tempérance, qu'il engage à la frugalité. A ces conditions, on ne trouvera en lui d'inconvéniens, que ceux qui viendront de l'excès qu'on en feroit ; encore ces inconvéniens feront-ils moindres, que ceux qui suivent l'abus des liqueurs ardentes & vineuses. Car si les boissons chaudes refroidissent les nerfs [b], si elles énervent les hommes, deux inconvéniens peu ou point connus chez les orientaux, du moins, elles n'attirent, ni la goutte, ni la gravelle [c] ; elles ne font point de brutaux, de stupides, ni d'hébétez, comme le vin ; elles font même les correctifs des liqueurs vineuses, & elles préservent de l'hydropisie [d], que celui-ci produit trop souvent.

Les boissons chaudes de café, &c. paroissent donc avoir quelque chose de moins mal-faisant que le vin, & peut-être lui seroient-elles préférables [e], si on se réduisoit à se nourrir de légumes & de fruits, de ris & d'eau.

a *Dufour*, p. 106. *Naironi*, p. 42. 43. | *Mappus*, p. 46. | c *Bontekoe*, p. 190. | d *Naironi*, p. 48. | e *Dufour*, p. 111.

Mais ce régime eſt préciſément celui d'un Carême exact, pendant lequel on ſe privoit autrefois du vin, comme on l'a dit ailleurs ; & par là, ſe décide la queſtion, ſi le thé, le café & le chocolate conviennent en Carême.

On trouvera, peut-être, ces liqueurs trop délicieuſes, dans un temps deſtiné à la mortification ; auſſi ne les conſeille-t-on pas, en les pardonnant : *Hoc autem dico secundùm indulgentiam, non secundùm imperium;* .... *præceptum non habeo, consilium autem do* [a] : ç'auroit été d'ailleurs autrefois, qu'on auroit crû ces liqueurs trop délicieuſes, dans ces temps, où l'on s'interdiſoit le vin dans les jours de jeûne : mais dans la miſérable néceſſité, qu'on s'eſt faite, d'uſer de quelques liqueurs chaudes pour la digeſtion, on trouvera dans le thé, le café, &c. moins d'inconvénient que dans le vin, ſur tout, en faiſant maigre. On en a la preuve dans les miſſionnaires de la *Cochinchine*, qui ont trouvé, que le thé leur étoit ſur tout utile, en mangeant du poiſſon [b]. On a fait la même obſervation en Europe, & les Italiens l'aſſurent auſſi du chocolate.

[a] 1. ad Cor. c. 7. v. 6. 25. | [b] *Mappus*, p. 278.

fuivant la maxime qu'ils tiennent des Efpagnols, que le chocolate change le poiffon en chair :

Hinc vulgò Hifpanis protrita paræmia,
 potum
 Quæ fert in carnes cocolatem vertere
 pifces [a].

C'eft qu'ils ont trouvé, que le poiffon ne donnoit pas d'indigeftion, ou qu'on la guériffoit d'abord, en prenant du chocolate :

——————————— Quòd fi
Prandenti dederint tibi fortè obfonia
 pifces,
Queis caro limofa frigefcens naiade, in
 imum
Vix accepta finum, fœdum tabefcit in
 unguem :
Tunc mixtus calidâ cocolates proderit
 undâ.
Corriget is fœdos imo fub pectore fuccos,
Sedabitque atros, queis alant vifcera,
 fumos [b].

Ce n'eft pourtant point, qu'on veuille infinuer la néceffité de ces boiffons chaudes en Carême ; on eft perfuadé

a *Strozza*, de cocolat. p. 61. | b *Strozza*, de cocolat. p. 61.

au contraire, que l'eau feule peut fatisfaire à la foif & à la digeſtion, les
feules raiſons pour leſquelles on devroit boire. Mais dans la tolérance,
où l'on eſt de l'uſage du vin, on croit
devoir avertir, que le thé, le café,
&c. paroiſſent plus furs à la santé,
& moins contraires à l'intention du
jeûne, que le vin, & tout ce qui eſt
vineux.

CHAPITRE XIV.

Si la boiſſon *romt le jeûne.*

LA foif, comme on l'a fait voir,
ne fait pas moins partie du jeûne,
que la faim. C'eſt pourquoi les faints
ont tous cru, qu'on êtoit autant obligé
de fe paſſer de boire (ne fût-ce que
de l'eau [a]) que de s'abſtenir de manger [b]. Il êtoit donc défendu de boire
entre les repas [c], à moins, qu'on eût
une difpenfe pour fe permettre ce
foulagement [d], & on trouve de ces
difpenfes vers le neuviéme fiécle de

a *Thomaſſ.* p. 83. *Lancelot,* p. 83. *Baillet,* p. 152.
b *Thomaſſ.* p. 290. *Baillet,* p. 51. 178. *Pafmanſ.*
theſ. p. 10. | c *Ibid.* p. 52. | d *Thomaſſ.* p. 290. 291.

l'Eglise [a]. Mais les conditïons ausquelles on les accordoit, font voir quel avoit été jusqu'alors l'esprit de l'Eglise là-dessus : car on ne permettoit de boire , 1°, que pour la nécessité , 2°, après un pénible travail , 3°, après avoir jeûné jusqu'au foir , 4°, les jours où l'office avoit été plus long qu'à l'ordinaire [b]. Ces dispenses commencerent dans les monasteres vers le septiéme siécle ; de sorte, quon les trouve établies dans le huitiéme , dans les maisons de saint *Benoît* [c]. Celui qui a donné son nom à la *régle du maître* [d], est soupçonné de leur avoir donné cours , parce que cette régle permet [e] aux moines de boire un coup à nones sans manger , & trois au soir, les jours qu'ils avoient fait leur repas à l'heure de sextes ; elle leur permet de boire avant complies , quand ils ont mangé à celle de nones, & tout ceci, sans préjudice de la liberté qu'ils avoient de boire encore en travaillant ; car il ne s'étoit jamais vû tant boire parmi des moines , ce qui attira à l'auteur de la régle du maître, le nom de *maître beuveur*.

a *Lancelot* , p. 71. *Thomass*. p. 292. | b *Pasmans.* thes. p. 10. *Baillet*, p. 146. *Thomass* p. 196. | c *Bail- let*, p. 146. | d Regula magistri. | e *Lancelot*. p. 69. *Baillet*, p. 146.

Cependant, il faut remarquer, que ces permissions de boire ne s'accorderent d'abord, que dans les jours de *petits jeûnes*, jamais dans le Carême ; d'ailleurs, elles supposerent toûjours un seul repas [a] : car depuis même, qu'on eut avancé ce repas vers le midi, on s'en tint à l'unité, & il n'y avoit pas encore de colation [b]. Mais l'espace de ce repas jusqu'au soir, venant à paroître trop long, on se permit de boire un coup avant complies ; & pour excuser cette indulgence, on commença à se persuader, que la boisson ne rompoit pas le jeûne [c] ; maxime qui avoit été inouie jusqu'alors [d]. Ce ne fut donc, qu'après avoir rompu le jeûne, c'est-à-dire, après l'unique [e] repas d'alors, qu'on se permit de boire, & jamais avant ce repas : de sorte, que la boisson tenoit, ce semble, la place de nôtre colation. En effet, il fut défendu de boire après complies, quoi qu'on pût le faire après nones & après vêpres [f] ; & ce fut vers cette heure de complies, qu'on plaça enfin celle de la colation. Au reste, cette *mitigation*

---

a *Thom ff.* p. 311. | b *Lancelot*, hemine, p. 109.
| c *Ibid.* | d *Pasmanf.* thes. p. 10. *Lancelot*, p. 109.
e *Baillet*, p. 153. | f *Lancelot*, hemine, p. 78.

du jeûne, par laquelle il fut permis de boire hors des repas, n'eſt fondée ſur aucune pratique ancienne ; car il ne s'en trouve aucune mention dans l'hiſtoire [a] : les ſcolaſtiques l'ont autoriſée dans la ſuite, encore les plus habiles d'entr'eux, tel que fut ſaint *Thomas*, ont commencé à permettre de boire entre les repas, dans un temps où l'on ne faiſoit encore en Carême qu'un ſeul repas vers le ſoir [b] : ce qui rendoit l'indulgence beaucoup plus ſupportable, que de nos jours, où après avoir mangé pleinement à midi, l'on colationne le ſoir. Il eſt donc injuſte de ſe parer aujourd'hui du nom de ce célebre & ſavant théologien, pour établir une permiſſion de boire entre les repas, puiſque les temps ſont changez [c], & qu'on ſe permet un repas véritable à midi, & une colation le ſoir, ce qui étoit inconnu du temps de ce ſaint docteur. Auſſi s'eſt-il trouvé un ſavant théologien [d] de ce ſiécle, qui a entrepris ſa défenſe, pour le juſtifier de l'abus qu'on fait de la permiſſion de boire, qu'il paroît accorder les jours de jeûne ; après quoi, ce

a *Paſmanſ.* theſ. x. | b *Thomaſſin*, p. 311. *Baillet*, p. 153. | c *Ibid.* | d *Paſmanſ.* de jejun. theſ. xi.

théologien ne craint point de conclure, que l'on publiera inutilement, que
la boisson, hors les repas, ne rompt
pas le jeûne, puisqu'en ce cas, elle
en ôte le mérite, & mene en enfer :
Dictum illud ..... Liquidum non frangit jejunium, *autoritate S. Thomæ destituitur, ratione item & antiquitate sic est
spoliatum, ut multi illud exsibilent, dicendo :* Liquidum non frangit quidem
jejunium, *sed tollit meritum, & ducit ad
infernum* [a].

Cette maxime est donc toute sur le
comte des casuistes, & de quelques
nouveaux thélogiens, appuyez sur ce
principe faux, & abusif, de quelques
médecins [b], qui ont laissé croire, que
la boisson ne nourrit pas. Supposonsle pour un moment, mais elle desaltere [c]. Or ce n'est pas à la faim seulement, que le jeûne est opposé, il
doit aussi combattre la soif ; car le
jeûne est une sorte de privation, dont
l'étendue doit être définie par la pratique de ceux, qui l'ont d'abord mis
en usage, & par la tradition constante
& suivie, qui s'en est conservée dans l'Eglise. Ces sources sont principalement

a *Ibid.* sub fin. | b *Zacchias*, p. 285. 286. 287.
| c *Baillet*, p. 153.

celles, dont il faut tirer les véritables notions du jeûne ecclésiastique. S'il est donc vrai, que le jeûne du Carême, a renfermé la privation du boire & du manger en général, dans tous les siécles de l'Eglise, jusqu'à ceux qui nous touchent de plus près [a], suivant cette maxime de Tertullien : *Qualis esus, talis & potus ; verisimile non est, ut quis dimidiam gulam Deo immolet* [b] : la distinction d'une boisson nourrissante, d'avec celle qui ne nourrit pas, est moderne, sans fondement, & contraire à la pratique de l'Eglise & à la tradition. Or il est évident, que tout ce que nous avons rapporté de la nature du jeûne du Carême, confirme ceci ; mais il prouve encore, que ce sont, non-seulement les choses en elles-mêmes, que le jeûne interdit, mais encore le plaisir de les prendre. C'est, par conséquent, le plaisir de boire, ou de se satisfaire en bûvant, que l'Eglise a interdit par le jeûne. Ainsi, qu'une boisson soit plus ou moins nourrissante, elle rompra toûjours le jeûne, par cela seul, qu'elle satisfait les sens, ou qu'elle procure un plaisir [c], que le

a *Thomass.* p. 290. &c. | b *Tertull.* l. l. contra physicos. | c *Pasmans.* chesl. x.

jeûne défend. Pour renfermer donc le jeûne sous une idée juste & précise, il faut le comprendre sous celle d'une privation de tout ce qui nourrit, & de tout ce qui desaltere. En effet, c'est toûjours de la soif, qu'il faut souffrir en jeûnant, que parlent les peres, quand ils défendent la boisson [a]. C'est pourquoi saint *Ambroise* [b], répondant à ceux qui demandoient la permission de boire, à cause des chaleurs de l'été, ne leur dit autre chose, sinon, qu'il faut en jeûnant endurer la soif. Il est donc faux de dire, qu'une boisson est permise, parce qu'elle ne nourrit pas ; elle desaltere, & dès là, elle romt le jeûne, qui oblige également à la soif [c] & à la faim. D'ailleurs, seroit-il vrai de dire, qu'une chose, dont on mangeroit, ne romproit pas le jeûne, par cette raison, qu'elle ne nourriroit pas ? Car, est-ce à l'embonpoint uniquement, que le jeûne en veut ? N'est-ce pas autant au plaisir de satisfaire sa faim ? Aussi, l'Evangile [d] recommande-t-il, de se laver le visage, & de s'oindre d'huile, quand on jeûne, parce que l'intention du

a *Thomass.* c. 13. | b *Serm.* 39. | c *Baillet*, p. 178. | d *S. Matth.*

jeûne eſt moins d'amaigrir les corps,
que de mortifier les ſens. Comme donc
ce ſeroit rompre le jeûne , que de s'accorder la moindre choſe pour ſatisfaire
la faim, quand bien même ce ſeroit
quelque choſe qui ne nourriroit pas ;
ce ſera pareillement le rompre, que de
ſe permettre quelque choſe qui appaiſe
la ſoif, quoiqu'elle n'engraiſſe pas le
corps.

Mais cette idée d'une boiſſon, qui ne
nourrit pas, eſt une fiction ; c'eſt un artifice de la cupidité, une adreſſe de l'intempérance ; car il n'eſt pas de boiſſon,
qui ne nourriſſe. On engraiſſe davantage, ſuivant la remarque d'Hippocrate,
en bûvant, qu'en mangeant : *Facilius eſt
impleri potu, quàm cibo* [a] : & ceux qui ont
beſoin de réparer promtement leurs
forces, y réuſſiſſent moins par l'uſage
des alimens ſolides, que par celui des
boiſſons : *Qui citâ indigent adjectione, iis
humidum ad reparandas vires optimum eſt* [b] :
& c'eſt une des raiſons, pourquoi le lait
eſt ſi nourriſſant. En effet, outre que
les alimens liquides ſe diſtribuent plus
parfaitement, parce qu'ils ſont coulans, & plus propres à s'inſinuer à travers des plus petits vaiſſeaux qui com-

a *Hippocr.* l. 2. aphor. p. 11. | b *Id.* de alim. ſub fin.

posent nos corps, ils ont moins de volume, ou moins de masse, puisque leur tissure moins serrée, oppose moins de résistance à l'estomac. Etant donc déja à demi brisez & dissous, ils occupent moins de la force qui les broye, & qui est presque toute employée à pousser les sucs, qui résultent des alimens liquides, jusqu'aux extrémitez les plus reculées, & à les engager jusque dans les replis, & les réduits des vaisseaux les plus êloignez, & les plus profonds.

Il est inutile d'en appeller à l'usage de l'eau, comme si ce n'êtoit que de l'eau, qu'on demanderoit entre les repas des jours de jeûne. On ne sait que trop, jusqu'où l'on pousse la licence de boire en ces cas, & on essayera de la reprimer. Mais quand on se contenteroit d'eau, ce seroit à tout le moins se desaltérer, & par conséquent, rompre le jeûne, qui oblige à souffrir la soif. L'eau enfin êtant capable de nourrir [a], puisqu'elle nourrit non seulement les plantes, mais encore les animaux,

———— Fluvios dum piscis amabit,
Dumque thymo pascentur apes, dum rore cicadæ [b].

a *Athen.* p 46. | b *Virgil.* eglog.

qualité que la *diſtillation* même ne lui
ſauroit ôter ; ce ſeroit doublement le
rompre. C'eſt donc à tout le moins à
quoi meneroit la ſeule liberté de boire
de l'eau , & la raiſon le prouve. 1°,
L'eau eſt compoſée ; elle eſt donc im-
prégnée de parties différentes, & en effet, elle ſe corromt. 2°, Elle eſt à l'u-
ſage de l'homme, capable, par conſéquent, de paſſer en ſa ſubſtance, & de
ſe nourrir. Car elle tiendra lieu, ou de
poiſon, ou de médicament, ou d'aliment. Elle n'a point la malignité d'un
poiſon, ni la force d'un médicament ;
elle tient donc de la nourriture. On ſait
en effet, que des hommes ont vécu uniquement d'eau , des jours entiers. La
fadeur , ou l'inſipidité de l'eau, donneroit à penſer le contraire. Mais que de
prodiges ne voit-on pas en des eaux,
qui n'ont ni goût, ni odeur, ni ſaveur,
ni force ! Les eaux [a] minérales les plus
efficaces, ne tiennent leurs vertus que
de quelques atomes de *ſoufre* , de *ſel,*
ou d'une ſubſtance *indéfinie.* C'eſt qu'il
n'eſt pas de diſſolvant plus fin , plus
exact, ni plus puiſſant que l'eau ; elle
diviſe & diſſout preſqu'à l'infini ; & ſi
elle ne laiſſe ni ſentir , ni voir les parti-

a *Lyſter. de aquis.*

cules qu'elle cache dans son sein, c'est parce qu'elle les a si parfaitement divisées, qu'elles ont perdu leur tissure & leurs masses, qu'elles échappent à tous les sens, & éludent toutes les *analyses*. Mais si l'eau peut cacher des vertus si extraordinaires, sous une forme simple, & sous un goût fade, pourra-t-elle ne point renfermer sous d'aussi simples apparences, des particules d'autant plus capables de nourrir, qu'elles sont plus parfaitement divisées ? Non seulement donc l'eau desaltére, mais elle satisfait encore en partie à la faim ; du moins en calme-t-elle les ardeurs, & en diminue-t-elle les besoins. En faut-il davantage, pour contenter les sens ? Mais alors le jeûne est-il en sûreté ?

Que faire donc d'une soif, qui importune pendant tout un Carême ? Un sacrifice semblable à celui du roi prophete, qui se refusa un peu d'eau dans l'ardeur d'une soif excessive, parce que trois de ses officiers avoient exposé leur vie, pour la lui procurer. Seroit-il moins digne d'un catholique, de refuser de se satisfaire, aux dépens de sa vertu ? Ce seroit même un sacrifice d'*expiation*, si cette soif, comme il n'arrive que trop souvent, étoit la suite de l'intempérance

tempérance, ou l'effet de la sensualité.
Car c'est de là qu'elle vient ordinairement, c'est-à-dire, ou de la trop grande multiplicité de mets, ou de leur
assaisonement. Mais cela étant, il seroit juste de faire de l'objet de son plaisir, l'instrument de sa pénitence : *Per*
quæ peccat quis, per hæc & torquetur [a].
Comme donc on se seroit abandonné
au plaisir de la bouche, il faudroit se
soumettre à la peine qui le suit.

Le mal seroit cependant supportable, si ce n'étoit que de l'eau qu'on de-
mandât, c'est-à-dire, de quoi soulager
uniquement sa soif ; & si à cela près,
on avoit banni d'entre les intervalles
des repas de Carême, ces liqueurs voluptueuses & exquises, moins nécessai-
-res aux besoins de la vie, que dangereuses à la vertu : *Si saltem missam faciant*
sybariticam illam curam, procurandi diebus
quadragesimalibus exquisitum vinum [b], *&c.*
Mais contre l'ancien usage de l'Eglise,
qui ne souffroit le vin presqu'à [c] personne dans les jours de Carême : *Qui le-*
gum præcepta custodiunt, ignorant vinum in
jejuniis [d], on ne craint pas de mettre en
maxime, que le vin ne romt pas le

<hr>

[a] Sap. c. xi. v. 17. | [b] Paßmanſ. th. v. | [c] Ibid. Theo-
phil. Alexand. ibid.

jeûne ; & contre l'avis du sage, qui n'adopte le vin que pour un remede, on s'en fait une boisson d'habitude ou de plaisir : *Vinum in jucunditatem creatum est, & non in ebrietatem ab initio* [a]. Les premiers chrêtiens furent dans une pratique bien opposée [b] à celle d'aujourd'hui, jusques vers le septiéme siecle ; c'est pourquoi d'anciens moines se le refusoient même dans leurs maladies [c], & les Grecs déliberoient si on l'accorderoit à des accouchées [d]. Ces précautions venoient de la persuasion dans laquelle êtoit l'antiquité, suivant la pensée de Platon, que le vin êtoit le tyran de l'ame, *anima tyrannus* [e], parce qu'il domine les sages, & qu'il les porte à la lubricité, *armigerum veneris* [f]. Salomon trouvoit en lui des attraits vers le même vice, *in vino luxuria* [g] ; & l'apôtre [h] le fait craindre par de semblables raisons : *Nolite inebriari vino, in quo est luxuria.* Il y a en effet, des exemples qui prouvent, qu'il y a plus à craindre de la part du vin, pour les personnes qui ont à vivre dans la continence [i], que de la part de la viande. *Saladin* sultan

a Ecclesiast. c. 31. v. 35. | b *Thomass.* c. XI. ↑ c *Lan elot*, p. 151. | d *Thomass.* p. 344. | e *Scacchus*, p. 182. | f *Apul.* l. 2. asin. | g Proverb. 20. | h Ad Ephes. 5. | i M. *Thomassin*, p. 2. c. 6.

d'Egypte, voulant insulter à la religion chrêtienne, & faire valoir la coûtume des Turcs, qui s'accordent la viande, & se refusent le vin, mit la vertu de deux moines à deux sortes d'épreuves, pour la corrompre [a]. Il les fit d'abord nourrir de viande & d'eau, & les fit solliciter par des courtisanes. Cet infame artifice ayant été sans effet, il les fit nourrir de poisson & de vin, & les exposa à la même tentation, qui fit éprouver à ces malheureux, que le vin est plus puissant que la viande, pour attendrir & corrompre les cœurs ; c'est qu'il ne flate, que pour surprendre ; & sous des apparences séduisantes, il est aussi dangereux que les serpens, & aussi pernicieux que le basilic : *Ingreditur blandè, sed in novissimo mordebit, ut coluber, & sicut regulus venena diffundet* [b]. Par ces artifices, il renverse les forts, & confond les sages, *apostatare facit sapientes* [c]. C'est aussi pourquoi un célebre théologien [d] décide, que l'abstinence du vin est d'un plus grand mérite, que celle de la viande. Il est donc prouvé, que le vin est contraire à l'esprit du jeûne. Mais rien encore ne le romt si parfaitement ; car,

a *V. Lancelot*, p. 129. | b Proverb. 23. 31. | c Ecclesiast. 19. c. 2. | d *Alexand. de Hales*. Tom ſſ. p. 274.

1º : Il appaiſe la ſoif, & c'eſt pour cela, qu'on le demande entre les repas du Carême, 2 : Il nourrit, comme tous les médecins avec Galien [a], en conviennent. C'eſt pourquoi le ſavant *Mercurial*, ayant voulu prouver que le vin ne nourriſſoit pas, s'eſt fait ſiſler .... *Mercurialis vir doctiſſimus peculiari libello contendit vinum non nutrire ; at frivolæ ſunt ejus rationes, & tanto autore indignæ* [b]. 3º : Il appaiſe la faim, ſuivant la remarque d Hippocrate, *famem ſolvit vini potio* [c]. Il faut donc conclure, que le vin excite les paſſions ; qu'il donne des forces ; qu'il appaiſe la faim & la ſoif : on laiſſe à juger, s'il romt le jeûne.

Le cidre & la bierre enivrent, ce qui auroit ſuffi autrefois, pour en faire interdire l'uſage en Carême, pendant lequel il étoit défendu de ſe rien accorder, de tout ce qui enivre [d] : *In vini enim uſu, non à vino tantùn, ſed ab omnibus quæ accipientes inebriant .... abſtinebit* [e]. Il ne ſe trouve auſſi nul veſtige, qu'on ait jamais permis dans les ſiecles paſſez l'uſage de la bierre [f], hors les repas des

a *Galen.* comment. in aphor. l. 3. de temper. v. *Cardinal. Bracantium,* p. 168. | b *Plempius* de ſanit. tuend. p. 241. | c *Hipp.* aph. ſ. 2. p. 21. | d *Lancelot,* p. 150. *Thom·ſſ.* p. 781. 285. | e *Dans Thomaſſ.* p. 62. | f *Paſſmanſ.* th. x.

jours de jeûne. Car c'étoient des fortes
de bierre, que ces boiſſons condam-
nées par ſaint Jérôme aux jours de jeûne, que l'on compoſoit avec des jus de
légumes, ou des ſucs de grains: *Audio
quoſdam contra rerum hominumque naturam
aquam non bibere, nec veſci pane … ſed
contrita olera, betarumque ſuccum ſorbere* [a].
Du moins, la bierre en particulier eſt
autant capable, que ces boiſſons que
ſaint Jérôme défend, de rompre le jeûne, à en juger ſeulement par toutes les
bonnes qualitez qu'on reconnoît en elle. Car outre qu'on a fait voir qu'elle
nourrit puiſſamment, & plus que le
vin [b], elle appaiſe encore la faim comme lui [c]; elle a même quelque choſe de
plus dangereux pour la vertu [d], puiſqu'elle attire de plus honteux accidens [e]. Enfin, on a attribué dans l'antiquité, l'invention de la bierre au dieu
de l'ivrognerie [f]. Toutes raiſons qui
prouvent qu'elle échauffe, qu'elle nourrit, qu'elle engraiſſe, qu'elle raſſaſie,
qu'elle trouble l'imagination; qu'elle
a enfin tout ce qu'il faut, pour la rendre capable de faire plaiſir, de guérir

a Saint *Jérôme*, epiſt· ad Nepot. | b. *Mund.* p. 342.
| c *Nonn.* p. 187. *Sebif.* p. 1148. | d *Scoockius*, p. 182.
Hemin, 251. | e Gonorrh. parit. *Palmar.* p. 75. | f *Scoo-*
ckius de cerviſia, p. 142.

de la faim & de la soif, en un mot de rompre le jeûne.

Le *cidre*, ou ce qui lui ressemble, n'est pas moins condamné par les peres ; *Sunt qui vinum ita non bibunt, ut aliorum expressionem pomorum, aliosque sibi liquores … exquirant* [a] *&c.* Le cidre a même quelque chose de plus vineux, de moins grossier [b], & qui flate [c] plus agréablement le goût & les sens, que la bierre, quoiqu'il n'apporte pas les mêmes inconvéniens ; mais il est fort ami du sang [d], dont il imite la nature, & dont il grossit le volume, sans le corrompre. Il donne de l'embonpoint ; il soûtient les forces, & suffit aux travaux les plus pénibles avec un peu de pain [e]. Il se laisse même boire avec plus de sûreté, que le vin ; car différent de celuici, il nuit, à ce qu'on prétend [f], d'autant moins, qu'étant plus fort & mieux *déphlegmé*, il ne menace ni de brûler le sang, ni de dessécher le foye [g]. Tant de bons effets viennent des excellentes qualitez, qu'on attribue aux pommes ; car on fait mention [h] de certains peuples, lesquels vivent communément

a *S. August.* serm. | b *P ilmar.* p. 55. | c *Id* p. 41. 39. | d *Id.* p. 42. | e *Id.*ibid. | f *Ibid* p. 67. | g *Id.* p. 66. h *Turneb.* de vino, p. 21. 22.

cent ans, quoi qu'ils n'ayent pas de vignes, mais feulement des pommes en abondance. On le loüe encore merveilleufement contre la foif; on ajoûte, qu'il flatte les nerfs, qu'il humecte, qu'il adoucit; & s'il porte à la tête, c'eft moins pour accabler de fommeil, que pour en faire fentir les douceurs [a]; car il endort fans appefantir, & enivre fans porter de trouble. C'eft donc quelque chofe de plus féduifant, qu'on ne penfe; & par là, il en eft davantage contraire à l'efprit du jeûne.

a *Palmar.* p. 44.

CHAPITRE XV.

Suite du précédent.

Si le Café, *le* Thé, *& le* Chocolate, *rompent le jeûne.*

ON met au rang des boiffons le *café*, le *thé*, & le *chocolate*. Deux raifons cependant, outre celles qu'on a déja rapportées, leur difputeroient [a] ce titre. 1°, On ne boit point le *cho*

a *Mappus*, p. 3.

colate, on le hume, *sorbetur, non bibitur* [a] : Il en est de même du *café*, & du *thé*. 2°, Ce n'est point ordinairement par rapport à la soif, qu'on les prend, mais pour se procurer le plaisir d'avaler d'agréables liqueurs, *non ad sitim, sed ad voluptatem* [b]. Saint *Jérôme* fait mention de semblables liqueurs, qu'on bûvoit voluptueusement, quoi qu'elles ne parûssent point, par la description qu'il en fait, approcher de la délicatesse de nos chocolates, *&c.* il en détestoit cependant l'usage, parce qu'elles étoient contraires à la frugalité du jeûne : *Audio* [c] *quosdam delicatas sorbitiunculas, non calice sorbere, sed conchâ ; proh dolor ! non erubescimus, &c.* Ces liqueurs ne laisserent pas que de se multiplier ; car on s'en plaignoit [d] dans le cinquième siécle, comme de choses que la gourmandise & la sensualité auroient inventées, & dont on ne prenoit pas assez de soin de s'abstenir : *Sic ab omnibus animalibus temperandum judicant, ut peregrinis pomis, cæterisque sorbitiunculis immanem sui corporis impleant appetitum* [e]. Mais

a *Caldera. Tribun.* &c. p. 485. | b *Ibid.* p. 486. | c *S. Hieron.* ad Nepot. | d *Jul. Pomer.* | e Dans *Thomass.* p. 63.

puisque toutes ces liqueurs passoient dès-lors, pour être contraires au jeûne ; nos *thez*, nos *chocolates*, & nos *cafez* [a], quand on les prend, sur tout hors les repas, doivent le rompre : *Illi quoque qui negata sibi vini perceptione, diversorum poculorum potionibus mundantur, nequaquam mihi abstinentiam videntur implere* [b].

Ces liqueurs ont d'ailleurs par elles-mêmes tout ce qu'il faut pour rompre le jeûne : car si on en excepte le *thé*, (qu'on peut boire, à l'imitation des Chinois, au repas [c],) les deux autres, savoir le *café*, & le *chocolate*, veulent être prises à jeun [d] ; du moins sont-elles plus mal-faisantes après de vrais repas : mais elles sont toutes trois fort séduisantes, & si propres à débaucher le goût, qu'il les souhaite toûjours, dès qu'il les a une fois senties [e]. Tant s'en faut donc, qu'elles ôtent l'envie de boire, elles la prolongent au contraire, l'occasionnent, ou la rappellent. Elles ont enfin une raison commune, pour laquelle elles doivent rompre le jeûne ; car si elles

a *Ibid* p. 82. | b *Ibid.* p. 62. | c *VVorm.* muf. p. 165. d *Alpin.* l. 4. c. 1. *Medic. Ægypt. Caldera.* p. 475. e *VVorm.* muf. p. 191. | f *Mund.* g. 352. *Mappus, Kircher,* &c.

S v

ne sont ni vineuses, ni enivrantes ; elles sont voluptueuses, & par conséquent contraires à la pénitence : *Ab aliis abstinebit quæ .... etsi non ebrietatem, suavitatem conciliant* [a].

CAFÉ. Mais le *café*, en particulier, a d'autres raisons d'exclusion les jours de jeûne ; raisons, que les *Turcs* eux-mêmes ont senties, puisqu'ils s'en privent, & qu'ils ne le présentent à personne pendant leur *Rhamandan* [b], qui est comme leur Carême. Les orientaux sont d'ailleurs si fort persuadez de la vertu que le *café* a de nourrir, que les pauvres [c] en usent par esprit de ménage, & pour s'épargner d'autres alimens : de sorte que les artisans y trouvent dequoi soûtenir leurs travaux, & les soldats & les voyageurs dequoi résister à leurs fatigues [d]. C'est qu'ils le prennent comme nous faisons le vin [e], dont il tient la place chez eux : c'est pourquoi, quelques auteurs le lui préférent [f], quoique d'autres le mettent au-dessous, prétendant que les *Turcs* renonceroient volontiers au *café*, s'ils avoient la li-

<hr>

a Vid. *Thomass.* p. 62. | b *Dufour*, p. 32. | c *Ibid.* p. 28. | d *Mappus*, p. 26. | c *Naironi*, p. 42. | f *Dufour*, p. 111.

berté [a] de boire du vin. Mais sans décider cette question, le *café* ayant toutes les excellentes qualitez qu'on lui
connoît, il deviendra une liqueur
trop spiritueuse, & trop appétissante,
pour ne tenir lieu de rien en Carême,
ou pour ne pas intéresser le jeûne.

Le *thé* paroîtroit peut-être tenir davantage de la boisson, & il est moins
nourrissant ; mais il fait les délices des
princes [b] à la Chine ; il charme ceux
qui le boivent, il les fortifie, les désal-
tére, les réjouit, & satisfait leur goût.
N'en est-ce pas trop, pour en faire
une boisson indifférente dans les jours
de jeûne ?

THE'.

Mais la grande question tombe sur
le *chocolate*. Il ne fut pas plûtôt connu
en Europe, que les canonistes modernes, *canonistæ moderni* [c], s'intéresserent
en sa faveur ; ils essayerent de le mettre au rang des boissons, & sous ce
prétexte, de l'accorder aux jours de
jeûne, prétendant qu'il ne le rompoit
pas. Mais ce privilege qu'on lui a attribué d'abord, ne tiendroit-il pas de
ce furieux amour, ou de ce prodigieux
panchant pour lui, qu'il allume en

CHOCO-
LATE.

<hr>

a *Mappus*, p. 34. | b *Tulp.* p. 381. | c *Zacch.* qu. med.
leg. 756.

ceux qui s'y font accoûtumez ? On vit alors, à la gloire de la médecine, deux illuftres favans dans cet art [a], fe foûlever avec force contre cette opinion naiffante, qui leur parut également contraire aux principes de la phyfique, & aux maximes de la religion. L'un [b] dans *Rome*, & l'autre [c] à *Seville* en Efpagne. Ils foûtinrent, que le *chocolate* n'étoit pas une boiffon, mais une vraye nourriture, fuffifante pour un repas : que c'étoit donc en faire un de furérogation, inutile par conféquent, & contraire à l'efprit du jeûne, qui n'en permet qu'un feul, *bina comeftio frangit jejunium* [d], que de prendre du *chocolate* hors les temps de cet unique repas. Ils ajoûtent, que tout ce qu'on avançoit pour attribuer au *chocolate* le titre de boiffon, alloit à furprendre & à tromper les hommes, *mihi videtur hoc effe homines decipere* [e], & à donner de fauffes couleurs à un abus réel : *Velle cocolatem tanquam potum canonifare.... eft palliare abufum ejus affumptionis* [f] : qu'enfin, toutes les mauvaifes interprétations qu'on don-

---

a *VVorn.* muf. p. 191. | b *Paulus Zacchius.* | c *Caldera,* de heredia. | d Apud *Calder.* ex Paludano Medina, &c. p. 487. | e *Zacch.* p. 757. | f *Ibid.*

noit à ce sujet sur la boisson , n'étoient
que de purs artifices , qui alloient à
frauder la loi du jeûne : qu'au reste ,
on ne surprendroit pas Dieu , dont la
sagesse jugeroit de ces explications :
*Vereor quòd hæc in fraudem legis sumimus :
fortè divina sapientia potest falli ? quando
homines in ipsa sumendi ratione decipiun-
tur. Hoc videant theologi* [a] , &c. Ils soûtinrent donc , que le *chocolate* est une
nourriture des plus succulentes [b] , &
beaucoup au-dessus du *lait* , des *amandez* [c] , &c. lesquels rompent certainement le jeûne. Un autre médecin d'Angleterre [d] , a donné depuis une preuve sensible de la quantité presqu'in-
croyable de sucs nourriciers , que le
chocolate contient ; car il a découvert
par l'*analyse* , qu'une *once de cacao* donne autant de *suc huileux* , qu'une *livre*
(de seize onces) *de chair de bœuf.*

Des observations ont confirmé cette
opinion ; car un enfant à la mamèlle
rebuté de lait , vêcut quatre mois de
chocolate [e]. On a sû encore , que des
provinces entieres dans le *Méxique* ,

a *Caldera* , p. 487. | b *Id.* p. 473. | c *Ibid.* p. 484.
| d *Stulbe* , dissert. de cocola , p. 124. Apud cardinal.
Brancat. p. 195. *&c.* | e *Mappus* , p. 58. *Caldera* , p. 486.
Dufour , p. 417.

en faisoient leur principale subsistance ; qu'il engraisse merveilleusement, & qu'il est d'un grand secours dans les maladies de consomtion *a*.

L'histoire suivante le prouve invinciblement. Un *phthisique* presque desespéré se mit au *chocolate*, avec un si prodigieux succès, qu'il redevint gros & gras. Le succès ne fut pas pour lui seul ; sa femme, qui lui faisoit compagnie, & qui en prit avec lui, parut rajeunir, & lui donna un enfant dans un âge, où la nature en refuse ordinairement *b*. D'autres expériences ont confirmé ce qu'on vient d'avancer, touchant la force & l'abondance de la nourriture qu'on tire du *chocolate*. Il suffit des mois entiers *c* à la subsistance d'un homme. Mais voici quelque chose encore de plus précis là-dessus : trois tasses de *chocolate* d'une once ou environ, sur six onces d'eau chacune, suffisent par jour pour nourrir un homme pendant un voyage d'onze jours *d*.

Les *canonistes* vouloient faire passer le *chocolate* pour un *médicament*, pour une *confection*, pour un *stomachique*, ou

a *Mappus*, p. 62. | b *Mund.* p. 351. | c *Mapp.* p. 21. | d *Dufour*, p. 406.

pour un *cordial*, qui ne tiroit pas à conséquence. Le médecin romain répondit, qu'un médicament combat ordinairement la nature ; que rarement il la flatte ; qu'il est fait pour la redresser, & en corriger les défauts, & qu'il la soûmet en quelque maniere ; au lieu qu'un aliment se soûmet toûjours à la nature, & à ses loix : *Remedium vincit, vincitur alimentum* [a]. Ce sage médecin ajoûte, que le *chocolate* est une potion voluptueuse, un cordial dangereux, qui éveille l'esprit, qui échauffe le corps, & qui attendrit les cœurs ; que rien par conséquent n'est si contraire que lui à l'esprit du jeûne. Il appelle enfin de l'abus qu'on veut introduire, à la décision d'un célébre casuiste [b].

Mais ce soupçon, que le *chocolate* excite les passions, n'est pas particulier à ce célébre auteur [c] ; l'histoire du *phthisique*, & de sa femme, en est une preuve, car elle est d'un médecin [d], qui lui fait ordinairement ce reproche. On trouve encore la même accusation ailleurs, puisqu'elle est rapportée avec autant de beauté dans le

a *Zacch.* p. 757. | b *Ibid.* | c *Bravo*, consultat. XIV. | d *Mund.* p. 351. | e *Ibid.*

poéme du chocolate, qu'elle y est foiblement combattue :

> *Nec satis : hos animo latices, castisque*
> *   nocentes*
> *Moribus evulgat ; magici ceu pocula phil-*
> *   tri ;*
> *Namque ait & veneri potos fomenta pu-*
> *   denda*
> *Addere, & obscœna nutrire cupidine*
> *   ignes,*
> *Ut totam credas cyatho fervente refusam*
> *Exhausisse stygem, mixtumque ad tur-*
> *   pia virus* [a].

de si affreux reproches méritoient une
réfutation ; mais le poéte se contente
de les méprifer.

Le savant médecin espagnol dispute
aussi vivement le titre de boisson au
chocolate, & ne prouve pas avec moins
de force, que de solidité, que prendre du *chocolate*, est moins boire, que
se nourrir [b]. Il met en poudre la raifon prife de la coûtume, qui autorifoit l'ufage du *chocolate* les jours de
jeûne. Pour cela, il montre, qu'une
coûtume tient lieu de loi, lorfque *la*

a *Strozza*, de cocolatis opificio, p. 72. ex *Filino*, autore qui ait : Cocolatem transfundere in viscera *Asmo-*
deos, ac luxuriæ spiritus, *diabolicæ* liquore permixtos.
| b *Caldera*. p. 484.

nécessité l'a fait naître, & que *les princes, les magistrats, & les sages,* l'ont
confirmée : mais qu'elle devient abu-
sive, quand l'intempérance & la cupidité l'ont introduite : *O prava hominum
interpretatio ! Nam confundunt ea quæ
temporum necessitas invexit, cum iis quæ
luxus & intemperantia sub morum corrup-
tione induxit.* Qu'on produise, ajoûte-
t-il, des réglemens de supérieurs sages & éclairez, qui permettent le *chocolate* aux jours de jeûne : mais il ne
fut d'autres auteurs de cette coûtume,
que des gens, ou sensuels, ou cor-
rompus : *Non fuerunt certè deliciosi viri, luxuriâ madentes, inhonestæ mulieres,
aut saltem intemperantes ? ... honesta consuetudo, ut vim legis obtineat, debuit à viris temperatis induci, & qui potiùs respi-
ciunt reipublicæ utile, quàm suum. Non à
voluptuosis qui vitam consumunt in deliciis.... legem naturæ mutant in legem voluptatis.... quomodo hi honestam inducent
legem* [a] ?

Après de si fortes preuves, des recherches si éxactes, & de si vives re-
montrances, on auroit crû le *chocolate*
proscrit des jours de jeûne ; du moins
ne se feroit-on plus attendu à lui trou-

a *Idem,* p. 486.

ver de fameux apologiftes. Un auteur *a* cependant, illuftre par la pourpre, & recommandable par fon érudition, en a pris depuis hautement la défenfe. Les raifons de ces deux médecins n'ont point convaincu ce grand cardinal, ni arrêté fa plume. Il a honoré de fa protection le *chocolate* ; il en a juftifié l'ufage aux jours de jeûne, en effayant de confondre tous les raifonnemens que ces favans médecins avoient faits. On jugera de la jufteffe de fes raifonnemens, & de la juftice de fa caufe, par l'expofition que nous allons faire de fes principes, & de fes réponfes aux objections, qui combattent fon fentiment.

Voici l'argument qui paroît faire le fond de la doctrine de ce cardinal, & la preuve de fon opinion. La boiffon ne romt pas le jeûne : c'eft pourquoi, tout nourriffant qu'eft le vin, il ne le romt pas. Le *chocolate* nourrit, mais il eft boiffon : donc le *chocolate* ne romt pas le jeûne. La premiere propofition paroît conftante à ce prélat. La feconde, eft claire aux yeux de cet illuftre auteur, parce que le *chocolate* fe

a *Francifci Maria*, epifc. Portuenf. cardin. Brancatii, differt. de potu cocolatis.

prend liquide, & qu'il ôte la foif. Il conclut donc hardiment, que le *choco-late* ne romt pas le jeûne. On lui op-pofe, 1°, que le *chocolate* nourrit ; il en convient, repliquant que le vin nourrit [a] auffi, & qu'il ne romt pas le jeûne, parce que ce n'eft que par accident [b], qu'il eft aliment, au lieu qu'il eft boiffon par nature [c]. Il ne s'éloigneroit pourtant pas de croire, qu'il feroit mieux de ne pas boire de vin en jeûnant, pour fe conformer à l'ancienne difcipline ; mais dans la perfuafion où il eft, que les corps s'af-foibliffent [d] tous les jours, il paffe cette indulgence en leur faveur, & croit par une fuite néceffaire, qu'il eft raifonnable de permettre auffi le *cho-colate*. 2°, L'on infifte, en difant, que les *ingrédiens* [e] qui entrent dans le *chocolate*, tels que font les *cacaos*, ne rompent pas moins le jeûne, que les *noix*, les *amandes*, les *piftaches*. Il ré-pond, que ce n'eft qu'en tant qu'ils ne font pas boiffons [f]. Alors, (car à l'en-tendre, le titre de boiffon eft la pierre de touche) il avertit, qu'il faut feu-lement prendre garde, que la boiffon

a Cardin. *Brancat.* p. 185. | b *Ibid.* paffim. | c *Id* p. 175.
| d *Ibid.* p. 178. | e *Ibid* p. 179. | f *Ibid.* p. 190.

de *chocolate* ne soit pas trop épaisse [a] ;
car l'artifice seroit grossier , & feroit
que le *chocolate* tiendroit plus de l'aliment, que de la boisson. Or, ce n'est
qu'en tant que boisson, qu'il ne romt
pas le jeûne. Ainsi, c'est au poids d'u-
ne once de *chocolate*, bien dissoute dans
cinq onces d'eau [b], qu'il faut s'en tenir, pour mettre le jeûne en sûreté.
3°, Le docteur [c] anglois objecte, qu'u-
ne *once de cacao*, est aussi succulente,
qu'une *livre de bœuf*. Ce prélat découvre d'abord le foible de cette objection : car après avoir insinué, que cette *analyse* ne s'est pas trouvée exactement vraye [d], quoi qu'en disent quelques chymistes [e] ; il fait remarquer,
qu'une once de *chocolate* ne contient
pas plus de demi - once [f] de *cacao* ;
c'est tout d'un coup rabattre la moitié
du calcul du médecin anglois : celui-
ci aura donc eu tort de tant exagérer
son *analyse* , puisqu'elle prouvera au
plus , qu'une once de *chocolate* n'est en
proportion de suc nourricier, qu'avec
une *demi-livre* , & non avec une *livre*
de bœuf. Cependant, le calcul du médecin iroit au moins jusques - là , &

a. *Ibid.* p. 203. | b *Ibid.* p. 197. | c *Stubb.* | d *Ibid.*
p. 187.| e *Ibid.* p. 200.| f *Ibid.* p. 199.

c'en feroit encore trop : auffi le cardinal ne reconnoît-il pas cette quantité de nourriture dans le *chocolate* ; il
n'y en admet qu'une tres - petite mefure [a], autant, par exemple, qu'il en
faudroit pour arrofer le fond de l'eftomac. En tout cas, pourfuit-il, quand
même une once de *chocolate* renfermeroit deux onces de nourriture, cette
quantité ne préjudicieroit point au jeûne, fuivant une autre décifion de cafuiftes : *Qu'un petit déjeûner de deux* [b] *onces de nourriture, n'intéreffe pas le jeûne.*
C'eft que, felon eux, deux onces [c] d'a-
liment ne rempliffent pas l'eftomac,
elles ne l'occupent pas même, elles
l'amufent feulement pendant une [d]
heure ; & c'eft une obfervation, que
l'on tient de favans philofophes. 4°,
Il auroit pû, dit-il, s'appuyer des *fuf-
frages* & des *bulles* [e] de quelques fou-
verains pontifes, lefquels, à ce qu'on
prétend, ont crû que le *chocolate* ne
rompoit pas le jeûne ; mais il avoue,
qu'il n'a pû s'affûrer de ces bulles :
c'eft pourquoi, il s'en tient à fes autres preuves, qui lui paroiffent plus
que fuffifantes. Il en ajoûte cependant

a *Ibid.* | b *Ibid.* p. 194. | c *Ibid.* 191. 199. | d *Ibid.*
p. 200. | e *Ibid.* p. 195.

une derniere, c'est que le *chocolate* est un reméde, ou un *stomachique* [a]. Or, ce qui est reméde ne romt pas le jeûne. Quelques-uns oppofoient à cette maxime, qu'il ne feroit donc permis de prendre du *chocolate*, que quand on feroit malade. Il leve ce fcrupule, en difant, qu'il ne doit pas être moins permis de prévenir une incommodité, en prenant du *chocolate*, qu'en faifant un petit déjeûner [b] ; & cette folution lui paroît fans replique. Toutes ces raifons furent envoyées par ordre de cette éminence, au médecin efpagnol en 1662. & huit mois après, le médecin s'y foûmit humblement, mandant à fon éminence, qu'il ne lui étoit plus poffible de tenir contre une théologie fi profonde, une phyfique fi folide, & une morale fi pure ; qu'il fe rendoit donc aux fages ménagemens qu'elle ordonnoit en faveur de l'infirmité humaine, & de la décadence de la nature ; perfuadé qu'il étoit, qu'un *concile général*, affemblé fur cette importante affaire, décideroit comme elle, que le *chocolate* ne rompoit pas le jeûne : *Nec dubito, fi generale vocaretur concilium, quin meis collatis cum veftra*

a *Ibid.* p. 193. | *Ibid.* p. 194.

eminentiæ rationibus, à vestra eminentiæ præfinitum probaret, quòd ecclesiasticum jejunium cocolate non frangat, solo clarissimo vestræ eminentiæ judicio, quâ physicè, quâ theologicè, quâ moraliter, & tandem quâ incomparabili prudentiâ labentis humanæ naturæ statum perpendit, &c [a].
Voilà les raisons de la conversion du médecin espagnol, dont la lettre est ajoûtée à la fin de la dissertation du cardinal sur le *chocolate*.

Il est êtonnant, que le médecin romain ait paru si peu sensible à ces raisons ; il est pourtant sur les lieux, & plus à portée de savoir ce que faisoit un cardinal de ce nom, sur une matiere de médecine, & contre une coûtume qu'il avoit fortement combattue. Quoi qu'il en soit, le médecin romain n'a point eu la même complaisance : on ne trouve nul desaveu de sa part ; peut-être est-ce par respect pour cette éminence, qu'il s'est tû. On est aussi dans cette disposition ; & c'est pour n'en point sortir, que sans attaquer de front le sentiment d'une personne si respectable, on va se contenter de faire voir les pernicieuses con-

---

a *Caldera*, epist. ad cardinal. *Brancat.* de potu cocolat. p. 208.

féquences des maximes, qui font le fondement de cette opinion : *Que le chocolate ne romt pas le jeûne.*

I. CON-SEQU. Ce qui fe boit [a], ne romt pas le jeûne : *Les amandez, les crêmes d'orge ou de ris, & les coulis de gruau*, fe boivent ; ils ne rompent donc pas le jeûne.

2. CON-SEQU. Des alimens ceffent de rompre le jeûne, dès qu'ils deviennent boiffon [b] : *Les noix, les avelines, les piftaches pilées*, deviennent boiffon ; dès là, ils ne rompent plus le jeûne.

3. CON-SEQU. Deux onces [c] d'aliment folide pris en maniere d'un déjeûner leger [d], ne rompent pas le jeûne : ils le feront moins encore, s'ils ne rempliffeut pas l'eftomac [e], s'ils font liquides, s'ils fe boivent, ou fi comme le chocolate, ils fe hument. Un *œuf* pefe moins de deux onces ; il ne remplit pas l'eftomac ; il eft liquide ; il fe hume : donc un *œuf*, en attendant le dîner, un jour des quatre-temps, par exemple, ne rompra pas le jeûne.

4. CON-SEQU. Ce qui reffemble au vin [f], & qui fe prend en petite quantité, de maniere que l'eftomac en foit feulement ar-

a *Brancat.* paff. | b *Ibid.* p. 202. | c *Id.* p. 191. | d *Id.* p. 194. | e *Id.* p. 199. | f *Id.* p. 185.

rofé,

rofé [a], ne romt pas le jeûne : *L'eau de vie, le ratafia, la fenouillette*, reffemblent au vin ; ils fe prennent en petite quantité ; ils ne font qu'arrofer l'eftomac. Donc *l'eau de vie, le ratafia, la fenouillette*, &c. ne rompent pas le jeûne.

Le cardinal a fenti cette conféquence ; & il la prévient, en reconnoiffant que *l'hypocras* [b], qui reffemble à ces liqueurs, romt le jeûne, à caufe de la *canelle*, du *girofle*, &c. qui le rendent trop nourriffant : ce que la *vanille*, & ces fortes d'aromates, ne font pas dans le *chocolate* : il prétend, au contraire, qu'il s'en trouve fort affoibli [c], quand on la réduit en poudre, & qu'on la diffout dans l'eau. Quel paradoxe ? D'où vient donc au *chocolate* cette merveilleufe quantité de *volatils & d'efprits* [d], s'il n'en emprunte pas la plus grande partie de ces aromates ? D'ailleurs, cette penfée ne fut pas celle des Efpagnols, quand ils entreprirent de corriger le *chocolate* des Chinois, en l'affaifonnant d'aromates ; parce qu'ils le trouverent, fans cela, mal-faifant, de mauvais goût, indi-

---

[a] *Id.* p. 199. | [b] *Id.* p. 186. | [c] *Ibid.* | [d] Vid. *Strozza*, p. 87.

geſte, & peſant, ſemblable enfin, à une *boiſſon de porc* [a], plûtôt qu'à une boiſſon ſupportable.

5. CONSEQU. Deux onces d'aliment ſolide, parce qu'elles n'occupent l'eſtomac que pendant une heure [b], ne rompent pas le jeûne. Il eſt des *biſcuits*, par exemple, de deux onces : donc ſemblables *biſcuits* ne rompront pas le jeûne. Or un *biſcuit* eſt d'autant plus délicat, qu'il eſt moins peſant, & ſous un plus grand volume : donc le *biſcuit le plus gros & le plus délicat*, ſera celui qui rompra moins le jeûne. Donc un excellent *biſcuit* de deux onces, mangé attendant la colation, ne rompra pas le jeûne.

6. CONSEQU. On peut prendre par forme de reméde, pour prévenir une infirmité future, ce qu'on peut prendre pour guérir une infirmité actuelle, ſans rompre ſon jeûne : on peut s'accorder deux onces d'aliment ſolide, & boire du vin, pour ſoulager une infirmité préſente : donc on pourra, ſans rompre ſon jeûne, manger deux onces de ſolide, & boire du vin, pour prévenir une infirmité future. Or cette quantité de nourriture, & cette ſor

a *Cæſius*, exotic. l. 11. c. 28. | b *Brancat.* p. 191. 202.

te de boisson, ne doit pas plûtôt rompre le jeûne, êtant prise le matin, que
l'après midi ; *donc* on pourra se les
permettre indifféremment dans la matinée, ou dans l'après midi, ou dans
tous les deux temps, sans rompre son
jeûne, lorsqu'on se croira menacé de
quelque infirmité. *Donc* on pourra
boire & manger *quatre fois* par jour,
sans intéresser son jeûne, quand on
craindra quelque maladie. Or tout le
monde est en droit de craindre pour
soi, de la part du jeûne, quelque maladie ; il sera donc *permis à un chacun
de boire & de manger quatre fois* dans un
jour de jeûne, sans le rompre. Le jeûne
enfin, sera d'autant moins rompu, que
ce qu'on se permettra *occupera moins
l'estomac* ; ce qui l'occupe moins, est
plus délicat & plus léger : il sera donc
permis à un chacun *de boire & de manger des choses délicates quatre fois le jour,
sans rompre le jeûne.*

Après cela, il ne faut plus s'étonner, si l'on chante à la gloire du cardinal :

FRANCISCE, *quantùm succus ausis
Iste tuis, calamoque debet !
Rumor ferebat lædere morsibus*

Jejuniorum jura : tyrannidis
Tu frœna laxas, &c. [a]

Car il n'eſt pas en effet de relâchement, en matiere de jeûne, où ne
menent les maximes, qui autoriſent
l'uſage des boiſſons nourriſſantes &
delicieuſes, hors les repas, dans les
jours de jeûne, il n'eſt pas de ſcru-
pule qu'elles ne levent. On a été même juſqu'à avancer, que c'eſt aujour-
d'hui une extravagance de penſer, que
le *chocolate* ne ſoit qu'une boiſſon en apparence, & un aliment en effet, & que
par cette raiſon, il romt le jeûne :

> (*Namque huc erupit cæca ſententia*
>   *mentis*)
> *Tum præſcripta ſacris jejunia frangere*
>   *faſtis*
> *Aſſerit : illatâ falſo ſub nomine potûs,*
> *Per fraudem pulte, athletas quæ robore*
>   *firmet* [b].

L'on prétend enfin, qu'il ne faut
plus rappeller de cette maxime, *que*
le chocolate ne romt pas le jeûne, parce que
l'uſage, ce maître ſouverain, qui régit
la médecine, l'a ſuffiſamment êtablie,
& qu'il faut ſe mocquer de tout ce
qu'on dira à l'encontre :

a Vid. *l'ode à la louange du card. Brancace*, diſſert. de
potu cocol. p. 211. | b *Strozza*, de cocol. opific. p. 72.

Parciùs hæc, Feline [a], *viris obtrude :*
repugnat
Doctior & medicis, omnique Machaonis
arte
Tutior, ignaros etiam qui condocet,
ufus :
Is dudum gemino non ufquam noxius
orbi,
Defpuit effufo, quæ ructas, dogmata
rifu.

Mais un grand archevêque de *Seville* en Efpagne, n'eut pas fi bonne opinion de la coûtume, qui autorifoit l'ufage du *chocolate* dans les jours de jeûne. Ce prélat, également inftruit & zélé, fe declara [b] contre cette coûtume, ce qui décrédita la néceffité prétendue du *chocolate* pour la fanté, parce qu'on s'en paffa, fans qu'on en remarquât d'inconvénient [c]. Au refte, ce n'eft pas qu'on veuille ici élever autel contre autel, ni oppofer un grand archevêque, & excellent théologien, à un favant cardinal ; mais la conduite de ce grand archevêque juftifiera, du moins, tous ceux qui croiront que le *chocolate* romt le jeûne.

a *C'eft un auteur qui a écrit contre le chocolate.* | b *Vid. Caldera, p. 493.* | c *Ibid. p. 493.*

CHAPITRE XVI.

Moyens de prévenir la soif, & de se passer de la permission de boire hors les repas en Carême.

L'ON distingue deux sortes de soif, la vraie & la fausse [a]. La premiere, est ordinaire & inspirée par la nature, qui nous fait sentir la nécessité qu'il y a d'amollir les alimens, & de les détremper, pour les attendrir & les délayer. Cette sorte de soif s'appaise aisément, & cede à la moindre humectation : *Facile est extinguere sitim sanam* [b]. La seconde, est moins un avertissement, qu'une obligation de boire, soit pour détremper un trop gros volume d'aliment, dont l'estomac se trouve surchargé, soit pour éteindre l'ardeur d'un feu sec & dévorant, que des alimens trop succulens, trop acres & trop assaisonnez, auront allumé [d]. Il y auroit de l'inhumanité à refuser de la boisson à une soif naturelle ; car ce seroit aller contre un

a *Scacchus*, de salubr. potu, p. 194. | b *Sener.* l. 4. quæst. natur. | c *Scacchus*, p. 196. | d *Id.* p. 197.

besoin indispensable. Il est, au contraire, non-seulement à propos, mais nécessaire, de recommander de boire en mangeant : & cette nécessité est d'autant plus grande, que la boisson, ainsi pratiquée, peut même devenir un préservatif, & une précaution, contre la seconde sorte de soif, qui n'a guére d'autre cause, que le trouble de la digestion ; trouble qui ne vient ordinairement, que quand les alimens se fermentent eux-mêmes, au lieu de se laisser broyer & dissoudre. Voici la raison de ce renversement.

C'est l'estomac qui cuit & qui digere, parce que c'est lui qui brise & qui broye les alimens. C'est donc de son action & de sa force, qu'il faut attendre la digestion, & les alimens de leur part, n'ont qu'à se laisser dissoudre. Ainsi, toute puissance, qui s'opposera à celle de ce viscere, la diminuera, d'autant qu'elle s'augmentera elle-même. Or une matiere, qui se fermente, & qui se gonfle dans l'estomac, fait effort contre lui. C'est une vertu de ressort, c'est une puissance, qui se souleve, & qui s'exerce contre la sienne ; ainsi, l'action du viscere est

retardée, & celle des alimens devient
la maîtreſſe. Ce n'eſt donc plus une
force muſculeuſe qui paîtrit, ni une
main qui foule : ce ſont des ſucs qui
ſe choquent & ſe mutinent ; l'eſtomac
en ſouffre & languit, & la diſſolution
des alimens, abandonnée à la fougue,
& régie au hazard, fait ſentir des
chaleurs, des gonflemens, des vents,
de la ſéchereſſe enfin, & de la ſoif.
Or le moyen de prévenir certainement
ces deſordres, c'eſt de boire ſuffiſamment en mangeant, pour conſerver
les alimens ſouples & détrempez, &
les contenir ſoumis à l'action de l'eſtomac. Mais quand bien même on ſeroit ſûr, que les alimens ne ſe deve-
lopperoient pas trop dans le temps de
la digeſtion ; quand bien même il ſeroit auſſi certain, qu'il eſt douteux,
que les ſucs nourriciers ne s'exalte-
roient pas alors ; enfin, quand on pourroit ſe promettre de la bénignité d'un
aliment, de ſa douceur & de ſa ſoupleſſe, qu'il ſe laiſſeroit tranquillement diſſoudre, il ne ſeroit pas moins
néceſſaire de boire en le prenant, par
la raiſon ſuivante.

Le ſang eſt principalement fluide ;
& ce qu'il a de ſubſtantiel, de ſolide

& d'épais, n'eſt en proportion, avec
ce qu'il a de fluide, que comme d'un
à trois *; il a donc trois fois plus de
beſoin de choſes, qui le délayent dans
les vaiſſeaux, que de ſucs qui l'épaiſſiſſent ; & ce ſera répondre mal à cette
proportion dans l'uſage des alimens,
ſi l'on préfere ceux, qui ſont plus
propres à donner du corps & du volume au ſang, que de la fluidité & de
l'aiſance. Quand bien même donc la
boiſſon ſeroit triple, ou à peu près,
du ſolide, ce ne ſeroit encore, que
les mettre à la portée du ſang, &
établir d'avance, dans les parties du
chyle, la proportion qui eſt entre
celles du ſang. Ce n'eſt pourtant pas,
qu'on voulût inſinuer ici à perſonne
l'obligation de boire trois fois autant
qu'il mangeroit ; car on ſait, que les
alimens ſolides ſe fondent facilement
eux-mêmes, quand ils ſont ſuffiſamment détrempez : mais on voudroit
faire comprendre, qu'on peut aller
loin en matiere de boiſſon, & que du
moins, faute d'une boiſſon ſuffiſante,
on expoſera la ſanté à des dangers continuels, parce qu'on riſquera d'altérer,

a *Guilelminus*, de ſanguin. conſtit. p. 53. *Boyle*, hiſt.
ſanguin.

T v

& d'interrompre, l'*équilibre* a des liqueurs, en quoi elle consiste ; *équilibre*,
qui subsiste principalement par la fluidité, c'est-à-dire, par la juste proportion des parties du sang : proportion
enfin, qui consiste en trois fois plus de
fluide, que de solide.

Mais la boisson ne va pas moins encore à conserver l'équilibre, entre le
sang & les parties qui le contiennent.
Celles-ci n'ont de force & d'action,
pour contenir les liqueurs, & les faire
circuler, qu'autant qu'elles ont de
jeu, de liberté & de souplesse pour se
mouvoir : or cette souplesse, vient
de leur flexibilité, laquelle ne s'entretient, que par l'humectation. La boisson doit donc y contribuer, plus qu'aucune autre chose, elle qui porte son
action par tout le corps.

L'estomac est un viscere également
membraneux & nerveux, &, par conséquent, il doit avoir des rapports
nécessaires avec toutes les parties du
corps, & être comme d'intelligence
avec elles, puisque les membranes &
les nerfs en font le tissu. Tout le corps
est donc comme un grand rézeau,
composé de plusieurs autres petits,

a *Baglivi*, de fibrâ mottric. p. 61. 71.

qui sont les visceres, &c. d'une tissure
en cela semblable, qu'elle est nerveu-
se & membraneuse. Si l'on conçoit
d'ailleurs les fibres, qui les composent, comme autant de filets qui se
croisent, pour placer des glandes, &
qui sont mollement tendus & *élastiques*,
pour s'entrecommuniquer leurs mouvemens ; on découvrira les secours
mutuels, que les parties se prêtent, les
sympathies & les intelligences qu'elles
entretiennent, le concert & la conso-
nance dans lesquels elles subsistent ;
car ce seront comme autant de cordes, qui s'entretirent & s'avertissent
de tout. Dans cet état, ce sera agir
sur tout le corps, que d'agir sur l'estomac : car ce qui l'*affectera*, remuera
tout ce qui le compose, c'est-à-dire,
les membranes & les nerfs. Calmer
donc, humecter l'estomac, & lui donner de la souplesse, ce sera porter le
calme & la souplesse par tout. La boisson produit ces effets dans ce viscère,
elle les communiquera donc dans toutes les autres parties, &c.

Ce raisonnement est fondé sur la mécanique, & sur l'œconomie du corps ;
mais des faits le confirment. On connoît les rapports d'entre l'estomac &

T vj

le cerveau, par les *naufées*, qui fuivent les *coups de tête*, & par les étourdiffe-mens & les *vertiges*, qui caufent ces *naufées*. On fait encore, que l'eftomac tient tout le corps dans le trouble & dans l'*anxiété*, quand quelque chofe le bleffe ; qu'il y répand, au contraire, la vigueur & la force, quand quelque chofe le conforte ou le réjouit ; & de là viennent la promtitude & la célé-rité, avec lefquelles les liqueurs fpi-ritueufes & *volatils* fe portent dans tou-te l'habitude du corps. C'eft donc confterner tout le corps, que de laiffer l'eftomac en fouffrance ; c'eft le fou-lager, au contraire, que de conforter cette partie, & la tenir à l'aife ; c'eft le fervir tout entier, que de flatter ce vifcere.

Si l'on ajoûte à tant d'avantages de la part d'une boiffon large ou fuffi-fante, celui qui en reviendra, fi elle n'eft, ni vineufe, ni ardente, mais aqueufe, telle qu'on l'a déja infinué ; fi d'ailleurs cette boiffon accompagne des mets peu apprêtez, on comprendra, qu'elle toute feule préviendra mille befoins de boire. Quelle appa-rence en effet, qu'avec un pareil ré-gime on pût avoir foif entre les repas ?

On s'en trouvera, du moins, rarement presſé, & preſque jamais dans la néceſſité de demander des permiſſions de boire.

Une autre circonſtance banniroit même abſolument du monde chrêtien ces diſpenſes, ce ſeroit de boire chaud dans les repas ; & ceci regarde principalement ceux qui ne boivent que de l'eau, quoique des nations entieres, comme les *Chinois*, boivent chaud toutes les liqueurs, & le vin " même. Peût-être trouvera-t-on l'expédient peu agréable, parce que c'eſt mal faire ſa cour au monde d'aujourd'hui, que de lui propoſer de ſe mettre à l'eau, pour prévenir la ſoif, & pour ſe paſſer de diſpenſe. Mais, ſi au plaiſir près, l'uſage de l'eau en Carême devoit aſſurer une partie du jeûne, ſeroit-il permis de ſe ſatisfaire, au préjudice d'une ſi ſainte obſervance ? C'eſt aux théologiens à en décider. Il ſuffit d'avoir montré ailleurs, que l'eau ſuffit, & au-delà, pour boiſſon ordinaire : reſte à faire voir ici, qu'elle ſera plus ſaine encore, & moins à craindre, ſi on la boit chaude ; qu'enfin, elle prévient ainſi plus effica-

a *Mappus*, p. 43.

cement la soif, que quand elle est froide.

Les *Indiens*, les *Amériquains* & les *Turcs*, conviennent unanimement, que le *thé*, le *café* & le *chocolate*, préservent, non-seulement de la soif [a], mais qu'ils en font le remede en santé, comme en maladie. C'est pourquoi ils boivent le *chocolate*, plus utilement encore en été [b], qu'en tout autre temps, ils l'accordent même aux malades ; & un médecin espagnol, qui faisoit la médecine au *Méxique*, fut conseillé de préférer le *chocolate* [c] à toute autre liqueur, pour se desaltérer au milieu de ses fatigues ; ce qui lui réussit. On rapporte les mêmes effets du *thé* & du *café* [d] ; enfin, un célebre médecin [e] de Naples le rapporte de l'eau chaude.

Mais la coûtume de boire l'eau chaude, est de plus ancienne datte ; car elle est venue des *Grecs* : & supposé qu'elle ne fût point établie du temps d'*Homere* [f], on en trouve, du moins, des preuves dans *Athénée* [g], *Galien*, *Plutarque*, *Platon*, *Xénophon*, *Trallian*,

a *Butiur*, de pot. antiq. p. 26. *Dufour*, p. 388. *Mappus*, passim. | b *Caldera*, p. 474. | c *Mappus*, p. 16. | d Vid. *Mappum*, *Dufour*, passim. | e *Lucas Portius*, de aquæ serventis præstantia, p. 2. | f *Jul. Pollux*, l. 9. c. 6. | g Lib. 2. c. 2.

*Oribafe, &c. Græci continuè bibunt cali-
diùs —— antiquitùs etiam univerfaliter ita
potabantur infirmi* [a]. Il falloit auffi,
qu'elle fût bien commune parmi les
Romains, puifqu'on s'en dégoûtoit du
temps de *Martial*, qui s'en trouva fi
rebutté dans une longue maladie, dans
laquelle les médecins l'avoient mis à
l'eau chaude, qu'il ne connoffoit rien
de plus pénible, ni de plus propre à
punir un ennemi, que de l'obliger à
boire de l'eau chaude :

Et potet calidam qui mihi livet aquam [b].

Un de fes principaux ufages, comme
il paroît par l'exemple de *Martial*,
êtoit dans les maladies ; car c'êtoit
une marque d'infirmité, que de boire
chaud : on appelloit cela, boire en
malade : *Cœnabit tanquam æger* [c]. Il
êtoit auffi pour les perfonnes âgées
& délicates : *Frigida cæteris, calida verò
his qui inter feniores delicatiùs habentur* [d].
Mais ce qui fait plus particulierement
au fujet, que l'on traitte ici, c'eft que
l'eau chaude paroît avoir été la boiffon
des premiers chrêtiens : *Neque verò
quòd calidam potamus, piaculum effe pu-*

a *Petr. Aponenf.* apud *Eutium*, p. 26. | b *Martial.* p. 6.
epigr. 86. | c *Senec.* ep. 78. | d *Philo*, de vit. contemp.

tetis [a], &c. Elle leur tenoit lieu de vin dans leurs *agapes* ou repas de charité, comme le prouve la description, qui nous reste [b], de la maniere dont se passoient ces repas. Ils s'en privoient cependant en d'autres temps, parce qu'ils trouvoient encore, que c'étoit trop pour des chrétiens, que de boire l'eau chaude : *Unusquisque nostrûm sabbatizat spiritualiter, meditatione legis gaudens, non corporis refocillatione. . . . . non tepidam bibens,* &c. de sorte qu'ils étoient si éloignez de boire du vin, qu'ils ne s'accordoient l'eau chaude qu'avec mesure : *Potio vini sit prorsus incognita, nec sedandæ aliud admoveatur siti, quàm liquor purus caldore ignis* [c], &c.

Les anciens moines, qui conserverent un si grand nombre des coûtumes des premiers chrétiens, retinrent aussi celle de substituer l'eau chande au vin, du moins ils la pratiquoient, quand les vignes & le vin venoient à manquer. C'est pourquoi il y avoit dans les anciens monasteres (comme dans *Clervaux*) une grande chaudiere, pour y faire chauffer de l'eau pour l'usage des fre-

a *Justin.* dialog. cum Triphon. | b *Bossus*, in Rom. subterr. l. 3. c. 37. | c *Arnobius*, l. 2.

res : *Hic . . . . . . caldariam implet, & se igni coquendum committit, ut fratribus potum paret, si forte sterilis vindemia cultoribus industriæ non bene responderit* [a], &c. On trouve, en effet, des exemples d'anciens moines [b], qui se permettoient par ragoût de tremper leur pain dans l'eau chaude : —— *tepefaciebant aquam, & ita ei offerebant, & dicebat ; Credite mihi, filii, quia velut pro condito illud accipio, & adjudicavit se tepidâ aquâ esse contentum* [c] ; Et saint Bernard lui-même usoit de ce pain trempé : *Cibus ejus buccella panis in aqua calida emolliti* [d], &c. Enfin, la coûtume de chauffer l'eau étoit si universellement reçûe parmi les anciens, qu'ils trempoient le vin avec de l'eau chaude, pour l'échauffer lui-même, comme on l'a dit ailleurs, & comme on le voit par ce passage d'un habile médecin arabe [e] : *Quòd si frigus fortissimum fuerit . . . . . vinum cui tantum aquæ calidæ admixtum est, ut ex eo tepefieri possit.*

Mais parce que cette coûtume de mêler de l'eau chaude avec le vin, se pratiquoit dans les festins des anciens,

---

a *S. Bernard.* de monast. Clarævall. | b Vit. patr. l. 6. n. 35. | c *Ibid.* | d Lib. 3. c. 8. ejus vitæ. | e *Rhasis* l. 6. c. 2. ad *Almanf. Avicenn.* fen. 2. c. 16.

qui se faisoient ordinairement les soirs, & qui étoient des cênes, (*cœna*) les *Grecs* [a] l'introduisirent dans leur célébration de l'*Eucharistie* , qui est la cêne des chrêtiens. Ils faisoient donc chauffer l'eau , qu'on mêloit dans le calice, ce qu'ils appelloient ζεσίν ; & l'on trouvoit encore un vestige de cette coûtume, du temps du concile de Florence ; car alors on mêloit encore quelques gouttes d'eau chaude dans le calice.

Ce n'est donc pas une chose si êtrange , que l'usage de l'eau chaude , le corps & l'esprit s'en sont toûjours accommodez. L'on a déja rapporté tous les secours, que l'ancienne médecine en tiroit dans les maladies ; mais le soulagement qu'elle apporte à la soif, en est un autre, qui n'est , ni moins vrai , ni moins utile ; & ce soulagement est fondé en raison autant qu'aucun autre. Trois choses peuvent causer la soif : 1°, l'épaississement d'un sang devenu lent & trop pesant, par l'excès des sucs qui en retardent le cours : 2°, son acreté ou sa salure : 3°, la sécheresse, des parties mêmes, qui sont roides ou froncées. La boisson d'eau

[a] Vid. *Eucholog.* sive titual. græcor.

chaude remédie à ces trois inconvéniens ; elle pénetre aisément les sucs
épaissis, par une raison semblable à
celles, que nous avons rapportées des
anciens, qui mêloient de l'eau chaude
dans leurs vins, parce que c'étoit des
vins, que des siécles entiers avoient
comme desséchez ou endurcis. Elle
n'est pas moins efficace, pour adoucir
& dessaler le sang, elle amollit enfin,
& rend souples les parties desséchées,
beaucoup mieux que l'eau froide ; car
autant que celle-ci est contraire aux
nerfs, suivant l'observation d'*Hippocrate* [a], autant l'autre les flatte, parce
qu'ils s'accommodent de ce qui est
chaud. C'est pourquoi un autre médecin grec condamne l'eau froide, &
recommande au contraire la chaude,
quand on veut desaltérer un malade,
dont la soif vient de ce qu'il a trop
mangé : *Quòd si sitis à cibo accedat,
aqua calida præbeatur, infensissima enim
ipsis frigida existit* [b].

Un autre moyen pour prévenir la
la soif d'après les repas, c'est de les
commencer & de les finir par boire.
Un estomac trop chaud, pour parler
avec le pleuple, ou dont les fibres ont

____

[a] Frigidum nervis inimicum. | [b] *Aetius*, serm. 9. c. 10.

trop de ressort, ou d'*élasticité*, pour
parler plus juste, demande cette précaution ; sinon, la force musculeuse de
ce viscere, excitée par la présence &
par le développement trop promt des
alimens, se précipite : ses efforts trop
souvent redoublez, sont moins puissans, parce que les fibres irritées s'ac-
courcissent trop, & s'allongent trop
peu. Les alimens donc trop souvent
battus ne se développent qu'imparfaitement : & comme un feu trop vif,
brûle & desséche, sans pénétrer & sans
cuire, tout de même, les alimens trop
souvent frappez, mais foiblement at-
teints, ne se brisent qu'à demi. En effet,
ce n'est, que quand l'action de l'estomac,
ou sa trituration se fait à loisir, qu'il
broye plus exactement, parce que sa
force n'est efficace, qu'autant qu'elle
est ménagée. C'est comme un *porphyre*
habilement agité, qui afine d'autant
plus parfaitement la matiere, qu'il la
broye doucement. Alors le suc qui
en résulte, semblable à un *alkool* délié, est mieux domté, plus uni & plus
coulant : il passe donc sans croupir,
& se distribue sans trouble ; rien d'a-
cre, ni de salin ne s'en éleve, nulle
exhalaison piquante n'irrite la gorge,

& n'occafionne la foif. Mais tous ces avantages deviennent certains dans les eftomacs même trop vifs, quand on fait en modérer l'action, & en retarder les faillies, ce qu'on obtient en lui préfentant de la boiffon à crud & avant les alimens folides. Saifi d'abord, & touché immédiatement par une liqueur qui le relâche & l'humecte, fes fibres amollies s'allongent davantage, & partant de plus loin, pour fe rapprocher du centre, les alimens en font plus exactement embraffez, & le broyement en eft plus parfait. Ce fuccès deviendra fûr, fi en pareil cas, on finit le repas par boire, pour achever d'affoupir, d'autant plus efficacement les fibres de l'eftomac, que les alimens qu'il contiendra feront mieux détrempez & plus amollis ; tous moyens fûrs & naturels pour obtenir une trituration & une coction parfaite.

L'on ne craint point d'ajoûter, qu'elle fera fur tout telle, fi c'eft une boiffon douce & aqueufe, qui précede & finit les repas, & fi l'on a foin de la prendre chaude. Il faut pourtant convenir, qu'il eft certaines difpofitions, qui s'accommodent de quelques gor-

gées d'eau froide à l'entrée de table.
Cette adresse à placer utilement la
boisson & à la varier, étoit connue aux
anciens. *Galien* avertit, qu'il est des
estomacs qui ont besoin, que l'on
boive sur la fin de la digestion, parce
qu'alors la boisson la perfectionne &
aide à la distribution du chyle.... *in
fine coctionis potus inutilis non erit, quo-
niam concocti cibi distributionem coadju-
vat* [a]. *Celse*, l'Hippocrate latin, si habile en matiere de régime, recommande aussi l'usage de l'eau dans les
maux d'estomac [b], dans les indiges-
tions [c], dans les cours de ventre [d],
&c. C'est qu'on se persuade trop volontiers, mais à tort, que rien n'accommode mieux l'estomac, que les
choses chaudes ou succulentes ; elles
ne sont cependant point les plus sûres,
par rapport à la digestion : *Non quidquid boni succi est, protinus stomacho* [e] *convenit.* Tout ce qui lui convient, n'est
pas même toûjours de bon suc : *Neque quidquid stomacho convenit, boni succi
est* [f]. C'est pourquoi l'auteur, dont
nous empruntons ces observations, ne

---

a *Galenus* p. 4. aphorif. comment. 83. | b *Celfus,*
p. 217. 220. | c *Id.* p. 40. 41. 42. | d *Id.* p. 39.
| e *Id.* p. 111. | f *Id.* ibid.

blâme pas les chairs gluantes, & il préfere les viandes bouillies aux rôties, & celle-ci aux fritures ; *Res eadem alit magis jurulenta quàm assa, magis assa quàm frixa* [a]. C'est que la qualité seule d'un aliment, en fait rarement le prix ; la place & l'arrangement qu'on lui donne, en font plus souvent le mérite ; *Optimum medicamentum est cibus opportunè datus* [b]; enfin un chétif aliment aux yeux du peuple, peut renfermer de grandes ressources dans les maladies, *remedia vera quotidie pauperrimus quisque cœnat* [c], &c.

a *Id.* ibid. p. 105. | b *Id.* p. 126. | c *Plin.* l. 24. cap. 1.

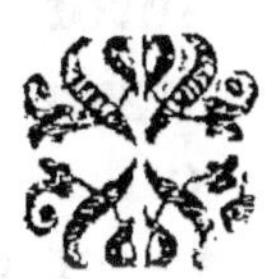

CHAPITRE XVII.

Raisons d'accorder la permission de boire hors les repas en Carême. Avec quelle distinction, quelle regle & quelle précaution on doit le faire.

LA liberté [a] avec laquelle on se permet aujourd'hui de boire hors les repas du Carême, feroit peut-être croire, que ce feroit introduire un nouvel assujettissement, que d'obliger à demander la permission de le faire. Mais ce ne fut que par dispense, qu'on commença de boire hors les repas dans le neuviéme siécle ; cette dispense même eut besoin d'être autorisée par un chapitre general de religieux [b] ; de sorte que depuis ce temps, on a crû [c] qu'il étoit nécessaire de demander des permissions de boire. On a vû d'ailleurs avec quelle sévérité on s'étoit obligé à la soif, aux jours de jeûne dans les premiers siecles de l'Eglise : or un consentement si universel, une regle constamment

a *Thomass.* p. 293. | b Vid. *Thomass* p. 192. | c *Ibid.* &
p. 193. *Lancelot sur l'hemine*, p. 146.

pratiquée

pratiquée, touchant la boiſſon en général, peut tenir lieu de loi par rapport à la liberté de boire entre les repas. Il faut donc une permiſſion pour
ſe l'accorder ; d'autant plus, que la
ſoif faiſant une patie eſſentielle du jeûne, on ne doit pas être moins tenu de
demander la permiſſion de la ſatisfaire,
que celle de contenter ſa faim. Mais
parce qu'une diſpenſe doit avoir un
motif, il faut auſſi quelque raiſon, pour
obtenir la permiſſion de boire ; & cette
raiſon, comme on l'a dit de l'abſtinence & du jeûne, doit ſe tirer uniquement
des beſoins, & de l'infirmité du corps.
Or les beſoins ne ſont pas les mêmes ;
ils ſe trouvent au contraire, autant différens que les complexions ; les mêmes
boiſſons ne conviendront donc pas à
tous, & on devra les accommoder à la
nature des infirmitez, qu'on aura re-
connues véritables, en ceux qui ſolli-
citent des diſpenſes.

Il faut pourtant ſe ſouvenir, que comme il eſt une boiſſon, qui eſt plus univerſellement convenable ; ce ſera la
même, qui devra s'accorder plus volontiers & plus communément. C'eſt l'eau
dont on veut parler ici, ſur laquelle on
doit faire moins de difficulté, parce

qu'elle nourrit peu, & qu'elle flate moins les sens. Cependant ; puisque les saints n'en usoient qu'avec mesure dans leurs repas, comme on l'a fait remarquer, on doit en apporter, à plus juste titre, quand il faut l'accorder hors de ce temps.

La soif, le prétexte ordinaire des permissions qu'on demande, ne doit pas absolument déterminer à accorder la permission de boire ; car puisqu'il est manifeste que souvent l'on n'a soif, que parce qu'on a trop mangé, ou parce qu'on s'est accordé des ragoûts ; en ces cas, la cause étant volontaire, & l'effet n'en étant pas dangereux, si on le prévient de bonne heure, comme on le peut aisément par la diéte & par la frugalité, ne pourroit-on pas obliger à une peine, qu'on auroit méritée ? Ce seroit de souffrir une soif, plus importune alors, que malfaisante. *Hippocrate* [a] lui-même ne conseille pas uniquement la boisson, pour éteindre la soif : trois choses, selon lui, la soulagent ; fermer la bouche, garder le silence, & respirer un air frais : *Os claudere, non loqui, frigidum spirare* [b]. Ce seroit ajoûter le silen-

a *Hippocrat.* l. 6. de morb. popul. | b Apud *Scacch.* pag. 197.

ce au jeûne ; un moine ne donneroit
pas un expédient plus catholique.

Mais si une soif, d'autant plus fâcheuse, qu'elle est ordinaire & habituelle,
s'augmente à l'occasion du Carême ; si
un estomach trop ardent excite ce tourment, si sa délicatesse s'oppose à une
boisson suffisante dans le temps des repas ; ce seroit l'exposer à un mal manifeste, & exercer une rigueur dangereuse & injuste, que de refuser alors la
boisson, pour mettre fin à une digestion
laborieuse, pour prévenir les effets d'un
chyle mal préparé, pour aller au-de-
vant des cruditez qui s'ensuivent. Car
comme la digestion se fait par le frottement de l'estomach, qui broye & réduit les alimens dans une crême, ou
dans un suc laiteux, c'est une sorte d'*é-
mulsion* que la nature travaille, & qui se
fait d'autant plus sûrement, qu'elle se
fait lentement & sans trouble. Il faut
donc se conformer à ses manieres, s'accommoder à sa lenteur, & ne lui fournir de délayant, qu'à mesure qu'elle le
mêle & l'employe, pour ne point inon-
der les sucs qu'elle prépare. Il faut
donc laisser boire ces personnes à petits
coups, & de loin à loin. Il en est d'autres,
sobres & frugales d'ailleurs, qui peu-

V ij

vent boire suffisamment en mangeant, sans d'autre incommodité, que celle de souffrir des feux & des chaleurs après leur repas (car il est en certaines personnes une sorte de fiévre, qu'on pourroit appeller *fiévre de digestion* :) ces personnes, sans sentir trop de soif, sont fatiguées de battemens d'artéres, d'appesantissement, *d'anxieté*, *&c.* dans le temps de la digestion : la boisson alors devient encore un remede, & on doit l'accorder aussi bien qu'à tous ceux, qui ne pourroient jeûner dans l'exercice de leurs professions ; car ce fut pour soulager les moines dans leur travail, que le chapitre général leur permit de boire. Ces personnes doivent donc être aussi écoutées. Car enfin, quoique ce soit faire bréche au jeûne, que de boire loin des repas, il vaut mieux en sacrifier une partie, que de risquer le tout.

FEMMES GROSSES. Les *Femmes grosses* & les *nourrices*, qui jeûneront, seront encore recevables à demander la permission de boire hors les repas : les premieres, parce qu'ayant à se nourrir, & l'enfant qu'elles portent, elles ont besoin de plus de boisson par la raison suivante.

On ne comte ordinairement, que trois *coctions* dans le corps : La premie-

re, dans l'eftomach : La feconde, dans
les vaiffeaux : La troifiéme, dans l'habitude du corps : mais il s'en fait une
quatriéme dans le corps d'une femme
groffe, c'eft celle qui fe travaille pour
l'enfant ; car les mêmes forces qui
broyent, & qui diftribuent les fucs pour
la mere, les préparent pour l'enfant.
Le fang a donc befoin en elle de plus de
véhicule ; car il doit être porté plus
loin, & diftribué en plus d'endroits. En
effet, les parties ayant à contenir un
enfant, ont dû prêter davantage, &
prendre plus de capacité ; les vaiffeaux,
par conféquent, auront acquis plus de
longueur : ainfi ce ne fera qu'à l'aide
d'un véhicule, ou d'un délayant plus
abondant, que le fuc nourricier pourra
prendre plus de furface, pour s'affiner
& s'étendre autant qu'il faudra, pour
pénétrer à travers tant de nouvelles
routes, & s'appliquer à tant d'endroits.
Une femme groffe eft donc autorifée à
boire hors les repas.

Les *Nourrices* le font auffi. Leur lait Nour-
eft fujet à s'altérer dans leurs mamelles, RICES.
car il s'y gâte au bout de 24. heures,
fans autre raifon. Ce malheur à-là-vé-
rité, ne leur arrive pas, parce qu'elles
renouvellent leur lait plus d'une fois

V iij

dans 24. [a] heures, en allaitant leur nour-
risson ; cependant cette menace pour
leur lait, doit les rendre attentives à
tout ce qui peut le préserver : c'est la
boisson, car outre qu'elle en augmente
la quantité, elle le détrempe, le tient
frais, & le préserve d'aigreur, parce
qu'elle l'empêche de s'échauffer.

VIEIL-
LARDS.
 Les personnes âgées ont aussi besoin
de boire à discretion ; le dessèchement
qui les menace, demande ce soulagement : on en a rapporté les raisons ailleurs.

 Mais avant que d'avancer plus loin,
il faut répondre à une question, qui se
présente ici naturellement. On demande si une personne dispensée du jeûne,
ou de l'abstinence, pour de bonnes raisons, est en droit de boire à sa soif hors
les repas, en vertu de la dispense qui
l'exemte du jeûne & de l'abstinence.
Mais cette personne abuseroit de son
droit, puisque ce qui oblige à faire
gras, & à déjeûner, par exemple, n'o-
blige pas également à boire hors les
repas, parce que ce ne fut que dans le
temps où on ne faisoit qu'un repas,
qu'il fut permis de boire. Cette personne, par conséquent, qui a la permis-

<hr>

[a] *Boerhave*, instit.

fion de faire gras , ne fera autorifée
à boire hors de fes repas , qu'autant
qu'elle aura d'autres raifons , qui l'o-
bligeront à boire à difcretion.

L'on croit communément, qu'il faut
toûjours étendre une grace , *favores
funt ampliandi* ; mais on ne peut trop
refferrer les graces, quand elles font
touchant des matieres qui intéreffent
l'amour propre , autant que fait le jeûne. Il faut en pareils cas, s'en tenir au
pur néceffaire ; la cupidité n'infpirera
que trop d'expédiens, pour aller au-
delà. D'ailleurs dans la conjoncture
malheureufe, où l'on fe trouve aujour-
d'hui, de n'avoir que de foibles reftes,
& de triftes débris du jeûne chrétien à
ramaffer , il faut en recueillir jufqu'aux
moindres miettes. Car fi Jefus-Chrift
veut bien tenir comte d'un verre d'eau
froide, qu'on aura donné en fon honneur , refufera-t-il de récompenfer le
facrifice qu'on lui fera , de quelques
verres de boiffon ?

La qualité de la liqueur qu'on peut
boire , quand on eft autorifé à le faire,
forme une autre difficulté, depuis qu'on
s'eft defaccoûtumé de faire fa boiffon
ordinaire d'eau. Le *vin*, le *cidre*, & la
bierre, ont pris fa place, & l'on ne craint

plus d'interpreter la permiſſion de boire, en faveur de ces boiſſons.

La queſtion eſt pourtant aiſée à décider ; car ſi ce n'eſt que par faveur,
pour un beſoin réel, & pour un pur néceſſaire, qu'on accorde la boiſſon, ce
ne ſera que la liqueur la plus néceſſaire,
qui ſera accordée. S'il eſt donc vrai,
que l'eau eſt plus naturelle, & qu'elle
ſeule peut ſuffire à des beſoins ordinaires, ce ne ſera que l'eau, comme on
vient de l'inſinuer, qui ſera permiſe à
ceux qui auront beſoin de boire entre
les repas.

On oppoſe à l'uſage de l'eau, qu'elle
affoiblit, & gâte l'eſtomach. Tous le
diſent, mais rien ne le prouve, & peu
certainement l'ont ſenti. L'on a d'ailleurs apporté plus d'une preuve de ſa
convenance avec ce viſcere, & avec la
digeſtion ; mais l'uſage des nations ſur
ce point, devient une démonſtration.
Il y auroit plus de mille hommes contre
un, qui auroient des eſtomacs gâtez, ſi
l'eau produiſoit cet effet, puiſqu'il y auroit prés de mille endroits contre un,
dans la terre habitable, qui digére-
roient mal, ſi la maxime êtoit conſtante, s'il eſt vrai qu'il n'y a que *la milliéme partie du monde, où l'on boive du*

vin *a*. Il y auroit donc mille hommes
pour un fur la terre , qui feroient infirmes ; la conféquence va trop loin, elle eft donc infoûtenable , & les principes faux. Il eft êtonnant d'ailleurs , que
tandis qu'on accufe l'eau de gâter l'eftomac, il ne fe trouve pas plus d'eftomacs ruinez , que parmi les beuveurs
de vin ; parce que rien ne mene fi-tôt
au dégoût & à l'*apofitie* , qui eft une hor-
reur pour le manger, que cette boiffon;
enfin il eft peu de caufe plus ordinaire
de l'hydropifie , que l'habitude de s'en
fervir. Il fera donc du vin, comme de
la colere (fuivant la penfée de *Seneque*),
on ne s'en trouvera bien , qu'autant
qu'on en ufera peu. Pourquoi d'ailleurs
tant craindre pour l'eftomac de la part
de l'eau ? Elle paroît plus propre à le
fortifier qu'à l'affoiblir , à en juger par
fa ftructure. C'eft un vifcere tiffu de
fibres mufculeufes, & de filets nerveux,
élaftiques, ou pleins de refforts, femblables, par conféquent, à ces filets de corde , qui fe gonflent & s'accourciffent à
la vapeur, ou par le *contraft* feul de l'eau.
Car c'eft un fait connu , qu'une corde
humectée à la vapeur de l'eau , ou imbibée de cette liqueur, enlevera 100. li-

a *Turneb,* de vino.

V v

vres de maſſe plus [a] qu'elle n'auroit fait auparavant ; de ſorte que ſi elle pouvoit enlever êtant ſéche, 1000. liv. peſant, elle en enlevera 1100. êtant mouillée. Mais il arrive quelque choſe de ſemblable à l'eſtomac, dont on releve quelquefois la force & le reſſort, par le moyen des liqueurs froides, ou de l'eau ſeule. On en a des preuves en ceux, dont on guérit les coliques & les cours de ventre, par l'uſage de la *limonade*, ou de l'eau ſimple [b]. On préſerve encore la force & le reſſort de cette partie par un ſemblable artifice ; car c'en eſt un, que d'employer à propos ces ſecours. Or, cet artifice conſiſte à munir l'eſtomac d'un verre d'eau, avant l'uſage des boiſſons qu'on prend chaudes, & qui pourroient (comme on l'a reconnu des bains chauds) relâcher, ou trop amollir les parties nerveuſes. C'eſt par cette raiſon qu'on fait précéder le *chocolate* d'un verre d'eau, & que quelques-uns le conſeillent auſſi devant le *café*. L'uſage des bains froids fournit encore une preuve ſenſible de la force, que l'eau ſimple donne aux parties nerveu-

a *Boyle*, de effic. effluvior. p. 44. *Baglivi*, de fib. mot. p. 88. *Bellini*, opuſc. 21. *id*. de villo contraſtili, p. 238. | b *V. Hippocr.* v. 5. aphor. 25. *Galen.* p. 12. *Method.* c. VII. *Mercatus*, l. III. p. 56.

ſes ; car on a éprouvé que le bain d'eau froide raffermit les nerfs , & guérit les *vapeurs* [a]. Enfin, des nations entieres plongeoient les enfans nouveaux nez dans l'eau , pour les rendre plus vigoureux, &c. Ce n'eſt donc pas une choſe ſi capable d'affoiblir, que l'eau; & l'on en diroit certainement moins de mal, ſi elle êtoit auſſi agréable , que le vin.

Ce ſera donc de l'eau , qu'on permettra de boire hors les repas des jours de jeûne, quand il faudra modérer une ſoif, qu'on n'aura pû prévenir; quand il faudra calmer des feux , interrompre une fermentation, redreſſer enfin une digeſtion vicieuſe ; d'autant plus qu'une boiſſon ne peut être trop ſimple en tous ces cas , parce qu'elle ne ſauroit être trop indifférente , lorſqu'il n'eſt beſoin que de délayer. , *Le vin* riſqueroit au contraire , d'augmenter la plûpart de ces inconvéniens ; le *cidre* en favoriſeroit encore une grande partie; & la *bierre* eſt trop nourriſſante, pour être uniquement employée en qualité de *délayant.*

Il eſt vrai qu'on trouve dans l'hiſtoire [b] d'anciennes diſpenſes en faveur du

a *V. Floyerus ,* de baln. frigid. p. 164. | b *Brilles* p. 122-125.

vin, mais c'étoit au repas [a], où il étoit alors inoui d'en boire ; ou si c'étoit hors le repas, ce repas étoit alors unique [b], & le vin tenoit la place de la colation ; aussi ne tarda-t-on pas à y joindre un morceau de pain, *ne potus noceat*; parcequ'on sentit apparemment, qu'une liqueur vineuse ne devenoit supportable, que quand on se l'accordoit en mangeant.

La raison de préférence, qu'on apporte en faveur du *vin*, en le donnant pour un *digestif* plus efficace, & pour un *dissolvant* plus puissant que l'eau, n'a point ici de lieu. Rien au contraire, ne s'oppose tant que le jeûne, à l'usage du vin en cette qualité ; car comme le jeûne est le temps où l'on mange le moins, il y a, par conséquent, moins alors à digérer. Mais il deviendroit sur-tout pernicieux entre les repas dans ce même temps, parce que l'estomac étant plûtôt vuide, un *dissolvant* trop actif y trouvant peu ou point de pâture, ou de matiere à dissoudre, agiroit immédiatement sur cette partie, & lui attireroit tous les inconvéniens, qu'on doit attendre d'une matiere active & piquante, qui doit agacer & irriter étrangement un viscere tout nerveux & tres-

a *Id.* p. 123. | b *Thomass.* p. 154.

fenfible, qu'il trouveroit dégarni, &
qu'il *affecteroit* immédiatement. Ainfi
les mauvaifes fuites, pour léfquelles on
a été obligé d'abandonner les *avant-
boiſſons*, dont nous avons parlé ailleurs,
doivent faire bannir le vin d'entre les
repas, aux jours de jeûne.

Une autre raifon doit encore le faire
profcrire, c'eft celle des *aigreurs*, dont
les eftomacs qu'on nomme foibles, font
tourmentez, particuliérement en Carême ; car rien n'entretient tant ces *aigreurs*, que le vin. Il eft plein d'un *aigre*,
qui fe développe d'abord, dès que la digeftion eft mauvaife, & qui paffe jufqu'au *ſuc nerveux*, comme on le voit
dans les gouteux. Ceux qui ont traité
de ces *aigreurs*, qui fe font fentir en Carême, favent qu'on ne les guérit bien,
qu'en interdifant abfolument le vin à
ceux qui y font fujets.

L'ufage du *cidre* & de la *bierre*, eft auffi
peu fûr entre les repas de Carême. Ce
font encore des boiffons fujettes à *s'aigrir* dans des eftomacs indifpofez, plus
capables, par conféquent, de faire paffer ce vice dans le chyle, & à le faire
grumeler, que de le délayer, & le rendre coulant. Témoin ces ardeurs in-
fupportables d'urine, que l'*acide* de la

bierre attire à ceux, qui en boivent; on veut que le cidre soit moins sujet à exciter des aigreurs dans l'estomac; mais il ne porte ni moins de trouble, ni moins de fermentation dans les vaisseaux, que le vin, & il mérite par cette raison le même sort que la bierre; car s'il incommode moins la premiere digestion, il nuit beaucoup à la seconde. Il faut ajoûter, que le *cidre* réussit moins bien que l'eau à appaiser la soif, & que la bierre est plus propre à contenter la faim; car c'est effectivement une eau d'orge tres-épaisse, une sorte d'*apozéme domestique*, une tisanne nourrissante, ou un aliment liquide, qui satisfait autant au besoin de manger, qu'à l'envie de boire. Il n'y auroit que quelque raison d'infirmité, qui pût autoriser le *cidre* & la *bierre* hors les temps du repas. Mais à quelles sortes de maux ne trouvera-t-on point l'eau préferable au *cidre*, & à la *bierre*? car elle a tous les avantages de ces boissons, & n'en partage pas les inconvéniens.

Pour en mieux juger, imaginons l'éstomac au sortir du repas, comme un *matras* [a] plein de matieres, qui y sont

____

[a] Sorte de bouteille à long col, dans laquelle les *chymistes* mettent des matieres en digestion.

en *digestion*, lesquelles ne se dissolvent bien, qu'autant qu'elles se fondent lentement, comme à petit feu, & au *bain-marie*. Une liqueur vineuse paroît-elle bien propre à cette *opération* ? Imaginons le suc qui doit résulter de cette *opération*, sous l'idée d'une crême laiteuse, menacée de s'épaissir ou de se *grumeler* dans un estomac trop chaud, si elle n'est doucement arrosée de quelque liqueur, qui la pénétre insensiblement, qui l'amollisse, & la délaye : l'eau certainement fera mieux tout ceci, qu'une boisson vineuse, qui mord l'estomac, & qui l'agace, qui durcit les alimens, qui devient enfin l'auteur & le pere de tant de *concrétions salines*, d'*obstructions*, de *coagulations*, &c.

La méprise, où l'on tombe à cet égard, vient de la fausse idée qu'on s'est faite d'un estomac foible, que l'on croit relâché & *refroidi*, toutes les fois qu'on le soupçonne de foiblesse : d'où vient, qu'on ne s'occupe, en conséquence, qu'à le fortifier par des *aromates*, par des *liqueurs piquantes*, & par des *stomachiques*, qui vont à rehausser infiniment le ressort ou la force de ce viscere. Mais parce que cette pensée est fausse, on réuffit mal ordinairement à rétablir des estomacs prétendus foibles. On en fait, au contraire, à force d'en bander les fibres, & d'en rarefier l'air, des *machines à vent*, des *éolipiles*, d'où viennent des tenfions convulfives, des *borborigmes* habituels, des *flatuofitez* intariffables, des *vents* continuels, *&c.* Toutes marques d'un eftomac irrité, d'une digeftion turbulente, de fucs bouillans, & d'une effervefcence outrée. On s'en prend à un eftomac relâché & refroidi, & l'on oublie de remarquer, que la plûpart de ceux qui font en cet état, font des *corps fecs*, des *atrabiliaires*, des *fangs bouillans*, qui ont le foye fec, les entrailles brûlées, & le ventre fi étrangement pareffeux & ferré, qu'il fera des femaines entieres fans fe décharger. Tout cela reffemble-t-il à un eftomac foible ou refroidi ? Le vin eft-il alors un reméde propre à ces accidens ? Quelques verres d'eau adroitement placez après le repas, ne paroiffent-ils pas plus propres à calmer ce tumulte ? car on rectifie fouvent la digeftion en l'interrompant à propos, & on la redreffe alors en la retardant. On parvient, par la même adreffe, à

appaifer les vents, à rabaiffer les fer-
mentations, à lâcher le ventre : mais
ceci demanderoit une differtation particuliere.

Cependant, fi l'eftomac s'affadiffoit
trop par l'ufage de l'eau, on pourroit
accorder aux perfonnes, qui ont la
permiffion de boire, celle d'ufer d'u-
ne legere infufion de *thé* ; d'autant
plus, qu'il nourrit peu, & qu'il a
moins d'inconvénient que le *vin*, le
café, &c. Une perfonne, par exemple, fera fujette à la *goutte*, à l'*afthme*,
au *rhumatifme*, à la *colique*, aux *cours de
ventre* ; une femme fera tourmentée de
vapeurs ; un eftomac fera fatigué d'aigreurs, de vents, de cruditez, &c. dans
tous ces cas, on fubftituera, s'il eft
néceffaire, le *thé* à l'eau. C'eft même
une obfervation faite à la *Cochinchine* [a], par meffieurs les miffionnaires,
comme nous l'avons dit ailleurs, que
le *thé* bû abondamment après les repas maigres, aide merveilleufement à
la digeftion.

L'on doit accorder le *café*, & le *chocolate*, avec beaucoup plus de précaution, parce que ce font des liqueurs
flatteufes, & d'ailleurs, tres-nourrif-

a *Dufour*, p. 258.

fantes, puifqu'elles pourroient, fans aliment, fervir à la fubfiftance de plufieurs jours. Le *café* paffe, à-la-vérité, pour avoir un grand avantage, par rapport au jeûne, car il a la réputation de mortifier les paffions ; mais l'eau le fera encore plus certainement, & elle eft moins délicieufe. Il faut donc des raifons de fanté, & des befoins réels, pour en permettre l'ufage hors les repas. On fe gardera, fur tout, d'autorifer de vains amufemens, & de faux prétextes ; mais on le permettra, par éxemple, lorfque l'abftinence, ou le jeûne, feroit impraticable fans ce fecours ; lorfqu'il tient lieu d'un reméde, qui a guéri ou qui prévient de grandes infirmitez ; lorfqu'il fert à foûtenir l'efprit contre de noires vapeurs, quand il le fortifie dans un travail, dans des applications ou des veilles néceffaires ; on peut en tous ces cas, & en de femblables, en tolérer l'ufage.

Mais il y a, fur tout, quatre raifons, qui favorifent le *café*, & le *thé*, en Carême : 1°, l'un & l'autre corrigent finguliérement les *aigreurs*, fi ordinaires dans ce temps : 2°, tous deux diffipent les affoupiffemens, & les langueurs, dont on se plaint si communément en jeûnant, & en faisant maigre : 3°, ce n'est pas une nécessité de prendre à jeun le *thé*, & le *café* ; ils se prennent utilement l'un & l'autre immédiatement aprés le dîner : 4.°, le *café*, & le *thé*, réussissent mieux avec le maigre.

Mais la difficulté est grande touchant le *chocolate* ; car c'est moins permettre le boire, que le manger, que d'en accorder l'usage, puisqu'il appaise autant la faim, que la soif, & qu'il nourrit parfaitement. Il est d'ailleurs dangereux de le mêler avec les alimens, parce que lui tout seul peut faire un repas. Il ne devient donc tolérable, que pour ceux qui mangent peu, lesquels ne pourroient faire Carême, s'ils ne trouvoient des nourritures qui pûssent les soûtenir, sous un tres-petit volume. Alors, ou on le permettra loin du repas, si la santé le demande, ou on l'accordera après un leger dîner ; car on a trouvé par son moyen, celui de faire observer le Carême, à des personnes qui n'avoient jamais pû le faire :

Novi ego qui, stomachi genio, sibi noxia
dudum

Sancta quadrage no sensit jejunia sole.

Cogebant miserum jejuni evertere leges,
Et querelum carnis revocare ad pabula
   ventrem ;
Ast ubi post epulas pridem mensasque re-
   motas
Ferventem nocuas cocolatem fudit in es-
   cas,
Ambrosio imbuta, & sensim concocta li-
   quore
Prandia, nonnullo stomachum torsêre la-
   tratu :
Servavitque sacros indemni corpore ritus [a].

Quelques-uns auroient crû, qu'on auroit pû utilement faire sa colation d'u-
ne prise de *chocolate* ; on sait même
que quelques personnes s'en louent ;
on nous avertit cependant, qu'il n'est
point sûr d'en user le soir :

  At seram, moneo, rosei sub vesperis horam
  Pocula ne sorbe, &c. [b]

Mais les théologiens éxamineront,
s'il est permis de mettre en usage,

a *Strozza*, de cocol. opific. p. 61. 62. | b *Ibid.* p. 63.

pour un repas de pure indulgence, une nourriture ſi délicate, & ſi pré-cieuſe.

Le *chocolate* n'eſt donc bien ſûr, que le matin : mais alors, il peut s'ac-corder à ceux, leſquels étant jugez exemts du jeûne, ne ſeront capables que de faire pluſieurs repas ſi legers, qu'ils ayent toûjours faim. En ce cas, une priſe de *chocolate* pourra tenir lieu d'un repas, & la peine de ſouffrir un reſte de faim, deviendra une ſorte de jeûne. Hors ce cas, ou il faut renon-cer au *chocolate*, ou dîner moins, & ſe l'accorder ſur la fin de ce repas. On doit apporter la même attention dans l'uſage du *café* après dîner, par-ce qu'on ne doit ni comter pour rien, ni s'accorder par ſurcroît, des liqueurs ſi nourriſſantes.

Mais ce retranchement n'eſt pas le ſeul qu'il convient faire, en prenant du *chocolate*, ou du *café*, en Carême, celui du vin n'y eſt pas moins néceſ-ſaire : car ſi les perſonnes de piété ont toûjours craint de ſatisfaire deux ſens à la fois, on ne doit pas, dans un temps de pénitence, flatter le goût par deux ſortes de liqueurs. Celles-ci, d'ailleurs, tiennent lieu de vin, dans les pays d'où elles viennent ; & nous avons vû, que l'eau rend le *chocolate*, & le *café*, moins dangereux à la santé. Il paroît en effet, aussi mal-aisé d'imaginer, que le vin s'accorde avec le *chocolate*, le *café*, &c. que de comprendre, que l'*aigre* s'accorde avec le *lait*, & l'*acide* avel l'*alkali* ; car le vin est plein d'*acide*, le café est un *alkali*, le chocolate est laiteux. Or l'eau elle-même n'est contraire au feu, que par une raison semblable ; car le feu, qui fait les *alkalis*, passe pour *acide*, & l'eau fade comme elle est, sans être ni salée, ni amére, est reconnue pour *alkali*. Il faudra donc un besoin réel, & une nécessité prouvée, pour user de vin & de *café*, ou de *chocolate*, dans un même repas.

Mais quelle que soit la boisson, dont on aura la permission d'user en Carême, on s'en privera autant qu'il sera possible, jusqu'au dîner ; parce que ce n'est, que pour soulager la soif, ou le travail, qu'on a commencé de permettre de boire : or l'on n'a encore, ni soif, ni travaillé le matin ; du moins, le dîner vient-il assez tôt, pour soulager l'un & l'autre. Cette attention ne sera pas inutile : car outre

que la piété sanctifie jusqu'à la moindre contrainte, ce sera honorer l'ancien jeûne, que d'en conserver, du
moins, de légeres apparences.

CHAPITRE XVIII.

Si le Tabac *romt le jeûne ?*

ON fait ici une derniere question :
On demande, si le *Tabac* romt
le jeûne ? Cette difficulté mérite d'autant plus d'attention, que c'est moins
un doute imaginé, sur lequel on cher-
che à s'éxercer ; ou une simple curio-
sité, dont on s'occupe, qu'un cas public, ou un scrupule universel, dont
on demande la décision.

Mais qui n'apperçoit dans cette in-
quiétude sur le *tabac*, une sorte de notion naturelle, ou une idée de tout le
monde, qui décide la question ? Et
peut-être chacun sentiroit-il cette décision, s'il ne falloit plus que du sentiment, pour sortir d'un doute qui importune l'amour propre. On demande
donc des preuves qui convainquent :
on n'oseroit en promettre de celles-

là ; mais on en proposera, qui ont paru raisonnables.

Le *tabac* se prend en poudre, en machicatoire, ou en fumée : mais sous quelque forme que ce soit, qu'on l'employe, c'est par sa vapeur qu'il agit, c'est par son volatil qu'il flatte, ou qu'il plaît. La question paroît donc se réduire à savoir, si le jeûne peut être rompu par quelque chose de purement vaporeux ? Alors la demande paroît bizarre, ou peu importante ; parce qu'on n'imagine pas volontiers, qu'une substance si legere, ou si mince, puisse intéresser le jeûne ; parce qu'on n'est pas accoûtumé à concevoir quelque chose de nourricier dans une odeur, & qu'on ne donne vulgairement le nom de nourriture, qu'à ce qui est sensible, ou palpable.

Mais cette idée ne paroît pas avoir été celle des *hébreux*, puisqu'ils se privoient des *parfums*, des *baûmes*, & des odeurs dans les jours de jeûne [a] ; & les *Turcs* s'interdisent encore aujourd'hui les odeurs pendant le temps du *rhamadan* [b], qui est leur Carême.

D'ailleurs, cette idée, qu'un ali-

[a] Vid. *le R. Pére Calmet sur le Lévit.* p. 157. 170. *Daniel*, c. 10. v. 3. | [b] *Dufour, traité du Café.*

ment

ment soit une substance grossiére, qui
se voit, & qui se touche, n'est pas
éxacte, puisque l'on reconnoît des
nourritures simplement vaporeuses *,
alimentum [a] vaporosum*. *Hippocrate* même paroît avoir été dans cette pensée, lui qui croyoit qu'un aliment étoit
principalement tel, par sa partie spiritueuse, *principium alimenti spiritus* [b].
Conformément à cette idée, la physique moderne, revenue de l'opinion,
que les odeurs ne fussent que de simples qualitez, y reconnoît quelque
chose de corporel [c]; car elle trouve
leur *volatil* ressemblant aux *esprits animaux* [d], sur tout, quand elles plaisent,
& qu'elles émanent de substances aromatiques [e]. De pareilles raisons ont
fait conclure, que les odeurs pouvoient nourrir [f]. Ce que rapporte *Pline*, qu'il y a des peuples aux *Indes* [g],
qui ne vivent que d'odeurs, confir-
meroit parfaitement cette opinion, si
un célébre auteur [h] ne la traitoit pas
de fabuleuse. L'histoire qu'on racon-

a *Valesf* l. 1. math. medic. | b *Hipp.* de alim. | c Vid.
Manard. epist. l. 18. ep. st. 6. | d Dissert. de tabaci usu,
p. 77. *Ferrare*, 1702. | e *Neander*, de tabaco, p. 38.
| f *Galen.* de sanit. tuend. c. 2. *Schif.* de alim. p. 1249.
Dissert. de tabac. usu, p. 57. | g Lib. 7. c. 2. | h *Stra-
bon*.

te [a] de *Démocrite*, qui foûtint fa vie pendant trois jours, quoique dans un âge fort avancé, en refpirant feulement la vapeur de pains chauds ; celle de ceux qui ont retardé leur mort, uniquement en flairant du miel [b] : ces hiftoires, dis - je, paroîtroient avoir quelque chofe de plus férieux. Elles tiendroient même beaucoup du vrai, fi l'on adoptoit la diftinction [c] qu'on fait d'une nourriture *fubftantielle & phyfique*, qui fait croître les corps, & d'une autre reffemblante à celle - ci, quoique moins fenfible, qu'on prend moins pour ce qui augmente leur maffe, ou pour ce qui en groffit le volume, que pour ce qui les conforte, ou les empêche abfolument de périr.

Cette vertu dans les odeurs paroît éxagérée, à qui eft peu inftruit de la phyfique *corpufculaire*, parce que l'imagination ne lui laiffe prefque croire corps, que ce qui eft gros & épais. Mais fi l'on fait attention, qu'un atome, tout délié qu'il eft, ayant fon étendue, eft autant corps, qu'une maffe de matiére, quoiqu'il ait moins de volume qu'elle, on concevra, qu'une fubftance vaporeufe peut être capable

a *Diogen. Laert.* l. 9. | b *Sebif.* p. 1252. | c *Ibid.*

de beaucoup de choses. Les anciens médecins l'avoient compris ; car comtant
plus sur ce qui exhale des remedes,
que sur ce qu'ils ont de volume, ou
de masse, ils croyoient beaucoup aux
applications extérieures ; d'où vint le
cas, qu'ils firent des *fumigations* [a]. *Hippocrate* & *Galien*, en font mention en
plusieurs endroits [b] ; *Avicenne* en ordonne pour les maladies des yeux ;
Trallien & *Dioscoride* en proposent dans
les maux de poitrine ; *Pline* [c] enfin, en
rapporte des exemples. La médecine
en a encore d'autres preuves, dans les
onctions, ou applications extérieures,
qui se font pour lâcher le ventre,
pour dégager les urines, & pour procurer des sueurs. Mais les infusions
d'*antimoine*, les *gobelets*, qu'on en prépare, & les *pilules éternelles*, qui en
viennent, en font des preuves incon-
testables; car elles perdent si peu de leur
poids, en purgeant, qu'elles passent pour
purger par *irradiation*, c'est-à-dire, par
le moyen d'atomes salins & fondans,
qui s'en échappent. Enfin, les poisons les
plus promts, & les plus mortels, ressemblent fort aux vapeurs : car ceux

a *Magnenus de tabaco*, p. 52. | b *Hipp.* aph. l. 5.
aph. l. 28. &c. *Galen.* hîc. | c *Plin.* l. 26. c. 6.

des *scorpions* & des *viperes*, ne font que des efprits empoifonnez ; tel eft encore celui des *cantharides*, dont le contact, tout feul, a quelquefois enflammé la veffie, ou du moins, dont l'application extérieure donne de cuifantes ardeurs d'urine. On doit, après cela, fouhaiter, que le favant auteur [a] dont nous tenons déja un excellent ouvrage [b], execute le projet d'un traité des odeurs qu'il médite. Il ne faut donc plus croire indifférente à la fanté, ou à la vie, une chofe, dont on ne prendroit que la vapeur, le corps peut en être foulagé ; & quand il ne pourroit pas abfolument s'en nourrir, il peut s'en fortifier, & en tirer de la vigueur [c]. Or une pareille chofe eft-elle indifférente au jeûne ? De bons auteurs [d] vont jufqu'à croire, que le *tabac* fait plus, & qu'il nourrit effectivement. Quelques-uns [e] en doutent, à-la-vérité ; mais tous conviennent [f], qu'il délivre, ou préferve de la faim, & de la foif [g], qu'il conferve les for-

a *Ramazzini*, de morbis artificum, p. 121. | b *Id.* | c *Differt.* de ufu tabac, p. 86. | d *Monard. Hoftius* dans *Everartus* de tabac. *Zacah.* qu. med. leg. p. 754. | e *Gortier*, p. 153. *Vid.* differt. de tabac. ufu, p. 96. | f *Differt.* de ufu tabac. c. 69. | g *Ramazzini*, p. 118.

ces des *Indiens*, pendant de longs voyages [a], sans le secours d'autres nourriture ; que les soldats [b] en Europe soûtiennent d'affreuses disettes à l'aide du *tabac*, & que les habitans de la *Floride* passent certains temps de l'année [c], sans d'autre nourriture, que celle de la fumée de cette plante.

Ces effets suprendroient, s'ils étoient les seuls, dont le tabac fut capable, & si tout ce qu'on rapporte d'ailleurs de son pouvoir sur le corps, & sur l'esprit [d], ne le rendoit pas encore plus merveilleux ; mais en cela, il paroît moins convenable à la pénitence, & plus contraire à l'esprit du jeûne : & c'est ce que ses merveilleuses qualitez laissent à craindre : *Hæc sunt frequentis suctionis tabaci fructus* [e] ; comme semble le prouver ce qu'on va en rapporter.

Le tabac est une plante, qui tient son nom d'une isle de la *Floride*, d'où il vient originairement [f]. L'usage qu'en font les habitans de ces pays, montre

a *Piso*, de re nat. & med. ind. l. 4. c. 45. | b *Bont.* p. 113. *Bont*, sepulchr. tom. III. lib. IV. p. 539. *Rajus*, hist. plant. p. 715. *Everart.* de tabac. p. 19. | c *Everart.* de tabac. p. 18. | d *Differt.* de usu tabac. p. 77. | e *Kerchringius*, obs. anatom. p. 90. | f *Simon Paul.* p. 1.

à n'en pouvoir douter, qu'il n'eſt guére de plante, qui ait plus de pouvoir
ſur le cerveau & ſur l'eſprit même. Il
eſt l'ame du conſeil [a] de ces barbares,
& c'eſt en fumant, qu'ils décident des
plus importantes affaires [b], parce qu'il
ouvre l'eſprit [c], & donne du courage [d].
Ils ſont même prévenus, qu'il a quelque choſe de divin ; c'eſt pourquoi,
leurs prêtres s'en enivrant, ſe procurent, au moyen de cette fumée, d'ar-
tificieuſes extaſes [e], dans leſquelles ils
débitent, à ces malheureux peuples,
leurs ſuperſtitieuſes rêveries, qu'ils
donnent pour des inſpirations de leurs
impertinentes divinitez. Les eſclaves [f],
inſtruits de ces effets, s'enivrent de
tabac, comme on fait de vin en Europe, ce qui leur attire de rudes puni-
tions de la part de leurs maîtres. De là
eſt venu, ſans doute, la fureur [g] pour
le tabac, qui eſt devenu en ſi peu de
temps l'amitié des peuples, ou la folie [b] de tout le monde. On dit en peu
de temps ; car, quoique ſon uſage ſoit

a *Neand.* p. 44. | b *Ibid.* diſſert p. 75. | c *Bont.*
p. 112. | d *Bonet.* ſepulchr. p. 539. | e *Neand* p. 43.
| f *Mouard. Sim Paul* de abuſ. tabac. p. 5. | g Inva-
luit. in Europâ cacoëthes ſugendi tabacum *Bonet* ſe-
pulchr. p. 538. | h Inſania, *Gontier*, p. 153. fatuitas,
Hoſman, de medic. p. 327.

ancien aux Indes, il eſt nouveau en Europe, où l'on en fait, cependant, plus de dégât, qu'aux Indes même. Quoi donc, qu'il n'ait guéres que cent cinquante ans d'antiquité, la rapidité, avec laquelle ſon uſage s'y eſt répandu, a été telle, qu'elle a fait prendre d'abord des meſures contre lui. Les princes en apprirent apparemment les dangers, & voulurent les prévenir par de ſeveres défenſes. On leur en avoit fait peur, parce qu'il paſſoit pour rendre les mariages inféconds [a]; mais fut-ce par cette raiſon, fut-ce à cauſe des dérangemens qu'il apportoit dans l'eſprit, & dans les mœurs, ils en interdirent l'uſage dans leurs états. Ce fut dans ces veues que le grand ſeigneur *Amurat IV.* le duc de *Mſcovie*, le roy de *Perſe* [b], & *Jacques VI.* [c] *roy d'Angleterre*, le défendirent à leurs ſujets. On reconnut ces mêmes dangers en France, où il fut défendu en 1635. [d] aux cabaretiers d'en débiter à qui que ce fût, & la permiſſion d'en vendre, fut réſervée aux ſeuls apotiquaires [e], qui ne pouvoient

a *Diſſert.* p. 82. 83. | b *Sim. Paul.* de abuſ. tabac. p. 5. | c Vid. *Hofman.* de medic. p. 327. | d M. de la *Mare* tr. de la police, tom. 1. p. 122. 120 | e *Ibid.*

X iiij

le diftribuer, que par ordonnance du médecin : de forte que toutes les *tabagies* [a] furent défendues, fous peine de *quatre-vingt livres parifis* d'amende. Le torrent de la coûtume, & de l'exemple, a abrogé ces loix, mais on a reclamé à l'encontre ; & un auteur [b] zélé, pour l'ordre, & pour la confervation de la fanté, a fait depuis [c] des vœux, pour voir revivre ces fages réglemens, fouhaitant, que tous les princes & les magiftrats féculiers & eccléfiaftiques, employaffent leur autorité, pour mettre un frein à la licence [d] du tabac.

La piété chrêtienne auroit-elle été la feule, qui auroit manqué de prendre l'allarme, fur l'entrée dans le monde chrêtien d'une plante fi dangereufe, qu'elle paffoit pour féduire les fens, & pour enchanter les efprits ? On rapporte, qu'un favant pape [e] effaya d'en arrêter la licence, par une bulle, qui excommunioit [f] ceux, qui prendroient du tabac dans l'Eglife ; des cafuiftes [g] le crurent contraire au jeûne, & depuis ce temps, de favans médecins

a *Ibid.* | b *Simon Palu*, de abuf. tabac. p. 6. | c En 1665. | d *Ibid.* | e *Urbain VIII.* | f Vid. Fr. *Bayle*, opufc. differt. de virib. confuetud. p. 7. | g *Lactance.*

ont trouvé de l'indécence [a], & quelque
chofe, ce femble, de pis, dans l'ufage du
tabac, les jours de jeûne. Il s'eft cependant foûtenu dans le monde ; car tout
le bien qu'on a publié de lui en faveur
de la fanté, a fait oublier les dangers,
qu'on avoit fujet d'en craindre pour la
vertu.

On s'eft donc flatté, qu'on trouvoit
dans cette plante des vertus univerfel-
les, & on n'a prefque excepté aucune
partie [b] du corps, dont elle ne fût le
préfervatif. On en a fait un remede de
tous les temps [c], de tous les âges, & de
toutes les faifons, au-deffus de toutes
les loix ordinaires de la médecine. On
a fondé tant de différens avantages,
moins fur la préfence d'un *fel volatil* [d]
anodin commun à d'autres plantes, que
fur l'abondance d'un *fel armoniac* [e], ou
d'un *fel neutre* ou *falé*, qui lui feroit
propre, & qui le rendroit capable d'o-
pérer tant de différens prodiges, en des
occafions différentes : de forte qu'on
a ofé avancer, qu'en matiere de remede, il n'en eft guéres au-deffus [f] du ta-

a Vid. *Bayle*, de virib. confuetud. Zacch q. m. l. 1.
p. 751. &c. Differt p. 70. 78. | b Vid. Sim. aul. p. 2.
&c. | c Bont. p. 110. | d Ettmuller FVills. | e Hofman.
in Scroder. | f Differt. p. 57. Vid Mercatum, Bont. &c.
Heurn. Sim. Paul. p. 7.

bac. On l'a loué en particulier [a] pour les maladies du cerveau, pour les maux de poitrine, pour les incommoditez d'eſtomac. On lui a trouvé l'inſtinct d'échauffer, ou de rafraîchir [b], de rendre, ou d'ôter la faim [c], de lâcher le ventre [d], ou de l'arrêter ; on en a fait un prothée ſoûmis preſqu'à l'intention du médecin, ou qui s'accommodoit au beſoin du malade. On l'a donné pour ſoulager la veſſie [e], pour dégager les nerfs, pour guérir la goutte [f] : on l'a crû capable d'engraiſſer les uns, d'amaigrir les autres [g]. On a prétendu qu'il diſſipoit les laſſitudes [h], qu'il rendoit le corps frais & diſpos après de pénibles travaux, qu'il préſervoit des fiévres malignes [i], & de la peſte même [k]. Il ne falloit, pour s'aſſûrer tant d'avantages, que ſe priver de vin [l], & boire du thé [m] ; & avec ces précautions, on pouvoit tout ſe promettre de cette aimable fumée. On ajoûtoit, qu'on ne pouvoit guéres moins eſperer du tabac maché, ou en poudre [n] ; comme s'il n'avoit fallu que flairer du tabac, pour gué-

a *Ibid.* diſſert. p. 59. &c. | b *Ibid.* p. 60. | c *Diſſert.* p. 93. | d *Bont.* p. 113. | e *Diſſert.* p. 60. | f *Ibid.* | g *Rajus*, p. 715. | h *Sim. Paul.* p. 65. *Everart.* p. 16. | i *Diſſert.* p. 79. | k *Rajus.* p. 714. | l. *Diſſert.* p. 67. | m. *Bont.* p. 116. | n *Diſſert.* p. 84 86.

rir, ou se garantir de tous maux [a].

Mais ces louanges outrées n'ont point été sans contredit, parce qu'elles donnoient trop de credit au tabac. D'habiles médecins se soûleverent [b] donc contre cette coûtume, qui leur parut condamnable & dangereuse, *vitiosa consuetudo* [c]. L'amour pour cette plante leur sembla moins une inclination raisonnable pour se soulager, qu'une passion invincible de se satisfaire, *insanabile* [d] *cacoëthes tabaci*, &c. Ils traiterent de *folle & d'infernale*, la fumée de cette plante, *vesana fuligo, fumus stygius* [e], capable de corrompre, ou de débaucher les hommes ; *Tabaci fumus hodie est in tanta insania, ut multi in eo se corrumpant* [f]. C'est pourquoi on compara la fumée du tabac à un vent malfaisant, qui avoit porté le dégât par tout : *Tabaci fumus, tanquam flatus Hibernus universum orbem infecit* [g]. C'est pourquoi un savant médecin [h] s'étonne, qu'un si chétif & si indigne plaisir, ait pû trouver place dans les cœurs de tant d'honnêtes gens, & qu'il ait pû gagner ceux des jeunes &

a *Sim. Paul* p. 11. | b *Primrof.* de vuls. erroribus, l. 4. c. 32. *Sim Paul* de abus. tabac. | c *Romazzini*, c. 17. Vid. *Bayle*, de virib. consuetud. | d *Ibid* | e *Goutier*, p. 152. | f *Ibid.* | g *Guillel. Piso*, de re nat. & med. utriusque Indiæ, c. 43. l. 4. | h *Lindas*, exerc. n. art. 52.

des vieux, ceux des savans, & ceux des personnes vertueuses : *Quò magis miror his illecebris capi sapientes & doctos, juvenesque senesque, ... nemo prudens non intelligit, quid designem, & quidni apertè nominem ? sunt vinum ardens & tabacum, in quibus se tam multi corrumpunt hodie.* Enfin le premier, & le plus illustre des médecins [a] de ce siécle, a non seulement fait voir l'indécence de cette basse coûtume ; mais il a prouvé, que le fréquent usage du tabac abregeoit la vie.

Entrant dans un plus grand détail, on a fait observer, que le tabac êtoit un narcotique [b], de la nature de la jusquiame [c], & par conséquent, de celle des poisons [d] ; qu'il êtoit turbulent, fumeux & enivrant ; capable, comme le vin, d'énerver l'estomac, d'ôter l'appetit [e], & de ruiner les digestions ; en effet, on a reconnu qu'il causoit des cachexies [f], des phthisies [g], & des langueurs [h].

Ces reproches sont tombez principalement sur le tabac en fumée : on

a *M.* Fagon, premier médecin du Roi, dans sa savante these, du 26. Mars 1699. *Si le fréquent usage du tabac, abrége la vie ?* | b *Ibid. Ettmuller Willis.* | c *Dodon.* de purgant. c. 22. | d *Linder,* de venenis, p. 123. | e *Ramazzini,* p. 119. *Everart.* p. 17. | f *Sim. Paul.* p. 6. | g *Ramazzini,* p. 117. *Morton,* c. 6. *Neander* p. 54 *Dissert.* pag. 69. | h *Ibid.* p. 68.

l'a accufé en particulier de gâter le cerveau [a], de le deffécher, & de le noircir ; fondé fur le rapport de quelques auteurs [b], qui affuroient que les cerveaux des grands fumeurs êtoient pleins d'une forte de fuye noire qui enduifoit les membranes de ce vifcere. Mais ces obfervations ont été conteftées [c] ; parce qu'il eft impoffible que la fumée, ou la poudre du tabac ; (car on en foupçonnôit auffi celle-ci) puiffent pénétrer [d], ou fe porter dans le cerveau. Il eft cependant demeuré conftant, que les poûmons des grands fumeurs fe font trouvez defféchez & noircis [e], de forte que la forge d'un *Vulcain* [f] n'auroit pas été plus enfumée. Il n'eft guére moins certain, qu'il expofe à des abbrutiffemens & à des apoplexies [g] (quoiqu'en dife un célebre auteur [h] moderne, pour l'en difculper) & à des pertes de mémoire [i]. Mais ce qui nous intereffe plus particuliérement, c'eft qu'on a obfervé qu'il êtoit contraire aux *bilieux*, *aux atrabilaires*, *aux tempéramens de feu* [k], & à ceux

a *Hoffman.* de medic. p. 327. *Magnenus,* de tabac. *Thoner,* epift. N. a. d. *Helmont Tulpius.* | b *Ibid.* | c *Schneid.* de catarrh. l. 2. c. 2. *Hofferus,* herc. Vid. *Bonet.* fepulchr. p. 538. | e *Differt.* p. 80. *Primerof.* de vulgi erroribus. l. 4. c. 33. | e *Kerchring* abft. anat. p. 90. | f *Ibid.* | g *Differt.* p. 58. 68. | h *Lancif.* de morte repentina p. 112. | i *Mag.* p. 88. | k *Pifo* Hift. ind l. 4. c. 45. *Ramazzini,* p. 117.

qui boivent du vin [a], tels que font la plûpart des François. Un ardent zélateur [b] du tabac en fumée, prétend remedier à ce dernier inconvénient, en conseillant le thé au lieu de vin ; le correctif sera recevable , s'il remedie à tous les autres fâcheux accidens, qu'il attire. On sait encore que le tabac tient lieu de vin aux *Indiens* [c], quand ils font la débauche, & qu'ils veulent s'enivrer. Ils ne font pourtant pas les seuls, qui s'enivrent de fumée ; les *Scytes* [d], qui s'interdisent le vin , font brûler dans leurs fêtes certaines herbes, dont la fumée qu'ils savent humer , les enivre. Les *Thraces* [e] se donnent un pareil plaisir , en s'enivrant aussi dans leurs festins de la fumée de certaines graines qu'ils font brûler, & dont l'odeur , ou la vapeur les charme, ou les enchante. On raconte [f] enfin des *Babyloniens*, qu'ils brûlent certains fruits, dont la fumée les égaye & les enivre, jusqu'à les faire danser & chanter.

Les avantages du tabac en machicatoire, ne font pas moins contestez [g]. La malpropreté qu'il cause, seroit peut-

a *Dissert.* p. 67. | b *Bont.* elem. p. 116. | c *Monard.* | d *Alexand ab Alexand* l. 3. c. 11. | e *Pomp. Mel* l. 2. c. 2. *Solin.* c. 15. | f *Herodot.* l. 1. sub fin. | g *Ramazzini,* c. 17, *Bayle,* de visib. consuet. p. 7.

être suffisante, pour le faire bannir du commerce des honnêtes gens ; parce qu'une bouche noircie, ou infectée de tabac, ne peut être que fort déplaisante.

> *Linguaque nec rigeat, carcanique ru-*
> *bigine dentes,*
> *Nec malè odorati fit triftis anhelitus*
> *oris* [a].

Mais il eft d'ailleurs nuifible à la santé, quand l'usage en eft continu. C'eft un *acre fondant* [b], qui paffe continuellement de la plante dans la salive, & dans le sang : or, comme il eft impoffible qu'il s'y trouve toujours affez de sucs inutiles [c], ou groffiers, qui émouffent, ou qui occupent fon action, il agit immédiatement sur la propre fubftance [d] du sang ; il en fait des fontes, & des *colliquations* [e] habituelles, qui la détruifent, en la dépouillant de fa partie blanche, ou de fa lymphe [f] nourriciere ; de forte qu'il n'eft plus qu'une liqueur saline, appauvrie, & dénuée d'efprits. Aprés cela il n'eft plus étonnant, qu'on ait vû [g] des gens mourir de confom-

<hr>

a Ovid. de arte amand. | b *Ettmuller*, col. pharm. 492, edit. ult | c *Ramazzini*, c. 17. | d *Differt.* p. 73. | e *Ettm,* pag. 16. 493. | f *Ibid.* | g *Ramazzini*, c. 17.

ption[a], ou d'épuisement, pour avoir mâché trop de tabac. D'autres, en qui le sang, & les esprits dépourvûs de véhicule [b], étant devenus lents & croupissans, sont tombez en paralysie.

Ces effets paroîtront peu surprenans, si on fait attention à la nature de la salive, & à la quantité qui s'en sépare. Ce seroit *un levain universel*, s'il en êtoit quelqu'un dans le corps humain ; mais comme on est à présent revenu de cette rêverie, & que la doctrine des *ferments* est enfin décreditée au point, qu'on conteste à l'estomac [c] le droit de levain, il suffit de comprendre qu'elle est une liqueur précieuse, un délayant nécessaire qui commence les digestions, & qui peut-être les perfectionne. Quel abus donc de prodiguer par des crachemens étudiez & artificiels, une liqueur qu'on ne sçauroit trop ménager ? Il faut ajoûter, que la dissipation est énorme. Une personne adulte fait dans 12. heures [d] une livre de salive, dont la plus grande partie doit tomber dans l'estomac, & se mêler avec les alimens. Si un mâcheur de tabac vient à perdre cet-

a *Ettmuler*, p. 16. 494. | b *Ibid.* | c *Linder*, de venen. p. 160. | d *Lanzonus*, de saliva humana, p. 38.

te quantité de liqueur dans 12. heures, ce sera un vingtiéme de son sang, ou de sa lymphe, qu'il dissipera dans ce petit intervalle de temps. C'est certainement distiller sa vie à tout moment ; car en faut-il davantage pour se mettre à sec, ou se vuider de sucs ? Mais si on fait réfléxion, que le volatil du tabac est tres-abondant [a], & qu'il est de la nature des *irritants & des fondants* [b], qui picotent, agacent, & sollicitent les glandes [c] à se décharger, on concevra que l'évacuation pourra aller beaucoup au-delà de 12. onces [d] & qu'elle ira même à une entiere déperdition. L'apologiste du tabac croit parer encore cet inconvénient, en avertissant qu'il ne faut pas cracher toute la salive, que le tabac attire dans la bouche. Mais bon Dieu ! quel étrange ragoût il ménage aux hommes, qu'une salive empoisonnée ? Quoiqu'il en soit, il prétend que c'est une erreur de prendre du tabac pour cracher, parce que ce seroit prodiguer un volatil [e] merveilleux, qui abonde en cette plante, & dont il veut qu'on soit meilleur ménager ; car ce volatil (si on l'en croit) venant à pas-

a *Ettmuler*, ibid. p. 492. | b *Dissert.* passim. | c *Etmuler*, pag. 16., 493. | d *Bont.* elem. p. 113. | e *Ibid.* p. 114,

ser dans le sang, le rectifie, le corrige, ou le préserve de corruption.

Mais tout le monde n'a pas si bonne opinion de ce *sel de tabac* : plusieurs craignent de l'introduire si librement au centre du corps, de peur d'y mettre en proye les sucs nourriciers, qu'il peut corrompre. Imaginons en effet, un *soufre narcotique* & empoisonné, qui se mêle journellement dans la salive, qui tombe dans le ventricule, qui va se mêler dans le sang & pénétrer jusque dans les nerfs. Certes, s'habituer à une pareille drogue, est moins s'accoûtumer à un remede, qu'à un poison [b]. C'est du moins, exposer le chile & le sang à l'action d'un *acre brûlant*, qui les fermente, & les développe à l'excès ; & les esprits eux-mêmes à tomber dans l'*ataxie*, dans le tumulte, & peut-être en fureur [c]. De là viennent ces dégoûts [b], ces vomissemens énormes [c], ces douleurs cruelles [d], ces vertiges, &c. que le tabac mâché cause en quelques-uns. Si on ajoûte, qu'on a sujet de craindre encore de sa part tous les mêmes accidens [e], que du tabac en fumée ; on se trouvera effrayé des dangers, aus-

a *Dissert* p. 73. | b *Linder* de venenis, c. 6. | c *Dissert.* p. 74. | d *Ramazz.* p. 19. | e *Ibid.* | f *Ibid.* p. 72.

quels s'exposent ceux qui s'y livrent.
Mais rien ne découvre si parfaitement
les inconvéniens du tabac, que tous
les accidens fâcheux qui menacent
ceux-là mêmes, qui ne font que le prendre par le nez ; car il leur arrive de perdre l'odorat [a], ou de tomber en apople-
xie [b]. Dans quelques-uns, la mémoire [c]
s'affoiblit ; la vûe diminue en d'autres ;
& il y a des exemples de personnes,
dont il a rendu l'ouie dure [d]. Enfin on a
observé, que ceux qui prennent beaucoup de tabac en poudre, font plus sujets que d'autres, à tomber en phréné-
sie, quand ils deviennent malades. On
pousse plus loin le danger du tabac en
poudre ; on prétend, qu'il desséche le
cerveau, & qu'il avance la vieillesse [e].
Enfin, on se croit fondé en observations, en assurant, que l'usage du tabac,
tel qu'il soit, [f] rend les mariages inféconds [g]. Pour cette raison un savant auteur [h], fort instruit de la nature du tabac, veut qu'on en interdise l'usage aux
jeunes femmes. Mais quand bien même
le tabac n'apporteroit pas la sterilité

<hr>

a *Ettmuler*, in colleg. prat. *Magnenus*, p. 108.
| b *Differt.* p. 58. 59. | c *Magnenus*, p. 108. | d *Ibid.* | e *Ibid.*
f *Differt.* p. 81. *Helmont.* &c. | g Facti contingentiâ
expertus loquor, cùm multos invenerim hac de causa
(tabaci usûs) inedtos & impotentes ad matrimonium.
Vitaglianus, de abusû tabaci. | h *Differt.* de usu tabaci,
pag. 83.

dans les mariages, il exposeroit les femmes à en perdre les fruits. Car il les rend sujettes a de furieuses vapeurs [a], à de fausses couches, &c. Dans les mêmes intentions, cet auteur défend d'accorder le tabac (ne fût-ce qu'en poudre) aux enfans, parce qu'il les énerve, & les met hors d'état de devenir peres [b].

Mais cet inconvénient n'est pas le seul, qui regarde le sexe. C'est un usage établi, de laisser prendre du tabac à tout venant. Une tabatiere ouverte est un droit public, auquel tous prétendent, & qu'on ne refuse à personne. Cet air de familiarité confond même les conditions. C'est pourquoi on a vû de grands princes renoncer à des tabatieres, uniquement, parce que des personnes subalternes avoient osé y prendre du tabac entre leurs mains. Cette liberté blesse donc le respect dû aux princes ; mais n'intéresse-t-elle en rien celui, qu'on doit au sexe ? Ne sera-ce point manquer aux égards qu'il mérite, d'aller prendre du tabac entre les mains, & sous les yeux d'une dame ? C'est, dit-on, politesse, c'est un savoir-vivre : on l'appelle ainsi ; mais n'est-ce pas trop accorder aux hommes ? Ces

a *Ibid.* | b *Ibid.* p. 84.

facilitez font-elles dans les regles d'une
éxacte retenue ?

Ces effets du tabac en poudre,
fembleroient éxagérez; mais que de triftes accidents une odeur ne peut-elle
pas caufer, fur-tout dans les femmes ?
Quelle force, quelle énergie n'éprou-
ve-t-on pas tous les jours de la part des
volatils, qu'on fait feulement fentir
aux malades ? Or l'on fçait que le tabac abonde principalement en volatils;
car outre que les narcotiques, comme
l'opium, par exemple, en font pleins,
& que l'analyfe *a* du tabac en fait foi,
la précaution qu'on apporte, ayant foin
de le cueillir, avant qu'il ait pouffé fes
fleurs *b*, doit en perfuader; car cela ne
fe pratique que pour l'avoir dans toute
fa force, en ménageant aux feules feuilles tout le volatil de la plante ; en effet,
elles en ont peu, fi on manque à cette
précaution. Mais la qualité de ce volatil, eft encore plus capable de perfuader
des effets extraordinaires de cette plante. C'eft un *acre* *c* tres-vif, qui picote, qui
mord, & qui agite ; auffi la vapeur feule
en eft-elle *émetique*, & *purgative* ; car,
fans parler des lavemens *c* de tabac,
fi on foufle la fumée du tabac dans une

a *Differt.* p. 51. &c. | b *Neander*, tabacol. p. 25. | c *Ettme-*
ler, ibid. | c Voyez *Stifferum*, de machinis fumi auctoriis.

une bouteille de vin, le vin purge, &
fait vomir [a]. C'est d'ailleurs un puis-
fant *sternutatoire* ; par où l'on voit de
quoi il est capable, appliqué simplement à l'extérieur [b]. Mais ceci est prouvé par les observations suivantes, qui
ne permettent pas de douter, que le
seul contact du tabac est empoisonné.

Une tente imbibée d'huile de tabac [c],
passée comme un lardon à travers la
cuisse d'un chien, jette cet animal dans
des vomissemens énormes ; & la déco-
ction de cette plante, dont on se seroit
frotté [d], fait vomir les hommes.

C'est donc une plante tres-*énergique*,
que le tabac ; & cette vertu dépend
d'un volatil tres-abondant, fort acre,
& narcotique. Si l'on compare avec cela l'application continuelle de la poudre de cette plante sur des parties tendres, délicates, & des plus sensibles,
telles que font celles du nez, semées
d'ailleurs d'un million de glandes, d'artéres, de venes, & de nerfs, quelles impressions ne peut-t-on pas craindre
d'un pareil sel volatil, qui les ébranle
continuellement, qui les pénétre, &
qui les imbibe ? Le tabac en poudre

a *Bartholin.* centur. 6. hist. p. 66. | b *Ettmul.* ibid. p. 492.
| c *Ettmuler*, col. pharm. p. 492. | d *Ettm.* ibid.

étant donc moins indifférent, qu'on ne pense, il peut causer de tres-fâcheux accidens ; & l'usage n'en paroît bien sûr, que pour ceux qui ont à vivre dans des airs *a* épais, marécageux, ou empuantis ; peut-être même seroit-il mieux de le renvoyer d'où il vient, aux soldats, aux matelots, & aux gens de travail, desquels il est passé *b* dans le beau monde. Ainsi il y a (pour me servir de l'expression d'un *c* des plus polis auteurs de notre siecle) plus de manie que de raison dans la plûpart des personnes, qui se remplissent incessamment le nez de tabac, sous prétexte de purger les sérositez inutiles du cerveau. C'est certainement un enchantement, plûtôt qu'un remede, dont on ne peut se passer, quand on s'y est laissé surprendre ; de sorte qu'on peut appliquer au tabac en poudre, ce qu'un sage auteur reproche au tabac en fumée :

Sed de nescio queis fucis, & fraude recenti,

Efficit, ut proprii pereat mihi gratia odoris ;

Gratia, sed maneat modò subcisiva, carere

a Dissert p. 84. | b *Magnen.* de tabac p. 104. *Bayle,* opusc. ibid. | c *M. de S. Evremont.*

Quâ nequeunt, quicunque favum fuli-
ginis hujus
Gustarunt ; nam sic cum sanis fascinat
agros,
Ut morbo gaudere suo videantur ; &,
optent
Usque frui fumo , prætextu sive ca-
tharri,
Sive alio affectu , cùm mens non sana la-
boret ;
Et mihi det pœnas ; nam fumus gloria
prima
Et desiderium : sed mû lacrymabile fu-
mus [a].

'Ainsi le tabac pris par habitude , n'est plus un remede, c'est une accoûtuman- ce [b] que le prétexte a formée, que le plaisir entretient, que la mode autorise, & qu'aucune nécessité n'excuse. Aussi avoue-t-on aujourd'hui , qu'il est indifférent ; parce que si personne n'en tire de vrai soulagement, tous conviennent qu'il ne fait aucun mal [c], & là-dessus on fait valoir l'exemple des *Indiens* , qui n'en reçoivent aucun dommage [d]. Mais n'en coûte-t-il rien à

a Threnodia Nicoteanæ apud *Naand,* tabacol. p. 205.
|b *Bay'e* , de virib. consuetud. |c *Primeros* , de vulgi erroribus , l. 4. c. 32. | d *Ibid. Bont.* p. 102. &c tom. 1.

la santé, pour s'y accoûtumer ? Peut-
on comter pour peu les vomiſſemens,
les maux de cœur , les étourdiſſemens,
& les vertiges , au prix deſquels il faut
aquérir l'inutile habitude du tabac ?
Enfin ceux-là mêmes qui y ſont le plus
ſervilement aſſujettis , ne ſe ſont-ils jamais repentis de cet eſclavage ? Ne les
entend-on pas tous les jours gémir ſous
le joug de cette ſervitude , & la décon-
ſeiller à leurs amis ? Sous quelle apparence donc , pourra-t-on ſe permettre
dans les jours de jeûne & de pénitence,
pendant leſquels on ſe ſoûmettoit autrefois à la pouſſiére & à la cendre, une
poudre purement voluptueuſe & ſen-
ſuelle ?

Mais quand bien même il ſeroit vrai,
que le tabac fût un remede, en eſt-il
quelqu'un, dont l'uſage ſoit indiſpen-
ſable à tous les momens de la vie ? Ne
ſuffiroit-il pas d'en prendre ſeulement
à certaines heures ? & ces heures ne
pourroient-elles point être à peu prés,
celles des repas ? Car on nous dit que
toutes lui ſont bonnes, & qu'il s'accommode à tous les temps ᵃ. Ce ſeroit un
moyen pour le faire concourir avec le
jeûne,& pour en ménager la régularité;

a *Bont* e'em. p. 110. tom. 1.

sinon, ne sera-ce pas s'exposer à le rompre ? En effet, il n'est pas certain, qu'on ne prît alors une sorte d'aliment ; car est-il quelque chose, qui ressemble mieux à une nourriture, que ce qui ôte la faim & la soif, que ce qui soûtient les forces, & donne de la vigueur ? Voilà, cependant, les effets ordinaires du tabac, comme on l'a fait voir, & ce qui a fait conjecturer, qu'il pourroit bien tenir [a] de l'aliment.

Quelques-uns aiment mieux dire, qu'il n'appaise la faim, & n'entretient les forces, qu'en empêchant la dissipation des sucs nourriciers, que la vertu [b] *narcotique* du tabac retient & *concentre*, par la raison, que les *narcotiques*, à ce qu'on prétend, lient les esprits, & arrêtent toutes les évacuations. Mais s'il est vrai, que l'*opium*, par exemple, le plus puissant des narcotiques, suspend toutes les évacuations [c], hormis les sueurs qu'il provoque au contraire ; seroit-il impossible au tabac, par une qualité semblable, de faciliter la *transpiration* ? En ce cas, il faudra lui assigner une au-

a *Dissert.* p. 85. | b *Dissert* p. 95. | c *V. Vedel.* opiolog. *Ettmuler*, de vi opii diaphoret.

tre qualité, pour soûtenir les forces
sans nourrir, que celle qui ne feroit
que ménager ou suspendre les évacuations.

Mais passons, si l'on veut, au tabac,
cette vertu de retenir les sucs nourriciers, n'auroit-il rien alors de contraire
au jeûne ? L'intention de celui-ci êtant
de mortifier ou d'affoiblir la nature,
& de mater le corps, le tabac les for-
tifieroit, ou les préserveroit d'affoiblissement. C'en feroit assez pour le
rendre suspect aux personnes régu-
lieres, que de leur faire sentir, qu'il
feroit en cela contraire à l'esprit du
jeûne ; cependant, ce qui suit va le
prouver.

Le tabac n'êtant pas un être imagi-
naire, doit être défini. Or ce n'est pas
un remede ou un médicament, quand
il est habituel, on en convient ce n'est
pas non plus un aliment : car beaucoup lui refusent ce titre ; reste, qu'il
ne soit, qu'un amusement, unplaisir, un
passe-temps. Or ce qui n'est qu'un amusement, ce qui enivre, ce qui donne des
forces, ce qui ôte la faim & la soif, &
ce qui ne se prend que pour le plaisir, ne
romt-il [a] pas le jeûne ? Ne feroit-ce

a _Zacch._ q. m. leg. p. 758.

point se laisser aller à de nouveaux attraits, *novas suavitates* [a], dans le temps où il faudroit punir ses anciennes convoitises : *Veteres concupiscentias castigantes* [b]. L'observance de nos peres decideroit la question ; car ils se privoient des *bains*, de la *chasse*, des *divertissemens*, & des *jeux* : *Nulla vos voluptatum, tempore jejuniorum, vanitas seducere valeat* [c]. Or ces plaisirs étoient, sur tout, idéfendus, quand la mollesse, ou la sensualité les entretenoit : *Si pro luxu animi atque voluptate quis lavari appetit, hoc fieri, nec reliquo quolibet die concedimus* [d]. Parce que la pénitence exclut tout ce qui tient de la volupté : *Abstinentia in his diebus omnium deliciarum esse debet* [e]. Conformement à cette idée du jeûne, que nous donne un grand saint [f], qui se fit un exercice continuel de la vie spirituelle. La pénitence, selon lui, doit aller à éteindre tout sentiment avantageux de soi-même, à se refuser tout ce qui flatte ou satisfait, à se faire une joye de tout ce qui afflige, à inventer à sa chair de nouveaux supplices ; enfin, à domter courageusement son corps

a *S. August.* Serm. 205. | b *Ibid.* | c *Le pape Nicolas*, I. homil. p. 512. | d *Ibid.* | e *Theodulphus Aurelian.* episc. in capitul. c. 40. | f *S. Joan. Climat.* in scalâ parad. g. 5.

en l'affligeant fans trop de ménagement : *Pœnitentia eſt ſe ipſum condemnans
cogitatio, eſt conſolationis corporeæ perpetua
repudiatio ; eſt volutaria rerum omnium,
quæ affligunt, toleratio, eſt cruciatuum ſibi
ſemper artifex ; eſt valida ventris afflictio.*
Aujourd'hui on diſtingue [a] le jeûne
eccléſiaſtique, du jeûne *euchariſtique* ; on
garde toute la ſévérité pour celui-ci ;
l'on ſe rend indulgent pour l'autre.
On ne ſeroit donc plus à jeun [b], ni par
conſéquent, en état de communier, ſi
on avoit pris du tabac : mais ce ne ſera
plus rompre ſon jeûne, que d'en prendre, ſi on n'a pas à communier. Les
fidéles des premiers ſiécles portoient
plus loin leur reſpect, même pour le
jeûne eccléſiaſtique. Ils auroient crû
y manquer, s'ils euſſent communié
un jour de jeûne, avant l'heure qu'ils
avoient coûtume de le rompre. C'eſt
pourquoi, on diſoit autrefois la meſſe
le matin & le ſoir, le jour du jeudi
ſaint. Le matin, pour ceux qui ne jeûnoient pas, auſquels il étoit permis de
communier à cette heure ; & le ſoir,
pour ceux qui jeûnoient, parce qu'ils
n'auroient pas voulu recevoir, avant

a Zacch. quæſt. medec. lig. p. 754. Diſſert. p. 96.
b Zacch. p. 755.

ce temps , les *espèces eucharistiques* *.
Quelques - uns avouent aussi , qu'il
feroit mieux [b] de se priver de tabac,
en jeûnant, & même, de n'en jamais
prendre dans les églises [c], conformément à la bulle d'*Urbain VIII*. La
pratique opposée , l'emporte cependant, & est celle de tout le monde ;
mais un savant casuiste [d] y est contraire, & décide , que le tabac rompt
le jeûne. Ce qui paroît certain, c'est
qu'il n'est pas nécessaire à la santé ; &
supposé qu'il y fût nécessaire, il ne le
feroit pas pour tous les jours ; enfin,
le fut-il pour tous les jours, il ne peut
l'être pour tous les momens de la vie :
car il ne peut passer pour remede,
que lorsqu'il est pris pour la pure nécessité, & non par fantaisie : *Ad necessi-
tatem, non ad libidinem* [e].

On peut donc conclure, que le tabac
n'a rien qui doive tant interesser le
monde en sa faveur, puisque la poudre seule en est dangereuse. Un célebre médecin [f] d'Italie s'en plaint
amerement ; il dit, que l'usage du

a Voyez l'explication des cérémonies de l'Eglise , par
le savant religieux de Cluny M. l'abbé du Vert dans la
préface, p. XIII. | b *Ibid.* dissert. p. 95. | c *Ibid.* p. 98.
| d *Lezana* | e *Horstius*, tom. 3. p. 43. | f *Ramazzini*,
de morb. artif. c. 17.

tabac en poudre, est une malheureuse invention de notre siécle, & une accoûtumance *a* condamnable pour tous les maux qu'elle cause au cerveau, à l'estomac, &c. *Hujus sæculi inventum, seu vitiosa consuetudo est, pulvis iste ex herbâ nicotiavâ compositus, quas noxius tum capiti, tum stomacho affligat pulvis iste satis norunt,* &c. Il trouve, que c'est une manie, dont le monde est sottement infatué, & il craint que le charme, d'user de tabac, ne soit de la nature de ces plaisirs, contre lesquels tout le monde crie, & que personne ne quitte : *Adeò insanabile cacoëthes tabaci . . . tot homines infatuit; quos vitium ut reor semper damnabitur, ac semper servabitur b.* Enfin, un grand prince *c* trouvoit, que le tabac avoit dequoi se faire haïr des hommes ; & c'est le conseil qu'il leur donne : *Tandem igitur, ô cives, si quis pudor! rem insanam abjicite, ortam ex ignominiâ, receptam errore, frequentatam stultitiâ; unde & ira numinis accenditur, corporis sanitas atteritur, res familiaris arroditur, dignitas gentis senescit domi, vilescit foris : rem visu*

---

a Voyez *Bayler*, de virib. consuetud. | b *Ibid.* | c *Jacques VI.* roy *d'Angleterre*. *Misocapn.* sive de abus. tabac.

Y iiij

turpem, ac factu insuavem, cerebro noxiam, pulmonibus damnosam, & si dicere liceat atri fumi nebulis tartareos vapores proximè repræsentantem. Quittez, enfin, dit ce » prince à ses sujets ; quittez, s'il vous » reste encore quelque sentiment d'hon- » neur, cette coûtume insensée, qui est » honteuse dans son origine, séduisante » dans son progrès, folle dans son usa- » ge : défaites - vous d'une chose qui » blesse la religion, qui abbrége la vie, » & qui incommode les familles ; sortez » d'une coûtume, qui deshonore votre » nation, en l'avilissant chez elle, & la » décriant ailleurs. N'ayez que de l'hor- » reur pour une chose dégoûtante à la » vûe, insuportable à l'odorat, ennemie » du cerveau, mortelle à la poitrine. » Sortez, si je l'ose dire, de cette fumée » d'enfer.

Mais comme le penchant l'emporte ordinairement sur la raison des hommes, il est à craindre, que ce conseil soit mal écouté :

Nunc mores nihil faciunt, quod licet,
Nisi quod lubet.
Mores mali quasi herba irrigua
Succreverunt uberrimè [a].

[a] *Plaut.*

CHAPITRE DERNIER.

Conclusion de cet ouvrage.

AU reste, le scrupule a eu moins de part à cet ouvrage, que la raison ; une juste crainte, plûtôt qu'une terreur panique, l'a fait entreprendre. La licence des dispenses de Caréme s'accroissant à l'excès, bien-tôt elle n'aura plus de bornes, si on la laisse aller de même pas, qu'elle a fait depuis moins d'un siécle. En voici une preuve sensible, qui doit faire tout craindre pour la piété chrêtienne, si le zele des pasteurs & la sagesse des magistrats, n'arrêtent promtement cet abus.

Il n'y a pas quatre-vingts ans, qu'il ne se tuoit que six bœufs dans l'Hôtel-Dieu de Paris, pendant le Carême, c'êtoit un bœuf par semaine ; & comme l'on tue dans les boucheries environ mille, tant veaux que moutons, pour cent bœufs, c'êtoient environ soixante veaux & six bœufs, pour tout le Carême, parce que ce n'êtoit que des veaux & des bœufs, qu'on y tuoit

Y

alors ? un bœuf, par conséquent, &
dix veaux par chaque semaine.

En 1665. ce nombre êtoit déja fort
accrû, puisqu'il se tuoit alors dans
l'Hôtel-Dieu 200. bœufs, &c.

En 1708. ce nombre êtoit augmenté
plus que du double ; car on y tuoit
500. bœufs, & les veaux & les moutons à proportion.

Il paroît donc, oseroit-on le dire ?
que la piété de nos peres est mécon-
noissable parmi nous, puisqu'il y a entre la leur, & la nôtre, la même différence qu'entre 6. & 500. &c.

Par ce calcul, on voit, qu'on mange
aujourd'hui 83. fois plus de viande en
Carême, que n'en mangeoient nos peres il y a 80. ans. Mais cette étrange
différence devient sensible, en exami-
nant de combien la quantité de personnes, qui rompent aujourd'hui le
Carême, est au-dessus du nombre de
ceux, qui prenoient alors des dispenses. Ce n'est pas, qu'on prétende découvrir en ceci la vérité jusques dans
sa juste précision ; mais ce qu'on va
avancer, servira à faire entrevoir celle
que nous cherchons.

L'on consomme, au moins, dans
Paris, pendant le cours de l'année,

qui eſt de 46. ſemaines de charnage,
à 5. jours par ſemaine, 46000. bœufs;
ce ſont 200. bœufs par jour, qui font
8000. pour 40. jours, & l'on comte,
que cette quantité nourrit environ
600000. perſonnes. Or le nombre de
bœufs, qu'on conſomme dans les 40.
jours de Carême, montant à 500. on
mangera aujourd'hui, en Carême,
la ſeiziéme partie de la viande qu'on
mange en charnage. En effet, ſi 8000.
bœufs donnent 4000000. peſant de livres, pour les 40. jours de charnage,
500. bœufs en donneront 250000. [qui
font la ſeiziéme partie de 4000000.]
pour les 40. jours de Carême. Et comme les 4000000. de livres de viande,
pour 40. jours, donnent 100000. pour
chaque jour ; les 250000. pour 40.
jours, donneront 6250. livres par
jour, qui font la ſeiziéme partie de
100000. Mais parce que 500. font la
ſeiziéme partie de 8000. & 37000. ᵃ
la ſeiziéme partie de 600000. 37000.
perſonnes devront conſommer ces 500.
bœufs en Carême, par la même raiſon, que 600000. en conſomment
8000. dans 40. jours de charnage.

Y vj

Reste à montrer par le calcul suivant, de combien il s'en falloit, que le nombre de ceux qui faisoient gras il y a 80. ans, fût aussi grand.

Il ne leur falloit que six bœufs, & le reste à proportion, pour nourrir leurs malades pendant les quarante jours de Carême ; ce n'étoit que la 1333ᵉ partie de 8000. qui se consomment dans quarante jours de charnage. Or comme 450. font la 1333ᵉ partie de 600000. il s'ensuit qu'il n'y avoit alors que 450. personnes qui fussent dispensées de l'abstinence, & que le nombre de ceux qui font aujourd'hui gras en Carême, surpasse celui des malades qu'on dispensoit il y a 80. ans, de 36550.

Deux réfléxions pourroient faire douter de ce calcul : 1°, Paris est aujourd'hui plus grand, qu'il n'étoit il y a 80. ans : 2°, Il y a peut-être aujourd'hui plus d'infirmes, & de malades.

R ɛ'ᴘ. Paris est plus grand ; c'est-à-dire, il est plus étendu, mieux bâti, & plus magnifique, qu'il n'étoit il y a 80. ans : mais les maisons font-elles plus remplies ? Le peuple est-il plus nombreux ? Et quand il seroit aujourd'hui plus nombreux, y avoit-il moins de 600000. perſonnes il y a 80. ans ? Il n'y a point d'apparence ; car quelques-uns donnent aujòurd'hui à Paris juſqu'à 900000. [a] hommes : or, il n'y a pas lieu de croire, qu'il ſoit augmenté de 300000. depuis 80. ans. Il y avoit donc alors au moins 600000. hommes. C'eſt pourquoi, l'on a dit dès il y a long-temps de Paris, que c'êtoit moins une ville, qu'un monde : *Non urbs, ſed orbis eſt.* En effet, *Charles-Quint* étant venu à Paris, dit en parlant de cette ville, qu'il avoit vû un monde en France. Ce qui eſt certain, c'eſt qu'il y avoit il y a 80. ans, plus d'êtrangers à Paris, qu'à préſent ; la retraite des religionnaires n'êtoit point encore arrivée. Il eſt donc vrai-ſemblable, qu'il y avoit il y a 80. ans à Paris, à peu près autant d'habitans qu'aujourd'hui.

On ajoûte, que le nombre des malades êtoit alors moindre, qu'aujourd'hui ; & c'eſt la ſeconde objection : mais ſi la quantité des habitans êtoit la même, le monde, ni les corps, ne dépériſſant point, comme on l'a fait voir, il n'y aura point aujourd'hui

[a] *Corneil*, Diction. Geografic. art. de Paris.

plus de malades, qu'autrefois.

Si donc ce nombre de 450. qui mangeoient de la viande, est si fort au-dessous de celui de 37000. c'est-à-dire, de ceux qui ne gardent pas aujourd'hui l'abstinence, ce n'êtoit peut-être, que parce que l'ancienne coûtume de ne dispenser du Carême, qu'en cas de maladie grave, subsistoit encore en partie. Cette conjecture, qui honore la nation Françoise, est fondée, sur ce que les dispenses se sont répandues en France plus tard, & plus difficilement, que dans d'autres royaumes. On a remarqué, par éxemple, que ce ne fut principalement que du temps de l'hérésie de Calvin, que l'on commença à être moins scrupuleux, à demander des dispenses. C'est en effet de ce temps, que sont venus les premiers réglemens, pour l'observance du Carême *a*. On aura donc fait moins de difficulté, de comprendre dans les dispenses les infirmes, & les valétudinaires ; & ce sera ainsi, que le nombre de ceux qui font gras en Carême, se sera si fort augmenté.

Mais quand même on étendroit l'indulgence jusqu'aux infirmes, le nom-

a M. de la Mare, traité de la police, p. 356.

bre de 37000. qui ne garderoient pas
aujourd hui l'abſtinence, ſeroit une
preuve manifeſte de l'abus qu'on fait
des diſpenſes, puiſque celui des malades,
& des infirmes, eſt certainement dans
Paris au-deſſous de cette quantité.

Suppoſons que l'Hôtel-Dieu de Paris
contienne 1500. malades : ajoûtons-en
encore 1000. qui ſeront répandus dans
les autres hôpitaux : donnons à chaque médecin 20. malades, ou infirmes : comtons enfin juſqu'à 300. médecins, ou gens qui s'ingérent de voir
des malades dans Paris, ce ſeront
6000. malades à eux tous : il ne ſe
trouvera cependant que 9. à 10000.
malades, ou infirmes, dans Paris.
Reſte donc 27000. perſonnes dans Paris de plus que les malades, ou infirmes, qui feront gras en Carême ſans
néceſſité. On tire de tout ce raiſon-
nement une conſéquence qui le confond, & qui paroît preſque ſans replique. La voici : On a prétendu que
Paris êtoit euſſi grand il y a 80. ans,
qu'à préſent ; qu'il n'a point dû y avoir
moins de malades, &c. Mais on vient
cependant d'accorder, qu'il peut y
avoir aujourd'hui 9. à 10000. malades,
quoi qu'on eût avancé, qu'il n'y eu

avoit que 450. il y a 80. ans. Ainsi, il a dû y avoir alors moins de malades : par conséquent Paris aura été moins grand, & l'abus des dispenses est moins considérable.

RÉP. Mais on a déja averti, qu'on se propose moins ici la juste précision d'une vérité aussi impénétrable, que celle que l'on recherche, que des vraisemblances, ou des lueurs, pour ainsi dire, qui la laissent entrevoir. 8000. bœufs étant la 16ᵉ partie des 46000. que 600000. personnes consomment : de plus, 500. bœufs faisant la seizième partie de 8000. on a compris, qu'il falloit un seizième de 600000. pour consommer en Carême 500. bœufs, puisque les 600000. hommes en consomment 8000. dans 40. jours de charnage. Ayant cherché ensuite la *quotité* de 6. dans 8000. on a trouvé, que 6. en êtoit la 1333ᵉ partie ; l'on a conclu, qu'il falloit trouver la 1333ᵉ partie de 600000. personnes, pour consommer 6. bœufs dans 40. jours. Cette partie de 600000. s'est trouvée 450. laquelle étant comparée à 37000. découvre d'abord une différence entre l'abstinence de nos peres, & la nôtre, qui frappe, & qui étonne. Mais enfin, le

fait est constant, qu'il ne se tuoit que
6. bœufs, & environ 60. veaux, ce
qui ne produit que 6600. livres de
viande, pour les 40. jours de Carême : ce seroit à peine dequoi nourrir
450. personnes. Reste à conclure, que
ceux-là seuls, qui étoient vraiment malades, se faisoient dispenser ; & que
les valétudinaires, qui font aujour-
d'hui le plus grand nombre, par rapport aux dispenses, n'y étoient pas
compris. Ajoûtez, qu'il n'y a pas 80.
ans, que les Anglois ne donnoient que
des crêmes d'orge & de ris à leurs malades ; apparemment, parce que les
bouillons à la viande, étoient moins
communs qu'aujourd'hui en Europe.
Après quoi, on sera moins surpris du
petit nombre de malades, qui faisoient
gras à Paris, en Carême, il y a 80.
ans.

On se retranche à dire, qu'il n'y a
pas 600000. hommes qui mangent en
charnage de la viande à Paris ; & que
c'est à tort qu'on en conclut, qu'il y
en aura 37000. qui rompent le Carême.

Mais supposé, que la seizième partie du nombre qui mange de la viande
en charnage, ne monte pas à 37000. il

eſt toûjours vrai , que 500. faiſant la
ſeiziême partie de 8000. il faudra toûjours la ſeiziême partie du nombre de
ceux qui mangent les 8000. bœufs ,
pour conſommer les 500. Ce nombre
eſt le même qui conſomme 46000.
bœufs pendant toute l'année. Il eſt
donc toûjours vrai , que la ſeiziême
partie du peuple de Paris , ne garde
pas aujourd'hui l'abſtinence ; tandis
qu'il n'y avoit autrefois que la 1333ᵉ
partie de ce peuple qui fît gras en Carême. La conſéquence paroîtra vrai-
ſemblable , ſi l'on ajoûte à la groſſe
viande qui ſe débite en Carême , celle
qui ſe vend en cachette ; ſi l'on fait
encore réfléxion au nombre inimagi-
nable de *poules* , de *poulets* , de *chapons* ,
d'*agneaux* , & à la quantité de *perdrix* ,
de *lapins* , de *faiſans* , &c. qu'on vend
dans Paris ; & l'on ſera effrayé du nombre prodigieux de perſonnes qui font
gras en Carême.

On ne craint donc pas d'avancer ,
qu'il eſt comme démontré , que le
nombre de ceux qui ne gardent pas
l'abſtinence , ſurpaſſe de beaucoup celui des malades , puiſque le nombre de
ceux qui font aujourd'hui gras , eſt à
celui de ceux qui le faiſoient il y a

80. ans, comme 37000. eſt à 450. laquelle proportion réduite à ſes moindres termes, eſt comme 82. $\frac{100}{450}$ eſt à 1. L'abus des diſpenſes du Carême, paroît donc parfaitement prouvé.

On croiroit, qu'il ne ſeroit pas impoſſible d'y rémédier ; ce ſeroit en faiſant revivre d'anciens réglemens, & de ſages coûtumes, qui bornoient autrefois les diſpenſes. Il falloit il y a 80. ans, porter à l'Hôtel-Dieu des atteſtations du curé, & d'un médecin. Ces atteſtations définiſſoient la nature de la maladie, & la qualité de la viande qui y convenoit. C'étoit du *veau*, quand il y avoit de la fiévre, ou du *bœuf*, quand il y avoit cours de ventre, &c. Car ce n'étoit que de la groſſe viande qui ſe permettoit, ou ſe débitoit alors ; l'uſage de la volaille étoit inconnu, bien différent de celui d'aujourd'hui, qui fournit des reſſources aux impies & aux libertins, qui trouvent pour de l'argent dequoi ſatisfaire leur ſenſualité, & leur débauche, puiſqu'ils ont à diſcrétion des *perdrix*, des *bécaſſes*, des *faiſans*, des *lapins*, &c. tous mets, qu'il eſt auſſi rare, que dangereux d'accorder à des infirmes.

Les édits de nos Rois, les arrêts des

Parlemens, & les ordonnances de police, n'ont rien omis pour prévenir ecs libertinages [a]. *Henry* II. fit un édit [b], pour défendre le débit de la viande en Carême, sans certificat de médecin. *Charles* IX. par un autre édit [c], défendit de vendre de la viande aux *Calvinistes*, pendant ce temps. Deux ans après, il ordonna [d], que la viande ne se vendroit en Carême, que dans les Hôtels-Dieu, & aux malades seulement.

Le Parlement [e] entra dans les mêmes vûes quinze ans après ; car il ordonna que la viande ne se vendroit en Carême, que dans l'Hôtel-Dieu, comme étant l'endroit où le besoin de viande est plus grand. Cet arrêt défend de ne donner de la viande, qu'à ceux qui auront une permission, & dont on prendra les noms & les demeures. Cet arrêt fut confirmé vingt ans après par un second [f], qui réitere les mêmes dispositions. En 1659. il se trouve une ordonnance de police, pour réprimer les libertins qui alloient manger de la viande à *Charenton*. L'or-

a Vid. *M. de la Mare*, *traité de la police*, p. 356. | b Du 5. Janv. 1549. | c Du 34. Dec. 1563. | d Le 3. Fevr. 1565. | e *Arrêt* du 2. Mai 1575. | f Du 5. Fevr. 1525.

donnance de S. E. Monseigneur le *Cardinal de Noailles*, du 12. Février 1702. apporte encore plus de précaution pour prévenir les abus des dispenses de Carême. Enfin, par l'usage observé depuis 1667. le Parlement rend un arrêt quelques jours avant le Carême, qui ordonne que la viande ne se vendra, que dans les boucheries de l'Hôtel-Dieu, où l'on n'en vendra qu'aux infirmes, & aux malades, qui auront une permission du curé, & un certificat du médecin. Le Roy y joint son autorité, par un ordre exprès ; & le magistrat de police le fait exécuter.

Tant de précautions réitérées, font voir l'attention des princes & des magistrats, pour faire observer le Carême, & pour prévenir les abus ; mais elle va encore, cette attention, à ne point laisser manger d'œufs sans nécessité. Quand donc il y a nécessité, les officiers de police requerent le parlement ; le parlement invite l'archevêque de Paris d'accorder cette indulgence : la dispense accordée, le parlement rend un arrêt. Tel fut celui qu'il rendit le 21. février 1670. Toutes ces précautions ne vont qu'à retrancher aux libertins les moyens de faire gras en Carême ; c'est pourquoi il est ordonné, de ne vendre de la viande, qu'aux malades, qui auront des attestations du curé & du médecin. Quatre choses donc pourroient arrêter la licence des dispenses du Carême. 1°, La permission du pasteur, sans laquelle on ne donneroit jamais de viande. 2°, L'exactitude des médecins à ne donner des certificats, que pour de vrais besoins bien réels. 3°, Leurs soins à marquer la qualité de la viande, qui seroit nécessaire, si ce seroit du *veau*, du *bœuf*, de la *volaille*, &c. du *bouilli*, du *rôti*, &c. avec la précaution de marquer le temps que devroit durer la dispense, tout le Carême, ou en partie. 4°, La sévérité de ceux qui seroient préposez dans les boucheries, pour recevoir les attestations, à les exécuter à la lettre.

C'est par ces moyens, qui s'observoient encore, pour la plûpart, il n'y a que 80. ans, qu'on s'étoit maintenu dans les régles de l'Eglise, & on pourroit espérer de les voir encore plus exactement suivies, si on faisoit revivre les mêmes moyens.

Mais qu'il est à craindre, que toutes ces vûes ne deviennent inutiles ! parce qu'il eſt rare, qu'on revienne d'un préjugé, d'une erreur même, quand elle eſt devenue publique, & quand elle autoriſe la cupidité. Alors l'eſprit s'égare, & le cœur ſe gagne ; & après de tels progrès dans l'erreur, rarement on en ſort : *Serò ſapiunt Phryges* [a]. On ſe laiſſe donc aller d'abord à ce qui plaît, & l'on s'y livre, dès qu'on ſe trouve appuyé de l'uſage, d'un grand nom, ou d'une opinion reçûe : *Homines potiùs amplexantur quæ voluptati placent, quàm dum maximè claſ-ſicorum virorum opinione ſe tuentur* [b]. Cet ouvrage court donc riſque d'être mal écouté, & plus mal encore pratiqué. Mais, du moins, la médecine doit être doreſnavant diſculpée, & on ne ſera plus en droit de la charger des fautes du public, au ſujet des diſpenſes du Carême ; car elle ſe déclare ici contre les abus, qui s'y commettent, elle les condamne, contente d'elle-même, ſi ſes devoirs ſont remplis : *Si adhuc his omnibus reclamari videtur, nobis in lucro erit noſtrum inſtituium peregiſſe, dum illa à medecinæ principiis deduximus* [c].

Voilà ce que la phyſique nous a paru

a *Tull.* l. 7. epiſt. fam. p. 16. | b *Caldera*, Trib. mag. med. p. 488. | c *Ibid.*

avoir de plus constant sur cette matiere : voilà ce que nous apprend la médecine : voilà enfin, notre devoir rempli : *Hoc constat in vera philosophia ; hoc nos docuit sapiens medicina : quod cadit sub nostrum tribunale proferimus* [a]. C'est à présent aux docteurs, & aux pasteurs de l'Eglise, à juger de ce qu'on vient d'avancer. On est sûr de leurs suffrages, parce qu'on n'a rien à craindre de leur complaisance. On les prie donc de juger, assurez que l'on est, qu'ils ne donneront pas dans le goût du siécle, que la licence des opinions inonde, parce qu'il est temps d'arrêter cette disposition malheureuse, & ce dangereux panchant, & qu'il seroit pernicieux de les flatter : *Vos ergo, ô viri nobilissimi theologi, ut judices Ecclesiæ, ... super hoc nunc decernite, ... & judicate obsecro, uti in illo sæculo, quod licentiosa libertate, fræno magis-quàm calcaribus indiget* [b]. Car, à Dieu ne plaise, qu'on les croye, prévenus de cette fausse prudence du siécle, qui va à flatter l'opinion déja trop répandue par plus d'un auteur, que les esprits, les temps & les affaires ne peuvent plus s'accommoder de maximes séve-

a *Ibid.* | b *Ibid.*

res

res & d'opinions rigoureuſes, qu'il eſt
temps, au contraire, de donner cours
à des ſentimens moins gênans, qui
contraignent moins les conſciences,
& qui leur épargnent les ſcrupules.
Nous laiſſons à l'habileté de meſſieurs
les théologiens à décider, ſi cette voye
large eſt la plus ſure pour le ſalut :
Niſi fortè prudentius videatur, hujus ſæ-
culi communis adulandi neceſſitas, à ple-
riſque theologis validè commendata, nempe
quòd hodie hominum & reipublicæ ſtatus,
& publica negotia non ferunt ſtrictas magis
opiniones, ſed illas quæ in moderata lati-
tudine ambulare permittunt, ne conſcientias
modo inextricabili injiciant ; quod, an ſecu-
riùs, prudentiores viderint [a].

[a] *Tout ce paſſage latin eſt de* Caldera, p. 488.

Fin du ſecond tome.

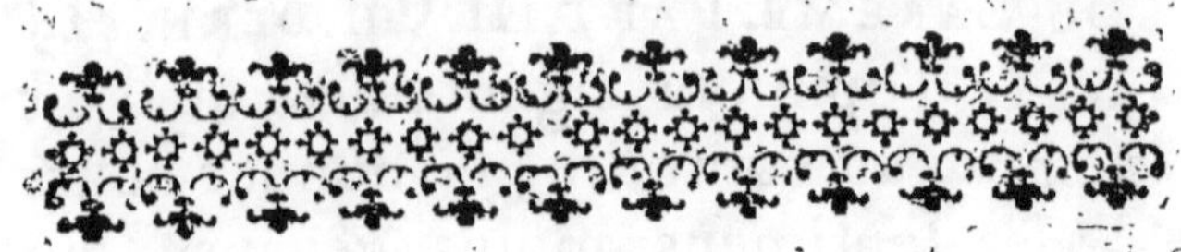

TABLE
DES MATIERES,

Contenues dans ce second tome.

DES MATIERES.

DES MATIERES.

DES MATIERES.

TABLE DES MATIERES.

Fin de la table des matieres.